Agentes Eletrofísicos na Saúde da Mulher

Agentes Eletrofísicos na Saúde da Mulher

Patricia Driusso
Fisioterapeuta
Pós-Doutora em Ginecologia e Obstetrícia pela Universidade de
São Paulo (USP)
Docente do Curso de Graduação e do Programa de Pós-Graduação em
Fisioterapia da Universidade Federal de São Carlos (UFSCar)
Presidente da Associação Brasileira de Fisioterapia em Saúde da
Mulher (ABRAFISM) – Gestão: 2014-2017

Mariana Arias Avila
Fisioterapeuta
Doutora em Fisioterapia pela Universidade Federal de
São Carlos (UFSCar)
Docente do Curso de Graduação e do Programa de Pós-Graduação em
Fisioterapia da Universidade Federal de São Carlos (UFSCar)

Richard Eloin Liebano
Fisioterapeuta
Pós-Doutor em Fisioterapia e Ciência da Reabilitação pela University of
Iowa
Docente do Curso de Graduação e do Programa de Pós-Graduação em
Fisioterapia da Universidade Federal de São Carlos (UFSCar)
Integrante como Membro do Corpo de Especialistas do
Electrophysical Forum (http://www.electrophysicalforum.org/)

Thieme
Rio de Janeiro • Stuttgart • New York • Delhi

Dados Internacionais de Catalogação na Publicação (CIP)

D781a

Driusso, Patricia
Agentes Eletrofísicos na Saúde da Mulher/ Patricia Driusso, Mariana Arias Avila & Richard Eloin Liebano. – 1. Ed. – Rio de Janeiro – RJ: Thieme Revinter Publicações, 2021.

244 p.: il; 16 x 23 cm.
Inclui Índice Remissivo e Bibliografia
ISBN   978-65-5572-076-1
eISBN 978-65-5572-077-8

1. Fisioterapia. 2. Ginecologia. 3. Oncologia. I. Driusso, Patricia. II. Avila, Mariana Arias. III. Liebano, Richard Eloin. IV. Título.

CDD: 618.1
CDU: 616.62

Contato com o autor:
liebano@ufscar.br

© 2021 Thieme. All rights reserved.

Thieme Revinter Publicações Ltda.
Rua do Matoso, 170
Rio de Janeiro, RJ
CEP 20270-135, Brasil
http://www.ThiemeRevinter.com.br

Thieme USA
http://www.thieme.com

Design de Capa: © Thieme
Créditos Imagem da Capa: Yvana Vilela

Impresso no Brasil por Forma Certa Gráfica Digital Ltda.
5 4 3 2 1
ISBN 978-65-5572-076-1

Também disponível como eBook:
eISBN 978-65-5572-077-8

Nota: O conhecimento médico está em constante evolução. À medida que a pesquisa e a experiência clínica ampliam o nosso saber, pode ser necessário alterar os métodos de tratamento e medicação. Os autores e editores deste material consultaram fontes tidas como confiáveis, a fim de fornecer informações completas e de acordo com os padrões aceitos no momento da publicação. No entanto, em vista da possibilidade de erro humano por parte dos autores, dos editores ou da casa editorial que traz à luz este trabalho, ou ainda de alterações no conhecimento médico, nem os autores, nem os editores, nem a casa editorial, nem qualquer outra parte que se tenha envolvido na elaboração deste material garantem que as informações aqui contidas sejam totalmente precisas ou completas; tampouco se responsabilizam por quaisquer erros ou omissões ou pelos resultados obtidos em consequência do uso de tais informações. É aconselhável que os leitores confirmem em outras fontes as informações aqui contidas. Sugere-se, por exemplo, que verifiquem a bula de cada medicamento que pretendam administrar, a fim de certificar-se de que as informações contidas nesta publicação são precisas e de que não houve mudanças na dose recomendada ou nas contraindicações. Esta recomendação é especialmente importante no caso de medicamentos novos ou pouco utilizados. Alguns dos nomes de produtos, patentes e design a que nos referimos neste livro são, na verdade, marcas registradas ou nomes protegidos pela legislação referente à propriedade intelectual, ainda que nem sempre o texto faça menção específica a esse fato. Portanto, a ocorrência de um nome sem a designação de sua propriedade não deve ser interpretada como uma indicação, por parte da editora, de que ele se encontra em domínio público.

Todos os direitos reservados. Nenhuma parte desta publicação poderá ser reproduzida ou transmitida por nenhum meio, impresso, eletrônico ou mecânico, incluindo fotocópia, gravação ou qualquer outro tipo de sistema de armazenamento e transmissão de informação, sem prévia autorização por escrito.

DEDICATÓRIA

Este livro é dedicado aos nossos familiares, nossos antepassados e, em especial, nossos filhos, que são o alicerce de nossas vidas e nos impulsionam a seguir o caminho científico.

Dedicamos também este livro aos fisioterapeutas e estudantes de Fisioterapia que buscam o conhecimento para aprimorar sua prática clínica para ofertar o melhor tratamento fisioterapêutico possível aos seus pacientes/clientes.

Os autores

APRESENTAÇÃO

Este livro foi concebido a partir de conversas informais e formais (discussões de casos clínicos e mesas redondas) entre os autores do livro e os autores dos capítulos sobre o uso de agentes eletrofísicos para o tratamento fisioterapêutico nas diversas condições de saúde feminina. O objetivo principal deste livro é discutir os agentes eletrofísicos e seus parâmetros mais utilizados na prática clínica e nas pesquisas científicas, propiciando embasamento científico aos fisioterapeutas e alunos de graduação em Fisioterapia sobre esta temática.

Toda a estrutura do livro foi planejada pelos docentes coordenadores do Laboratório de Pesquisa em Saúde da Mulher (LAMU) e do Laboratório de Pesquisa em Recursos Fisioterapêuticos (LAREF), vinculados ao Programa de Pós-Graduação em Fisioterapia da Universidade Federal de São Carlos, e contou com a participação dos autores convidados para elaboração de alguns capítulos. Contar com a colaboração dos autores dos capítulos certamente engrandeceu e conferiu credibilidade científica para a presente obra.

Ressalta-se que a literatura ainda é escassa e pouco aprofundada em algumas condições de saúde feminina, em relação aos efeitos fisiológicos, parâmetros utilizados e possibilidades terapêuticas dos agentes eletrofísicos nas condições de saúde feminina. Nesta obra houve preocupação constante em enfatizar os efeitos e parâmetros baseados em estudos científicos conceituados e atualizados, no entanto considera-se que este assunto não esteja esgotado, pois o avanço da ciência é constante.

O livro aborda as diversas formas de utilização de agentes eletrofísicos nas condições de saúde feminina; o fisioterapeuta deve, a partir de sua prática clínica, realizar a avaliação e diagnóstico fisioterapêuticos, e a partir deles, estabelecer o objetivo fisioterapêutico a curto, médio e longo prazo. Então, o profissional deve definir o tratamento fisioterapêutico, incluindo, quando pertinente, os agentes eletrofísicos, e escolhendo o equipamento e os parâmetros mais adequados às condições de saúde de cada mulher.

Vale ainda destacar que a mulher deve ser muito bem esclarecida sobre o tratamento fisioterapêutico proposto e deve participar ativamente da tomada de decisão clínica. A participação da paciente/cliente na tomada de decisão, em conjunto com a experiência clínica do fisioterapeuta e o embasamento científico dos efeitos fisiológicos e parâmetros de cada agente eletrofísico são requisitos para a prática da Fisioterapia baseada em evidência, a qual deve nortear a conduta fisioterapêutica.

Esperamos que esta obra possa contribuir neste sentido e que, a partir das reflexões, das lacunas científicas da literatura e das dúvidas clínicas dos fisioterapeutas, haja um despertar dos profissionais em buscar sempre atualização para aperfeiçoar sua prática clínica e avanço da pesquisa científica, com ensaios clínicos randomizados com baixo risco de viés, para o melhor entendimento dos efeitos fisiológicos e terapêuticos dos agentes eletrofísicos, além dos efeitos das modificações dos diferentes parâmetros dos agentes eletrofísicos, na saúde da mulher.

PREFÁCIO

É com imenso prazer e êxtase que faço esse prefácio. Esta é uma obra que estava em falta na literatura acadêmica e didática na área de Fisioterapia. Muito se faz sobre o uso dos métodos e técnicas com os agentes eletrofísicos, mas pouco se referencia sobre suas bases científicas, e dessa forma, essa obra preenche essa lacuna com muita eficiência e eficácia, demonstrando as evidências atuais.

Os agentes eletrofísicos e as chamadas modalidades terapêuticas muitas vezes foram relegadas a um segundo plano dentro do planejamento terapêutico em várias áreas da Fisioterapia, mas muito tem sido produzido no país e no mundo a respeito dessas aplicações sob a ótica científica e cada vez mais se consegue demonstrar as evidências com bons níveis para as mais diversas modalidades em diferentes enfermidades e também para prevenção relacionadas à saúde da mulher.

O livro vai do básico, mostrando os conceitos mais elementares, mas tem um elevado nível de discussão e de interpretação dos fenômenos mais frequentes e comuns para as mulheres, passando pelas disfunções do assoalho pélvico, como as incontinências urinárias de esforço, de urgência e mista, questões relacionadas a bexiga neurogênica, discute a incontinência fecal, problema com relativa frequência. Além disso, a utilização de estratégias para tratamento das disfunções sexuais femininas e para as dores pélvicas crônicas, além das dismenorreias.

Outro foco do livro foi sobre a gestante e gestação, tanto nas alterações da postura e fenômenos mais ocorrentes nessa população, procurando evidências do uso dos agentes eletrofísicos para tratamento da dor, inflamação e modificações promovidas pelas alterações hormonais nessas mulheres durante esse período. Isso inclui até o momento do parto e as possibilidades de auxílio à mulher para alívio da dor no trabalho de parto e as possibilidades de recuperação dos tecidos após esse episódio de parturição.

Dentre as perspectivas de trabalho do profissional fisioterapeuta está a possibilidade de tratar os eventos oncológicos típicos da mulher, tanto para tratar a dor, o linfedema e estimular a cicatrização de diversos tecidos acometidos tanto pela enfermidade, como decorrência das alterações provocadas pelos diversos tratamentos do câncer. Assim, o câncer ginecológico pode ser abordado sob o ponto de vista dos agentes eletrofísicos de diferentes formas, podendo serem ajustados os parâmetros para cada circunstância e condições fisiopatológicas a serem tratados.

Não se pode esquecer que a mulher tem suas próprias características e para atender a essa demanda foi dedicado uma sessão para as disfunções estéticas e para o atendimento do pós-operatório de cirurgias plásticas. São frequentes as alterações tanto decorrentes do parto ou no pós parto, assim como relacionadas às alterações hormonais das mulheres e, portanto, um cuidado especial deve ser observado ao atender essas mulheres com uma análise detalhada e uma excelente anamnese para detectar quais alterações foram detectadas para fazer uma programação de tratamento focada em evidências já determinadas e publicadas anteriormente.

Portanto, não devemos, os profissionais conscientes do dever e das obrigações para com as pacientes, sermos levados pelo ímpeto do modismo, mas estabelecermos um plano de tratamento bem estruturado e baseado nas melhores evidências existentes. Para isso, deve ser levado em consideração a *expertise* e experiência do profissional e seu nível de treinamento sobre os métodos e técnicas empregadas, assim como as preferências das pacientes, uma vez que devemos respeitar também um dos membros do tripé das evidências científicas, que são: publicações científicas (pirâmide das evidências das publicações), experiência do profissional de saúde com o método e a técnica (treinamento e tempo de prática) e a opinião e valores dos pacientes que serão os receptores do tratamento.

Neste livro, essas questões são tratadas de maneira tal que o profissional terá disponível o melhor do primeiro pé daquele tripé. O outro pé desse tripé vai depender do afinco e dedicação do profissional ao seu trabalho da qualidade da execução dos métodos e técnicas. Assim, o terceiro pé do tripé vai ser conquistado pela confiança que a cliente/paciente depositará no seu terapeuta e nas técnicas por ele aplicadas, tendo o terapeuta a obrigação de documentar bem suas ações e registrar as evoluções de maneira bem objetiva, mostrando cotidianamente a eles seu desempenho.

Portanto, se deliciem com esse compêndio que consegue abordar de maneira integral os aspectos da saúde da mulher, inserindo de uma maneira suave, mas bastante aprofundada, os agentes eletrofísicos dentro dos planos de tratamento do fisioterapeuta.

Servirá para o profissional clínico consultar e acompanhar as evoluções do que está bem estabelecido e permitirá aos estudantes da graduação e pós-graduação se atualizarem sobre a literatura relacionada aos agentes eletrofísicos, especialmente aplicados aos aspectos da saúde da mulher.

Prof. Dr. Nivaldo Antonio Parizotto
Professor Titular Aposentado – Departamento de Fisioterapia – UFSCar
Professor Titular Visitante – Departamento de Fisioterapia – UFPB

COLABORADORES

ALINE FERNANDA PEREZ MACHADO
Fisioterapeuta
Doutora em Fisioterapia pela Universidade Cidade de São Paulo (UNICID)
Docente do Curso de Graduação em Fisioterapia da Universidade Paulista (UNIP)

AMANDA GARCIA DE GODOY
Fisioterapeuta
Mestranda em Fisioterapia na Universidade Federal de São Carlos (UFSCar)

ANA CAROLINA NOCITI LOPES FERNANDES
Fisioterapeuta
Mestre em Reabilitação e Desempenho Funcional pela Universidade de São Paulo (USP)
Diretora de Defesa da Profissão da Associação Brasileira de Fisioterapia em Saúde da Mulher
(ABRAFISM) – Gestão: 2018-2021

ANA CAROLINA SARTORATO BELEZA
Fisioterapeuta
Doutora em Enfermagem pela Universidade de São Paulo (USP)
Docente do Curso de Graduação em Fisioterapia da Universidade Federal de São Carlos (UFSCar)
Suplente do Conselho Fiscal da Associação Brasileira de Fisioterapia em Saúde da Mulher
(ABRAFISM) – Gestão: 2018-2021

ANA LAURA MARTINS DE ANDRADE
Fisioterapeuta
Doutora em Fisioterapia pela Universidade Federal de São Carlos (UFSCar)

ANA PAULA RODRIGUES ROCHA
Fisioterapeuta
Doutoranda em Fisioterapia na Universidade Federal de São Carlos (UFSCar)

ANGÉLICA MÉRCIA PASCON BARBOSA
Fisioterapeuta
Doutora em Ginecologia, Obstetrícia e Mastologia pela Universidade Estadual Paulista (Unesp)
Docente do Curso de Graduação em Fisioterapia e do Programa de Pós-Graduação em
Tocoginecologia (Unesp)

ANGÉLICA VIANA FERRARI
Fisioterapeuta
Doutoranda em Fisioterapia na Universidade Federal de São Carlos (UFSCar)

BIANCA MANZAN REIS
Fisioterapeuta
Doutoranda em Fisioterapia na Universidade Federal de São Carlos (UFSCar)
Fisioterapeuta do Centro de Referência da Saúde da Mulher – Ribeirão Preto, SP

COLABORADORES

CAROLINE BALDINI PRUDENCIO
Fisioterapeuta
Mestre em Ginecologia, Obstetrícia e Mastologia pela Universidade Estadual Paulista (FMB/Unesp)
Doutoranda em Tocoginecologia na Unesp

CHRISTINE PLÖGER SCHOR
Fisioterapeuta
Doutoranda em Medicina (Ginecologia) na Universidade Federal de São Paulo (Unifesp)
Coordenadora dos Ambulatórios de Fisioterapia dos Setores de Algia Pélvica e Endometriose;
Neurodisfunções Pélvicas (Unifesp)

CRISTIANE RODRIGUES PEDRONI
Fisioterapeuta
Doutora em Biologia Buco-Dental pela Universidade Estadual de Campinas (Unicamp)
Docente do Curso de Graduação em Fisioterapia da Universidade Estadual Paulista (Unesp)

CRISTIANO CARVALHO
Fisioterapeuta
Doutorando em Fisioterapia na Universidade Federal de São Carlos (UFSCar)

CRISTINE HOMSI JORGE
Fisioterapeuta
Doutora em Enfermagem pela Universidade de São Paulo (USP)
Docente do Curso de Graduação em Fisioterapia e do Programa de Pós-Graduação em Reabilitação
e Desempenho Funcional (USP)
Presidente da Associação Brasileira de Fisioterapia em Saúde da Mulher (ABRAFISM) –
Gestão: 2006-2009

ELIZABETH ALVES GONÇALVES FERREIRA
Fisioterapeuta
Doutora em Ciências pela Universidade de São Paulo (USP)
Docente do Curso de Graduação em Fisioterapia da USP
Diretora Científica da Associação Brasileira de Fisioterapia em Saúde da Mulher (ABRAFISM) –
Gestão: 2014-2017

ÉRIKA PATRÍCIA RAMPAZO DA SILVA
Fisioterapeuta
Doutoranda em Fisioterapia na Universidade Federal de São Carlos (UFSCar)

FLÁVIA FERNANDA DE OLIVEIRA ASSUNÇÃO
Fisioterapeuta
Doutoranda em Medicina na Universidade de São Paulo (USP)

JULIANA FALCÃO PADILHA
Fisioterapeuta
Doutoranda em Fisioterapia na Universidade Federal de São Carlos (UFSCar)

LAURA REZENDE
Fisioterapeuta
Doutora em Tocoginecologia pela Universidade Estadual de Campinas (Unicamp)
Docente do Curso de Fisioterapia do Centro Universitário das Faculdades Associadas de Ensino

MARA DE ABREU ETIENNE
Fisioterapeuta
Doutora em Ciências da Saúde pela Faculdade de Ciência Médicas da Santa Casa de São Paulo
Fisioterapeuta da Irmandade da Santa Casa de Misericórdia de São Paulo

COLABORADORES

MÁRCIA MARIA GIMENEZ
Fisioterapeuta
Doutoranda em Medicina (Ginecologia) na Universidade Federal de São Paulo (Unifesp)
Coordenadora da Extensão Universitária e Pesquisa do Centro Universitário São Camilo, SP

MARIA CAROLINA DERÊNCIO OLIVEIRA
Fisioterapeuta
Doutoranda em Fisioterapia na Universidade Federal de São Carlos (UFSCar)

MARIA TERESA PACE DO AMARAL
Fisioterapeuta
Doutora em Tocoginecologia da Universidade Estadual de Campinas (Unicamp)
Docente do Curso de Fisioterapia da Universidade Federal de São Paulo (Unifesp)

MICHELE ELISABETE RÚBIO ALEM
Fisioterapeuta
Pós-Doutora em Fisioterapia pela Universidade Federal de São Carlos (UFSCar)

MIKAELA DA SILVA CORRÊA
Fisioterapeuta
Doutora em Fisioterapia pela Universidade Federal de São Carlos (UFSCar)
Docente do Curso de Graduação em Fisioterapia do Centro de Ensino Superior de Campos Gerais

NIVALDO ANTONIO PARIZOTTO
Fisioterapeuta
Docente Aposentado do Curso de Fisioterapia da Universidade Federal de São Carlos (UFSCar)
Professor Titular Visitante do Departamento de Fisioterapia da Universidade Federal da Paraíba (UFPB)
Pós-Doutor pela Harvard Medical School, EUA

PAOLA MARINI VALERIO
Fisioterapeuta
Doutoranda no Programa de Reabilitação e Desempenho Funcional da Universidade de São Paulo (USP)
Docente do Curso de Fisioterapia do Centro Universitário Barão de Mauá
Fisioterapeuta do Centro de Referência da Saúde da Mulher de Ribeirão Preto, SP

STELLA PELEGRINI
Fisioterapeuta
Especialização em Fisioterapia Dermatofuncional pela Universidade Cidade de São Paulo (UNICID)
Mestre em Fisioterapia pela Universidade Cidade de São Paulo (UNICID)
Docente do Curso de Graduação em Fisioterapia da Universidade Paulista (UNIP)

SUMÁRIO

PARTE I
CONCEITOS BÁSICOS

1 AGENTES ELETROFÍSICOS NA SAÚDE DA MULHER....................................... 3
Maria Carolina Derêncio Oliveira ▪ Mariana Arias Avila ▪ Richard Eloin Liebano

PARTE II
DISFUNÇÃO DOS MÚSCULOS DO ASSOALHO PÉLVICO

2 COMO REPORTAR PARÂMETROS DE ELETROESTIMULAÇÃO PARA TRATAMENTO DAS DISFUNÇÕES DA MUSCULATURA DO ASSOALHO PÉLVICO..................................... 13
Angélica Mércia Pascon Barbosa ▪ Nivaldo Antonio Parizotto ▪ Cristiane Rodrigues Pedroni Mariana Arias Avila ▪ Richard Eloin Liebano ▪ Patricia Driusso

3 RECURSOS FÍSICOS TERAPÊUTICOS PARA TRATAMENTO DA INCONTINÊNCIA URINÁRIA DE ESFORÇO EM MULHERES 21
Juliana Falcão Padilha ▪ Ana Paula Rodrigues Rocha ▪ Patricia Driusso

4 RECURSOS FÍSICOS TERAPÊUTICOS PARA TRATAMENTO DA INCONTINÊNCIA URINÁRIA DE URGÊNCIA EM MULHERES... 31
Angélica Mércia Pascon Barbosa ▪ Caroline Baldini Prudencio ▪ Cristiane Rodrigues Pedroni

5 RECURSOS FÍSICOS TERAPÊUTICOS PARA TRATAMENTO DA BEXIGA NEUROGÊNICA 53
Márcia Maria Gimenez ▪ Christine Plöger Schor

6 RECURSOS FÍSICOS TERAPÊUTICOS PARA TRATAMENTO DA INCONTINÊNCIA FECAL 65
Cristiano Carvalho ▪ Mikaela da Silva Corrêa

7 RECURSOS FÍSICOS TERAPÊUTICOS PARA O TRATAMENTO DAS DISFUNÇÕES SEXUAIS FEMININAS 81
Elizabeth Alves Gonçalves Ferreira ▪ Mara de Abreu Etienne

PARTE III
DOR PÉLVICA

8 RECURSOS FÍSICOS TERAPÊUTICOS PARA TRATAMENTO DA DOR PÉLVICA............... 101
Michele Elisabete Rúbio Alem ▪ Angélica Viana Ferrari ▪ Amanda Garcia de Godoy

9 RECURSOS FÍSICOS TERAPÊUTICOS PARA TRATAMENTO DA DISMENORREIA 107
Aline Fernanda Perez Machado ▪ Richard Eloin Liebano

PARTE IV
GESTAÇÃO, PARTO E PUERPÉRIO

10 DISFUNÇÕES MUSCULOESQUELÉTICAS DURANTE A GESTAÇÃO E O PÓS-PARTO...... 121
Ana Carolina Sartorato Beleza ▪ Mariana Arias Avila

11 ANALGESIA NÃO FARMACOLÓGICA DURANTE O TRABALHO DE PARTO E PARTO 131
Bianca Manzan Reis ▪ Patricia Driusso

12 USO DE RECURSOS FÍSICOS NO PÓS-PARTO 145
*Ana Carolina Sartorato Beleza ▪ Ana Carolina Nociti Lopes Fernandes ▪ Paola Marini Valerio
Cristine Homsi Jorge*

PARTE V
ONCOLOGIA

13 OPÇÕES DE RECURSOS FÍSICOS EM MULHERES SUBMETIDAS A TRATAMENTO DO
CÂNCER DE MAMA 163
Flávia Fernanda de Oliveira Assunção

14 USO DE RECURSOS FÍSICOS EM MULHERES COM CÂNCER GINECOLÓGICO............... 175
Maria Teresa Pace do Amaral ▪ Laura Rezende

PARTE VI
FISIOTERAPIA DERMATOFUNCIONAL

15 TRATAMENTO DAS PRINCIPAIS DISFUNÇÕES ESTÉTICAS.. 195
Ana Laura Martins de Andrade ▪ Érika Patrícia Rampazo da Silva

16 FISIOTERAPIA NO PRÉ E PÓS-OPERATÓRIO DE CIRURGIAS PLÁSTICAS 211
Stella Pelegrini ▪ Richard Eloin Liebano

ÍNDICE REMISSIVO 223

Agentes Eletrofísicos na Saúde da Mulher

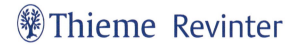

Parte I Conceitos Básicos

AGENTES ELETROFÍSICOS NA SAÚDE DA MULHER

CAPÍTULO 1

Maria Carolina Derêncio Oliveira ▪ Mariana Arias Avila
Richard Eloin Liebano

INTRODUÇÃO

Os agentes eletrofísicos são parte dos recursos que podem ser utilizados pelos fisioterapeutas para ajudar no manejo de condições musculoesqueléticas.[1] Os agentes eletrofísicos ou modalidades fisioterapêuticas podem ser definidos como o conjunto de métodos e equipamentos que se utilizam de energia eletrofísica ou biofísica com o propósito de avaliar, tratar e prevenir prejuízos, limitações funcionais e restrição em participações.[2,3] Isto porque acredita-se que a aplicação de energia externa ou exógena, por meio de agentes eletrofísicos, pode beneficiar processos fisiológicos, sejam eles comuns (como a cicatrização de um ferimento) ou complexos (como aprendizagem e reaprendizagem).[4] São considerados agentes eletrofísicos as correntes elétricas, o ultrassom terapêutico, a terapia a *laser* de baixa intensidade e a fototerapia, hoje conhecidas por terapia por fotobiomodulação, as modalidades de resfriamento e aquecimento superficial, bem como as diatermias eletromagnéticas (ondas curtas e micro-ondas) com e sem efeitos térmicos.[3]

Os agentes eletrofísicos podem prover manejo seguro e de baixo custo, figurando como alternativa à medicações ou procedimentos mais invasivos, como injeções ou cirurgias.[5] São bastante utilizados por fisioterapeutas em praticamente todas as áreas, em vista da multiplicidade de aplicações que cada um pode ter.[6] Na Austrália, 60% dos fisioterapeutas empregam ultrassom terapêutico, pacotes gelados e quentes com frequência diária.[7] No Japão, são muito utilizadas as modalidades de aquecimento superficial (por meio de bolsas quentes), estimuladores elétricos de baixa frequência e ultrassom.[8] Já no Peru, em centros de referência e grandes hospitais, os agentes eletrofísicos são os recursos mais comumente encontrados[9] (88% dos centros têm agentes eletrofísicos, o mais comum o ultrassom terapêutico).

A grande utilização se dá pelos inúmeros efeitos fisiológicos e terapêuticos que são atribuídos a cada um destes agentes. Se utilizados de forma correta, podem ter resultados promissores; entretanto, a má utilização pode fazer com que um quadro se estagne ou acabe mesmo piorando.[3,10] Isto torna a escolha sobre qual agente utilizar, qual a técnica mais apropriada, bem como a dosagem uma decisão clínica bastante complexa.[11] Adicionalmente, os fatores que determinam a escolha dos agentes eletrofísicos foram pouco explorados na literatura; um estudo mostrou que a disponibilidade do equipamento e a adequação da educação para a utilização dos agentes eletrofísicos afetavam a frequência de utilização dos mesmos.[12] Um estudo mais recente apontou que, além desses, outros fatores são determinantes para a utilização de agentes eletrofísicos: nível evidência científica de eficácia, conhecimento e experiência com o agente escolhido e questões operacionais tais como as relacionadas ao manuseio dos equipamentos.[11]

Deste modo, este capítulo tem como objetivo comentar, de forma simplificada, os principais efeitos dos agentes eletrofísicos, buscando esclarecer e embasar sua utilização correta dentro da área de Saúde da Mulher. Entretanto, deve-se enfatizar que a escolha pela utilização de agentes eletrofísicos deve estar sempre pautada nos objetivos do tratamento; a depender deles, os agentes eletrofísicos não devem ser considerados como único tratamento a ser ministrado.[5,13]

AGENTES ELETROFÍSICOS

Os agentes eletrofísicos podem ser classificados de acordo com seu tipo de energia.[14] No geral, destacam-se quatro tipos de energia: elétrica, térmica, eletromagnética e mecânica. O Quadro 1-1 traz os principais agentes eletrofísicos separados por tipo de energia.

Cada tipo de energia proporcionará efeitos fisiológicos diferentes sobre os diversos tecidos corporais, no entanto, muitas vezes os efeitos terapêuticos são muito similares (por exemplo, analgesia obtida com a utilização de calor e de frio, que ocorre por diferentes mecanismos, mas com resultado final semelhante). A vantagem é que, na maioria das vezes, pode-se oferecer ao paciente mais de uma opção de agente eletrofísico, ampliando assim a gama de possibilidades de tratamento.

Quadro 1-1. Agentes Eletrofísicos Classificados pelo Tipo de Energia

Energia elétrica	Energia térmica		Energia eletromagnética	Energia mecânica
	Crioterapia	Termoterapia		
Corrente interferencial (IFC)	Bolsa fria (gelo, gel)	Parafina	Terapia por campos magnéticos (estáticos, dinâmicos, pulsados e estimulação magnética transcraniana)	Ultrassom (contínuo, pulsado)
Corrente alternada modulada em *burst* (BMAC)	Imersão em água fria + gelo (localizada, corpo todo)	Bolsa quente (água, gel)	Ondas curtas (contínuo, pulsado, capacitivo, resistivo)	Ultrassom pulsado de baixa intensidade (LIPUS)
Corrente direta (contínua ou galvânica)	*Sprays* refrigerantes	Balneoterapia (spa ou turbilhão)	Micro-ondas (contínuo, pulsado)	Terapia por vibração (vibração de corpo inteiro)
Estimulação elétrica nervosa transcutânea (TENS)	Criomassagem		Irradiação infravermelha	Pressão negativa/ pressão positiva

(Continua.)

CAPÍTULO 1 • AGENTES ELETROFÍSICOS NA SAÚDE DA MULHER

Quadro 1-1. *(Cont.)* Agentes Eletrofísicos Classificados pelo Tipo de Energia

Energia elétrica	Energia térmica		Energia eletromagnética	Energia mecânica
	Crioterapia	Termoterapia		
Estimulação elétrica nervosa transcutânea (TENS)	Turbilhão com água fria		Fototerapia (*laser*, LED)	Ondas de choque
Estimulação elétrica neuromuscular (EENM/NMES)	Criocabines (criocâmaras)		Ultravioleta	
	Máquinas de frio com compressão (Game Ready, Cryo Cuff, Polar Care)			
Estimulação elétrica funcional (FES)	Banhos de Contraste			
Correntes diadinâmicas				
Corrente pulsada de alta voltagem (HVPC)				
Eletroacupuntura (agulha ou eletrodo de superfície)				
Estimulação elétrica nervosa percutânea (PENS)				
Corrente direta de baixa intensidade (< 1 mA, contínua ou pulsada)				
Estimulação transcraniana por corrente direta (tDCS)				

Adaptado de Watson.[14]

No entanto, devem-se respeitar as contraindicações de cada um dos agentes eletrofísicos, de modo a oferecer um tratamento seguro ao paciente. Por isso, deve-se levar em conta que a pele é uma barreira física para todas as formas de energia aplicadas exogenamente. Neste caso, deve-se considerar os agentes eletrofísicos, seus parâmetros, modo de aplicação, além das propriedades da pele, que variam conforme sua localização no corpo. A Figura 1-1 traz as principais contraindicações de cada um dos agentes eletrofísicos, de forma sintética e didática; contudo, os casos devem ser analisados individualmente antes de se propor a aplicação de qualquer agente eletrofísico.

Modalidade		Tumor	Olhos e testículos	Implantes ativos (marca-passo)	Epífise ativa	Implante metálico	Insuficiência circulatória local	Epilepsia	Tecido hemorrágico	Tecido desvitalizado
Atérmica	Ultrassom pulsado	L	Olhos, testículos	L	L				G	
	Ondas curtas pulsadas	L	Olhos, testículos	G	L				G	
	Laser/LED	L	Olhos, testículos		L				G	
Estimulação elétrica	Genérica	L	Olhos, testículos	G	L			Pescoço	G	
	TENS	L	Olhos, testículos	G	L			Pescoço	G	
	Interferencial	L	Olhos, testículos	G	L			Pescoço	G	
	Outras correntes de média/baixa frequência	L	Olhos, testículos	G	L			Pescoço	G	
Calor	Infravermelho	L	L						G	
	Parafina	L	L						G	
	Ondas curtas contínuas	L	Olhos, testículos	G	L	G	G		G	
	Micro-ondas	L	Olhos, testículos	G	L	G	G		G	
	Ultrassom contínuo	L	Olhos, testículos	L	L	G	G		G	
	Bolsa quente	L	Olhos				G		G	
Outros	*Biofeedback* (sem estimulação elétrica)	L								
	Crioterapia	L	L				G			
	Radiação UV	L	L					G	G	L

Fig. 1-1. Contraindicações dos Agentes Eletrofísicos (Adaptado de Watson[10]). Cinza escuro: contraindicado; Cinza claro: precaução; Branco: efeitos adversos não conhecidos. As contraindicações são marcadas como gerais. (G, não se deve aplicar em nenhum local) ou locais, (L, não se deve aplicar no local, mas aplicações a distância não configuram problema).

PRINCIPAIS AGENTES ELETROFÍSICOS UTILIZADOS NA SAÚDE DA MULHER

Na área de saúde da mulher, encontra-se uma vasta utilização de agentes eletrofísicos em diversos contextos, que estão listados no Quadro 1-2.

Quadro 1-2. Principais Agentes Eletrofísicos Utilizados na Saúde da Mulher

Agentes termofototerapêuticos			
Agentes	**Definição**	**Aplicação**	**Principais indicações**
Laser	Amplificação da luz por emissão estimulada de radiação	Cicatrizante (feridas)	Redução de dor perineal[15]
		Regenerativo (tecidos moles)	Efeito analgésico e cicatrizante após episiotomia[16]
		Analgesia	Redução de linfedema[17,18]
		Redução de edema	
Ultrassom	Ondas sonoras (mecânicas) com frequência acima de 20.000 Hz	Cicatrizante	Linfedema[17,19]
		Regenerativo (tecidos moles, ósseo)	
		Analgesia	
		Reduz espasmo muscular	

(Continua.)

CAPÍTULO 1 • AGENTES ELETROFÍSICOS NA SAÚDE DA MULHER

Quadro 1-2. *(Cont.)* Principais Agentes Eletrofísicos Utilizados na Saúde da Mulher

Recursos	Definição	Aplicação	Principais indicações
Crioterapia	Terapia pelo frio	Analgesia	Analgesia e relaxamento muscular em regiões de linfedema[20]
		Facilitação de movimentos	
		Reduz espasmo muscular	
		Reduz espasticidade	
		Controle de inflamação e edema	Redução de dor perineal no pós-parto com episiotomia[21]
Diatermia eletromagnética	Aquecimento profundo produzido por radiação não ionizante de espectro eletromagnético	Regeneração tecidual (tecidos moles, nervos)	Alívio de dismenorreia[22]
		Resolução de hematomas	
		Analgesia	
		Cicatrizante	
		Redução de edema	
		Aceleração da consolidação de fraturas	

Correntes			
Nome da corrente	Definição	Aplicação	Principais indicações
TENS	Estimulação elétrica nervosa transcutânea: consiste na aplicação de correntes elétricas através da pele por meio de eletrodos de superfície, sem a disrupção da barreira cutânea, para ativação de fibras nervosas	Analgesia	Analgesia durante o trabalho de parto[23]
			Analgesia pós-parto[24]
			Alívio de dismenorreia[25]
			Urgência miccional[26]
IFC	Corrente interferencial: refere-se à corrente produzida pelo padrão de interferência gerado nos tecidos por duas ondas senoidais de média frequência levemente diferentes (cerca de 4.000 Hz)	Reparação tecidual	Incontinência urinária por esforço, de urgência ou mista[27,28]
		Redução de edema	
		Analgesia	Reeducação uro-ginecológica[27,28]
		Estimulação neuromuscular	Alívio de dismenorreia[29,30]

(Continua.)

Quadro 1-2. *(Cont.)* Principais Agentes Eletrofísicos Utilizados na Saúde da Mulher

Correntes			
Nome da corrente	Definição	Aplicação	Principais indicações
Correntes excitomotoras	São correntes de baixa ou média frequência utilizadas para produção de contração muscular. Podem ser utilizadas para manter a capacidade funcional do músculo e nesse caso denomina-se como estimulação elétrica neuromuscular (EENM ou NMES). Outra possibilidade é a utilização de correntes elétricas para produção de movimentos funcionais ou substituição de órteses convencionais, sendo assim denominada como estimulação elétrica funcional (EEF ou FES)	Fortalecimento muscular Manutenção da amplitude de movimento Controle de contraturas Controle da espasticidade Facilitação e reeducação neuromuscular	Incontinência urinária de esforço[31] Prevenção de disfunções do assoalho pélvico no pós-parto[32]

CONSIDERAÇÕES FINAIS

Considerando que o uso dos agentes eletrofísicos pode proporcionar resultados promissores, faz-se necessária uma escolha clínica cuidadosa dentre as diversas possibilidades disponíveis. Para a área de saúde da mulher, os agentes eletrofísicos oferecem opções de tratamentos seguros, de baixo custo, além de serem importantes aliados para as demais terapias ministradas, garantindo assim os benefícios fisiológicos e terapêuticos.

REFERÊNCIAS BIBLIOGRÁFICAS

1. Chipchase L. Is there a future for electrophysical agents in musculoskeletal physiotherapy? Man Ther 2012;17:265-6.
2. ISEAPT. International Society for Electrophysical Agents in Physical Therapy. [Online] (Access in: 10 Feb 2018). Disponível em: https://www.wcpt.org/iseapt.
3. Houghton PPE, Nussbaum ELE, Hoens AMA. Electrophysical agents - contraindications and precautions: an evidence-based approach to clinical decision making in physical therapy. Physiother Canada 2010;62:1-80.
4. Robertson V, Ward A, Low J, Reed A. Electrotherapy explained: principles and practice. 4th ed. Butterworth-Heinemann; 2006.
5. Bjordal JM, Ronzio O, Baxter GD, Sluka KA. On "The American Physical Therapy Association's top five Choosing Wisely recommendations." White NT, Delitto A, Manal TJ, Miller S. Phys Ther. Phys Ther 2015;95(2):275-8.
6. Shah SGS, Farrow A. Trends in the availability and usage of electrophysical agents in physiotherapy practices from 1990 to 2010: a review. Phys Ther Rev 2012;17:207-26.

CAPÍTULO 1 ▪ AGENTES ELETROFÍSICOS NA SAÚDE DA MULHER

7. Chipchase LS, Williams MT, Robertson VJ. A national study of the availability and use of electrophysical agents by Australian physiotherapists. Physiother Theory Pract 2009;25:279-96.
8. Abe Y, Goh A-C, Miyoshi K. Availability, usage, and factors affecting usage of electrophysical agents by physical therapists: a regional cross-sectional survey. J Phys Ther Sci 2016;28:3088-94.
9. Fuhs AK, LaGrone LN, Moscoso Porras MG, Rodríguez Castro MJ, Ecos Quispe RL, Mock CN. Assessment of Rehabilitation Infrastructure in Peru. Arch Phys Med Rehabil 2018;99(6):1116-23.
10. Watson T. Key Concepts in Electrotherapy. Electrotherapy 2017;1-9.
11. Springer S, Laufer Y, Elboim-Gabyzon M. Clinical decision making for using electro-physical agents by physiotherapists, an Israeli survey. Isr J Health Policy Res 2015;4:14.
12. Robinson AJ, Snyder-Mackler L. Clinical application of electrotherapeutic modalities. Phys Ther 1988;68:1235-8.
13. White NT, Delitto A, Manal TJ, Miller S. The American Physical Therapy Association's Top Five Choosing Wisely Recommendations. Phys Ther 2015;95:9-24.
14. Watson T. Electrophysical Framework map. (Release 2.11 @ 9th Jan 2017). Disponível em: http://www.electrotherapy.org/electrophysical-framework.
15. Santos JO, Oliveira SMJV, Nobre MRC, Aranha ACC, Alvarenga MB. A randomised clinical trial of the effect of low-level laser therapy for perineal pain and healing after episiotomy: A pilot study. Midwifery 2012;28:e653-e659.
16. Kymplová J, Navrátil L, Knízek J. Contribution of phototherapy to the treatment of episiotomies. J Clin Laser Med Surg 2003 Feb;21(1):35-9.
17. Luz ND da, Lima ACG. Recursos fisioterapêuticos em linfedema pós-mastectomia: uma revisão de literatura. Fisioter em Mov 2011;24:191-200.
18. Baxter GD, Liu L, Tumilty S, Petrich S, Chapple C, Anders JJ; Laser Lymphedema Trial Team. Low level laser therapy for the management of breast cancer-related lymphedema: A randomized controlled feasibility study. Lasers Surg Med 2018;50:924-32.
19. Balzarini A, Pirovano C, Diazzi G, Olivieri R, Ferla F, Galperti G, et al. Ultrasound therapy of chronic arm lymphedema after surgical treatment of breast cancer. Lymphology 1993;26:128-34.
20. Rodrigues A. Crioterapia: fisiologia e técnicas. São Paulo: Editora CEFESPAR; 1995.
21. Beleza ACS, Ferreira CHJ, Driusso P, Dos Santos CB, Nakano AMS. Effect of cryotherapy on relief of perineal pain after vaginal childbirth with episiotomy: a randomized and controlled clinical trial. Physiotherapy 2017;103:453-8.
22. Vance AR, Hayes SH, Spielholz NI. Microwave diathermy treatment for primary dysmenorrhea. Phys Ther 1996;76(9):1003-8.
23. Orange FA de, Amorim MMR de, Lima L. Uso da eletroestimulação transcutânea para alívio da dor durante o trabalho de parto em uma maternidade-escola: ensaio clínico controlado. Rev Bras Ginecol e Obs 2003;25:45-52.
24. de Sousa L, Gomes-Sponholz FA, Nakano AMS. Transcutaneous electrical nerve stimulation for the relief of post-partum uterine contraction pain during breast-feeding: A randomized clinical trial. J Obstet Gynaecol Res 2014;40:1317-23.
25. Elboim-Gabyzon M, Kalichman L. Transcutaneous Electrical Nerve Stimulation (TENS) for Primary Dysmenorrhea: An Overview. Int J Womens Health 2020;12:1-10.
26. Padilha JF, Avila MA, Seidel EJ, Driusso P. Different electrode positioning for transcutaneous electrical nerve stimulation in the treatment of urgency in women: a study protocol for a randomized controlled clinical trial. Trials 2020;21(1):166.
27. Kajbafzadeh AM, Sharifi-Rad L, Baradaran N, Nejat F. Effect of pelvic floor interferential electrostimulation on urodynamic parameters and incontinency of children with myelomeningocele and detrusor overactivity. Urology 2009;74(2):324-9.
28. Oh-oka H, Fujisawa M. Efficacy on interferential low frequency therapy for elderly overactive bladder patients with urinary incontinence. Japanese J Urol 2007;98:547-51.

29. Tugay N, Akbayrak T, Demirtürk F, Karakaya IC, Kocaacar O, Tugay U, et al. Effectiveness of transcutaneous electrical nerve stimulation and interferential current in primary dysmenorrhea. Pain Med 2007;8:295-300.
30. Okuyama EB, Yoshida GSO, Weirich RV, Assai TM, Artioli DP, Bertolini GR, et al. Effect of tetrapolar interferential current on primary dysmenorrhea associated with low back pain: randomized clinical trial. J Heal Sci 2019;21:204.
31. Alves PGJM, Nunes FR, Guirro ECO. Comparison between two different neuromuscular electrical stimulation protocols for the treatment of female stress urinary incontinence: a randomized controlled trial. Brazilian J Phys Ther 2011;15:393-8.
32. Sun Z, Zhu L, Lang J, Zhang Y, Liu G, Chen X, et al. [Postpartum pelvic floor rehabilitation on prevention of female pelvic floor dysfunction: a multicenter prospective randomized controlled study]. Zhonghua Fu Chan Ke Za Zhi 2015;50:420-7.

Parte II Disfunção dos Músculos do Assoalho Pélvico

COMO REPORTAR PARÂMETROS DE ELETROESTIMULAÇÃO PARA TRATAMENTO DAS DISFUNÇÕES DA MUSCULATURA DO ASSOALHO PÉLVICO

CAPÍTULO 2

Angélica Mércia Pascon Barbosa ▪ Nivaldo Antonio Parizotto
Cristiane Rodrigues Pedroni ▪ Mariana Arias Avila
Richard Eloin Liebano ▪ Patricia Driusso

INTRODUÇÃO

As disfunções do assoalho pélvico englobam incontinência urinária, incontinência anal, constipação, prolapsos de órgãos pélvicos, disfunção sexual e dor pélvica.[1] Intervenções fisioterapêuticas são consideradas como primeira linha para o tratamento da incontinência urinária[2] e também podem ser efetivas para as demais disfunções da musculatura do assoalho pélvico.[3-5] A eletroestimulação pode ser usada como tratamento adjuvante destas disfunções,[5-9] com diferentes níveis de evidência e graus de recomendação.

A eletroestimulação para tratamento das disfunções do assoalho pélvico é muito utilizada por fisioterapeutas na prática clínica e em pesquisas científicas, apesar disso, a descrição dos parâmetros utilizados é bastante simplista em prontuários de pacientes e em artigos científicos. Diante disso, foi desenvolvido um estudo visando estabelecer diretrizes sobre quais aspectos são importantes o fisioterapeuta reportar.[10] Neste capítulo será apresentada a versão validada em português destas diretrizes (Quadros 2-1 e 2-2) e os aspectos clínicos mais específicos das demais disfunções da musculatura do assoalho pélvico serão discutidas nos capítulos subsequentes.

Quadro 2-1. Definição dos Parâmetros de Eletroterapia e Implicação Clínica

Parâmetro	Descrição	Relevância clínica
Tipo de corrente (direta, alternada, pulsada)	Corrente direta é corrente contínua ou corrente galvânica; o fluxo de corrente é ininterrupto e unidirecional. A corrente alternada é corrente que flui em uma direção e depois na outra sem intervalos. Corrente pulsada é a corrente unidirecional ou bidirecional em que há um intervalo entre os pulsos sucessivos[11]	A corrente contínua é utilizada, clinicamente, para a iontoforese (introdução de íons ativos através da pele, com objetivos terapêuticos) e para procedimentos estéticos, como a microgalvanopuntura, comumente utilizada para o tratamento de estrias.[12] A corrente alternada é usada para a contração de músculos inervados e estimulação sensorial. A corrente pulsada, de forma semelhante à corrente alternada, também é utilizada para contração muscular e estimulação sensorial.[11]

(Continua.)

PARTE II • DISFUNÇÃO DOS MÚSCULOS DO ASSOALHO PÉLVICO

Quadro 2-1. *(Cont.)* Definição dos Parâmetros de Eletroterapia e Implicação Clínica

Parâmetro	Descrição	Relevância clínica
Amplitude de corrente (normalmente em A, mA ou μA;[13] alternativamente, em V, mV ou μV)[14]	É a magnitude da corrente elétrica. Pode ser referida como a intensidade da estimulação elétrica, por isso, nos equipamentos comerciais a amplitude é rotulada como "intensidade" ou "dose"[14]	Aumentar a amplitude da corrente aumentará a quantidade de energia que chega aos tecidos em contato com os eletrodos. Isso contribui para a resposta sensorial ou motora que a corrente elétrica produz. A amplitude de corrente é um dos determinantes da produção de torque quando se utiliza a estimulação elétrica neuromuscular (EENM)[15]
Polaridade da corrente	Pulso **monofásico**: as partículas carregadas (íons) se movem em apenas uma direção;[16] isso é conhecido como corrente polarizada. Pulso **bifásico**: as partículas carregadas (íons) se movem em uma direção e depois na direção oposta,[16] conhecido como corrente não polarizada	Se a corrente é polarizada, os efeitos fisiológicos incluirão alterações na permeabilidade das membranas, com respostas diferentes sob o polo positivo (ânodo) e negativo (cátodo).[11] Por exemplo, hiperemia marcante normalmente é esperada abaixo do cátodo e uma excitabilidade reduzida do nervo é esperada sob o ânodo[11]
Duração do pulso (em μs ou ms)[13]	O tempo decorrido entre o começo e o fim de todas as fases de um pulso único; nos estimuladores clínicos, a duração do pulso é rotulada incorretamente de "largura do pulso"[14,16]	Quanto maior a duração do pulso, maior será a impedância da pele e maior o desconforto do paciente. Aumentar a duração do pulso aumenta a carga do pulso e o recrutamento de unidades motoras.[17] A duração do pulso deve levar em conta o conforto do paciente e o efeito terapêutico desejado, entretanto, pulsos com duração muito curta (< 130 μs)[18] são menos eficientes especialmente quando são utilizados eletrodos grandes
Frequência do pulso (em Hz ou pulsos por segundo – pps)	Número de ciclos de pulso que são gerados por unidade de tempo para as correntes pulsadas[13,14,16]	A frequência do pulso tem sido extensivamente estudada pelo seu papel importante para a determinação do desenvolvimento do torque e o controle da fadiga muscular. Aumentar a frequência resulta em aumento da produção de torque, mas também acelera a fadiga muscular. Este parâmetro também determina o mecanismo de ação analgésica nas aplicações da estimulação elétrica nervosa transcutânea (TENS)[15,17]
Forma da onda (retangular, quadrática, triangular, sinusoidal, dente de serra ou pico)[14]	A forma geométrica do pulso como aparece no gráfico de corrente (ou voltagem) pelo tempo	Estudos prévios mostraram que há diferenças individuais nas preferências pelas três formas (pulsos bifásicos simétricos sinusoidais, em dente de serra e quadráticos) e não há forma particular que seja mais ou menos confortável para o paciente durante a EENM[19]

(Continua.)

CAPÍTULO 2 • COMO REPORTAR PARÂMETROS DE ELETROESTIMULAÇÃO... **15**

Quadro 2-1. *(Cont.)* Definição dos Parâmetros de Eletroterapia e Implicação Clínica

Parâmetro	Descrição	Relevância clínica
Modo de estimulação (quando se utiliza mais de um canal)	Recíproco, assincrônico e sequencial	Os canais operam de maneira simultânea ou alternada por ciclo de trabalho. Na estimulação sequencial, vários canais são usados (normalmente para ativar separadamente vários músculos sinérgicos) desta forma permitindo que as unidades motoras descansem quando o canal de estimulação correspondente não está ativo.[20] Estimulação assincrônica também usa vários canais, entretanto, os pulsos do estímulo são entregues de forma intercalada para que as frequências mais baixas de estimulação sejam atingidas em cada canal de estimulação enquanto retém a estimulação composta de alta frequência[20]

Parâmetros de Corrente de Média Frequência		
Parâmetro	**Descrição**	**Relevância clínica**
Frequência portadora (em Hz ou kHz)	Frequência da(s) corrente(s) alternada(s) subjacente(s)	As correntes de média frequência diminuem a impedância da pele e tecidos subcutâneos, tornando a corrente mais confortável para o paciente. Assim, pela diminuição da impedância da pele, o desconforto normalmente ocasionado pelas tradicionais correntes de baixa frequência é reduzido[11,21]
Burst	Um *burst* de corrente alternada ocorre quando se permite que a corrente flua por poucos milissegundos (duração do *burst*) e então deixe de fluir por alguns milissegundos (intervalo *interburst*), em um ciclo repetitivo[22]	A duração do *burst* tem papel na produção do torque, fadiga e desconforto.[23,24] *Bursts* com duração de 2-3 ms são mais confortáveis do que *bursts* de maior duração[23]
Frequência do *burst* ou modulação do *burst*	Frequência em que os *bursts* são gerados	Este parâmetro foca nas possibilidades de fadiga dos músculos se a frequência é alta (acima de 50 ou 60 Hz). Em baixas frequências tem-se bom recrutamento de fibras nervosas (entre 20 e 50 Hz) e em frequências muito baixas (2-10 Hz) tem-se contrações musculares não sustentadas
Ciclo de trabalho do *burst*	O ciclo de trabalho do *burst* das correntes alternadas de média frequência, expressos em porcentagem, podem ser definidos como a razão do tempo de duração do *burst* pelo tempo total do ciclo (duração do *burst* e intervalo *interburst*)[23]	O ciclo de trabalho do *burst*, similarmente à duração do *burst*, tem impacto na produção de torque, desconforto e fadiga muscular[23,24]

16 PARTE II • DISFUNÇÃO DOS MÚSCULOS DO ASSOALHO PÉLVICO

Quadro 2-2. Descrição de Cada Parâmetro que Necessita ser Reportado em Estudos Utilizando Eletroterapia

Item	Parâmetros	Descrição
Paciente	Posicionamento: descrever em que posição o paciente recebeu a eletroestimulação	Litotomia, litotomia modificada, prono ou supino, sentada ou em pé, ou outras Uso de algum suporte para acomodação do paciente Mobiliário/local onde o paciente está posicionado (cadeira, bola, maca)
	Preparação da pele/mucosa: descreva como a pele ou mucosa foi preparada antes da colocação dos eletrodos	Higienização da pele Tricotomia
Avaliação da musculatura do assoalho pélvico	Descrição completa dos métodos de avaliação da musculatura do assoalho pélvico (descrever todos os métodos de avaliação que foram realizados, com terminologia adequada[25,26]	Inspeção vaginal, palpação vaginal (descrever a escala utilizada: Escala Modificada de Oxford,[27] Esquema PERFECT,[27] Escala Brink,[28] Escala de Ortiz[29] etc.), manometria, dinamometria, eletromiografia, ultrassonografia
Equipamento	Descrição completa do equipamento utilizado	Nome comercial, marca e modelo País de fabricação Calibração periódica (se realizada)
Eletrodo de superfície	Modelo do eletrodo	Marca País de fabricação
	Colocação dos eletrodos	Localização da colocação dos eletrodos Orientação sobre a direção do músculo ou fibra muscular Referência anatômica usada para colocação dos eletrodos
	Distância entre os eletrodos	Distância do centro de um eletrodo em relação ao outro
	Material	Metal, carbono, autoadesivo
	Material de interface (entre pele e eletrodos): descrever se foi usado algum tipo de material de interface	Gel líquido, gel ou interface autoadesiva
	Tamanho e formato	Em centímetros, diâmetro ou largura × comprimento Formato: quadrado, retangular, circular
	Número de canais utilizados para a eletroestimulação	Descreva o número de canais (número de pares de eletrodos). Se dois ou mais, descreva como cada canal foi posicionado em relação ao(s) outro(s)

(Continua.)

CAPÍTULO 2 • COMO REPORTAR PARÂMETROS DE ELETROESTIMULAÇÃO... 17

Quadro 2-2. *(Cont.)* Descrição de Cada Parâmetro que Necessita ser Reportado em Estudos Utilizando Eletroterapia

Item	Parâmetros	Descrição
Eletrodo anal ou vaginal	Modelo do eletrodo	Marca País de fabricação
	Dimensão e formato da *probe*	Comprimento total Circunferência Formato: cilíndrico, plano, cônico
	Formato e posição das placas condutoras	Número de (anéis) condutores Distância entre os (anéis) condutores Formato: horizontal, vertical, em relação à *probe*
	Localização do posicionamento anatômico	Profundidade da inserção da *probe* no canal vaginal Referência anatômica para colocação da *probe*
Tratamento	Duração da estimulação elétrica (em cada sessão)	Tempo (em minutos) ou número de contrações
	Duração da terapia	Número de sessões que a eletroestimulação foi realizada
	Intervalo entre as sessões	Número de horas ou dias de intervalo entre cada sessão
	Músculos do assoalho pélvico: descrever se o paciente realizou a contração voluntária desta musculatura junto com a eletroestimulação	Se contrações foram realizadas simultaneamente à eletroestimulação, descrever: protocolo (tempo de sustentação das contrações, tempo de repouso, duração total do tratamento) e se houve estímulo do fisioterapeuta para o paciente realizar as contrações (encorajamento verbal)/ comando verbal
	Status da atividade do paciente	Descrever se o paciente estava em repouso ou realizando alguma outra atividade enquanto recebia a eletroestimulação (por exemplo, em bicicleta estacionária)
	Relato de desconforto do paciente	Avaliação do desconforto do paciente durante o tratamento Instrumento utilizado para avaliação do desconforto (autorrelato, escala visual analógica etc.)
	Presença de efeitos colaterais relatados/observados	Descrever efeitos colaterais relatados pelo paciente ou observados durante a eletroestimulação: desconforto após o término da sessão, queimadura, erupção cutânea etc.
	Adesão do paciente ao tratamento	Porcentagem de adesão ao tratamento (número de sessões realizadas/número de sessões planejadas)/número de faltas

(Continua.)

PARTE II • DISFUNÇÃO DOS MÚSCULOS DO ASSOALHO PÉLVICO

Quadro 2-2. *(Cont.)* Descrição de Cada Parâmetro que Necessita ser Reportado em Estudos Utilizando Eletroterapia

Item	Parâmetros	Descrição
Tratamento	Tratamentos combinados: descrever se houve algum tipo de terapia realizada simultaneamente à eletroestimulação	Exercícios domiciliares, sessões de exercícios (sem eletroestimulação), medicamentos, sessões de orientação/educação, ou qualquer outra terapêutica – descrição completa de cada terapia
	Orientação para o paciente: descrever todos os métodos e dispositivos educacionais utilizados para orientar o paciente sobre a musculatura do assoalho pélvico e o tratamento proposto. O nível de educação do paciente também precisa ser descrito	Explicação verbal Modelos anatômicos Desenhos e pinturas Como foi realizada a explicação para a realização da contração da musculatura do assoalho pélvico O fisioterapeuta manteve contato com o paciente por telefone ou enviava lembretes ao paciente para realizar tratamento domiciliar Como o fisioterapeuta motivou o paciente
	Desfecho: descrever qual variável é o desfecho primário e qual método será utilizado para avaliar este desfecho	Para estudos científicos: Função da musculatura do assoalho pélvico Perda urinária Cura Qualidade de vida Para fisioterapeutas clínicos: Indique claramente qual é o objetivo principal do tratamento fisioterapêutico
Parâmetros do pulso elétrico	Tipo de corrente	Contínua, alternada ou pulsada
	Amplitude	Amplitude da corrente elétrica (mA ou V) Descreva se a eletroestimulação foi realizada em nível sensorial ou motor
	Duração do Pulso	Duração do pulso em μs ou ms
	Frequência da corrente	Frequência em Hz ou pps
	Forma da onda	Descrever a forma da onda: retangular, sinusoidal, triangular etc.
	Polaridade (bifásica ou monofásica)	Se a corrente for pulsada, especifique se é monofásica ou bifásica
Parâmetros *Burst*	T *ON* | T *OFF*	Para estimulação em nível motor, descreva tempo de contração e relaxamento (em segundos) para cada contração
	Subida e descida	Descreva se o tempo de subida e descida foi usado (em segundos)
	Modo	Modo de estimulação: recíproco, sincrônico ou sequencial

(Continua.)

CAPÍTULO 2 • COMO REPORTAR PARÂMETROS DE ELETROESTIMULAÇÃO... **19**

Quadro 2-2. *(Cont.)* Descrição de Cada Parâmetro que Necessita ser Reportado em Estudos Utilizando Eletroterapia

Item	Parâmetros	Descrição
Parâmetros *Burst*	Modulação: descreva se foi aplicada alguma modulação na corrente	Variação da amplitude, duração do pulso ou frequência durante a eletroestimulação
Correntes de frequência média	Nome comercial da corrente	Russa Interferencial Aussie etc.
	Frequência portadora	Descrever a frequência portadora (em Hz ou kHz)
	Modulação da frequência	Descrever a modulação da frequência ou a frequência *burst* (em Hz)
	Ciclo de trabalho do *burst*	Descrever a duração do *burst* e o intervalo *interburst* (em ms) ou ciclo de trabalho (em porcentagem)

CONSIDERAÇÕES FINAIS

Recomendamos que esta diretriz seja utilizada para descrever o uso da eletroestimulação para o tratamento das disfunções do assoalho pélvico, para que a descrição seja adequada e completa, o que permitirá a reprodutibilidade do método utilizado.

REFERÊNCIAS BIBLIOGRÁFICAS

1. Bump RC, Norton PA. Epidemiology and natural history of pelvic floor dysfunction. Obstet Gynecol Clin North Am. 1998;25(4):723-46.
2. Dumoulin C, Hay-Smith J, Habée-Séguin G Mac, Mercier J. Pelvic floor muscle training versus no treatment, or inactive control treatments, for urinary incontinence in women: A short version Cochrane systematic review with meta-analysis. Neurourol Urodyn. 2015 Apr 1;34(4):300-8.
3. Rosenbaum TY, Owens A. The role of pelvic floor physical therapy in the treatment of pelvic and genital pain-related sexual dysfunction. J Sex Med. 2008;5(3):513-23.
4. Morin M, Carroll MS, Bergeron S. Systematic review of the effectiveness of physical therapy modalities in women with provoked vestibulodynia. In: Sexual medicine reviews. Elsevier B.V.; 2017. v. 5. p. 295-322.
5. Bonder JH, Chi M, Rispoli L. Myofascial pelvic pain and related disorders. In: Physical medicine and rehabilitation clinics of North America. Philadelphia: W.B. Saunders; 2017. v. 28. p. 501-15.
6. Sluka KA, Walsh D. Transcutaneous electrical nerve stimulation: Basic science mechanisms and clinical effectiveness. J Pain. 2003 Apr;4(3):109-21.
7. Hatem SM, Saussez G, della Faille M, Prist V, Zhang X, Dispa D, et al. Rehabilitation of motor function after stroke: A multiple systematic review focused on techniques to stimulate upper extremity recovery. Front Hum Neurosci. 2016 Sep 13;10(SEP2016).
8. Bø K, Talseth T, Holme I. Single blind, randomised controlled trial of pelvic floor exercises, electrical stimulation, vaginal cones, and no treatment in management of genuine stress incontinence in women. Br Med J. 1999 Feb 20;318(7182):487-93.
9. Goode PS, Burgio KL, Locher JL, Roth DL, Umlauf MG, Richter HE, et al. Effect of Behavioral Training with or Without Pelvic Floor Electrical Stimulation on Stress Incontinence in Women: A Randomized Controlled Trial. J Am Med Assoc. 2003;290(3):345-52.

10. Barbosa AMP, Parizotto NA, Pedroni CR, Avila MA, Liebano RE, Driusso P. How to report electrotherapy parameters and procedures for pelvic floor dysfunction. Int Urogynecol J. 2018 Dec 1;29(12):1747-55.
11. Low J, Reed A. Electrotherapy explained. Principles and practice, 3rd ed. In: Low J, Reed A (Eds.). Oxford: Butterworth-Heinemann; 2000.
12. Oliveira AS, Guaratini, Castro E. Fundamentação teórica para iontoforese. Rev Bras Fisioter. 2005;9(1):1-7.
13. Belanger A-Y. Therapeutic electrophysical agents: evidence behind practice. 2nd ed. Philadelphia: Lippincott Williams & Wilkins.; 2010.
14. Robinson AJ, Snyder-Mackler L. Clinical electrophysiology: electrotherapy and electrophysiologic testing. Philadelphia: Lippincott Williams & Wilkins; 1995. p. 490.
15. Gorgey AS, Dudley GA. The role of pulse duration and stimulation duration in maximizing the normalized torque during neuromuscular electrical stimulation. J Orthop Sport Phys Ther. 2008 Aug;38(8):508-16.
16. Cameron MH. Physical agents in rehabilitation: from research to practice. 4th ed. Philadelphia: Elsevier Health; 2012. p. 455.
17. Gorgey AS, Mahoney E, Kendall T, Dudley GA. Effects of neuromuscular electrical stimulation parameters on specific tension. Eur J Appl Physiol. 2006 Aug;97(6):737-44.
18. Kesar T, Binder-Macleod S. Effect of frequency and pulse duration on human muscle fatigue during repetitive electrical stimulation. Exp Physiol. 2006 Nov;91(6):967-76.
19. Delitto A, Rose SJ. Comparative comfort of three waveforms used in electrically eliciting quadriceps femoris muscle contractions. Phys Ther. 1986;66(11):1704-7.
20. Downey RJ, Bellman MJ, Kawai H, Gregory CM, Dixon WE. Comparing the induced muscle fatigue between asynchronous and synchronous electrical stimulation in able-bodied and spinal cord injured populations. IEEE Trans Neural Syst Rehabil Eng. 2015 Nov;23(6):964-72.
21. Fuentes CJ, Armijo-Olivo S, Magee DJ, Gross D. Does amplitude-modulated frequency have a role in the hypoalgesic response of interferential current on pressure pain sensitivity in healthy subjects? A randomised crossover study. Physiotherapy. 2010 Mar;96(1):22-9.
22. Nelson RM, Hayes KW, Currier DP. Clinical electrotherapy. Pearson; 1999.
23. Ward AR. Electrical stimulation using kilohertz-frequency alternating current. Phys Ther. 2009 Feb 1;89(2):181-90.
24. Liebano RE, Waszczuk S, Corrêa JB. The effect of burst-duty-cycle parameters of medium-frequency alternating current on maximum electrically induced torque of the quadriceps femoris, discomfort, and tolerated current amplitude in professional soccer players. J Orthop Sport Phys Ther. 2013;43(12):920-6.
25. Messelink B, Benson T, Berghmans B, Bø K, Corcos J, Fowler C, et al. Standardization of terminology of pelvic floor muscle function and dysfunction: report from the pelvic floor clinical assessment group of the International Continence Society. Neurourol Urodyn. 2005;24(4):374-80.
26. Bo K, Frawley HC, Haylen BT, Abramov Y, Almeida FG, Berghmans B, et al. An International Urogynecological Association (IUGA)/International Continence Society (ICS) joint report on the terminology for the conservative and nonpharmacological management of female pelvic floor dysfunction. Int Urogynecol J. 2017 Feb 1;28(2):191-213.
27. Laycock J, Jerwood D. Pelvic floor muscle assessment: The perfect scheme. Physiotherapy. 2001 Dec 1;87(12):631-42.
28. Brink CA, Sampselle CM, Wells TJ, Diokno AC, Gillis GL. A digital test for pelvic muscle strength in older women with urinary incontinence. Nurs Res. 1989;38(4):196-9.
29. Contreras Ortiz O, Coya Nuñez F. Dynamic assessment of pelvic floor function in women using the intravaginal device test. Int Urogynecol J. 1996;7(6):317-20.

RECURSOS FÍSICOS TERAPÊUTICOS PARA TRATAMENTO DA INCONTINÊNCIA URINÁRIA DE ESFORÇO EM MULHERES

CAPÍTULO 3

Juliana Falcão Padilha ▪ Ana Paula Rodrigues Rocha
Patricia Driusso

INTRODUÇÃO

A incontinência urinária é toda e qualquer perda involuntária de urina,[1] sendo uma condição frequente entre as mulheres. Pode-se repercutir negativamente a qualidade de vida relacionada com a saúde.[2] Uma vez que a incontinência urinária é um assunto bastante constrangedor, as mulheres podem tender a subnotificar sua condição, fazendo com que os estudos sobre a prevalência de incontinência urinária sejam subestimados.[3]

Dentre os tipos de incontinência urinária tem-se a incontinência urinária de esforço que, segundo a Sociedade Internacional de Continência, é a perda involuntária de urina em situações de esforços, incluindo atividades esportivas, esforço físico, espirros ou em tosse.[1] Os fatores de risco associados à incontinência urinária de esforço incluem sobrepeso, obesidade,[4] gestação, paridade, envelhecimento, pós-menopausa,[5] histerectomia, doença pulmonar e diabetes *mellitus*.[6]

FISIOPATOGENIA DA INCONTINÊNCIA URINÁRIA DE ESFORÇO FEMININA

Dois mecanismos têm sido reportados como fatores que podem desencadear a incontinência urinária de esforço: hipermobilidade uretral, resultado na diminuição do suporte do colo da bexiga e da uretra (de forma que ambos se movem durante o aumento da pressão abdominal), e deficiência esfincteriana intrínseca referente à incapacidade do mecanismo esfincteriano uretral em manter a coaptação da mucosa tanto no repouso quanto ao esforço físico.[6-9]

A uretra é suportada pela fáscia endopélvica (tecido conjuntivo fibromuscular da vagina), que forma uma espécie de "rede" contra a qual a uretra é comprimida durante o repouso e a atividade. Essa compressão, combinada com a pressão intrínseca do esfíncter uretral e a coaptação da mucosa, efetivamente oclui a luz uretral e promove a continência urinária mesmo quando a pressão intravesical aumenta, durante a fase de enchimento vesical. Danos à fáscia endopélvica, arco tendíneo ou no tecido paravaginal podem diminuir o suporte anatômico do colo da bexiga e da uretra. Essa perda de suporte resulta em hipermobilidade da uretra, o que pode repercutir, nos momentos de aumento da pressão intra-abdominal, em perda urinária.[6,10]

A deficiência esfincteriana intrínseca pode ser causada em razão de deficiências nos tecidos uretral e periuretral que resultam em fraqueza do mecanismo esfincteriano,[11] sendo mais comum ocorrer em mulheres após a menopausa (hipoestrogenismo), radioterapia pélvica,[12] após lesões relacionadas com o parto, lesão neural,[9] entre outras.

Uma vez que os músculos do assoalho pélvico estão intimamente relacionados no suporte dos órgãos pélvicos e auxiliam a continência urinária, uma avaliação completa e detalhada dos músculos do assoalho pélvico em mulheres com incontinência urinária de esforço é de extrema importância.

AVALIAÇÃO FISIOTERAPÊUTICA DA MUSCULATURA DO ASSOALHO PÉLVICO

A avaliação da musculatura do assoalho pélvico deve ser realizada pela inspeção e palpação vaginal. Durante a inspeção devem ser observadas a vulva e a região pélvica em busca de sinais como coloração da pele, eritema, presença de cicatrizes ou feridas, hemorroidas, sinais de infecções, sensibilidade, atrofia dos tecidos da região vulvar e prolapsos de órgãos pélvicos.[13]

A palpação vaginal deve ser realizada para avaliar os músculos do assoalho pélvico em repouso, durante a contração e o relaxamento desta musculatura,[14] e pode ser quantificada pela Escala Modificada de Oxford.[15] O fisioterapeuta deve observar a capacidade de a mulher contrair e relaxar corretamente a musculatura do assoalho pélvico e a capacidade em sustentar e repetir estas contrações[13,14] e, a partir da palpação vaginal, o fisioterapeuta poderá propor um protocolo de treinamento da musculatura do assoalho pélvico mais adequado.[16]

TREINAMENTO DA MUSCULATURA DO ASSOALHO PÉLVICO PARA MULHERES COM INCONTINÊNCIA URINÁRIA DE ESFORÇO

O treinamento da musculatura do assoalho pélvico é considerado recurso de primeira linha (nível de evidência 1 e grau de recomendação A) para o tratamento conservador de mulheres com incontinência urinária de esforço.[17,18] A repetição de contrações voluntárias desta musculatura leva a hipertrofia das fibras musculares, recrutamento de neurônios motores[19] e aumento do tônus da musculatura do assoalho pélvico, com consequente aumento do suporte do colo vesical, o que leva à continência durante as atividades diárias.[20] Não são estabelecidos na literatura os melhores parâmetros de treino, como frequência e duração do treinamento número de sessões, número de repetições, tempo de sustentação, número de repetições rápidas e progressão de carga.

Conhecimento prévio sobre a anatomia do assoalho pélvico é um importante mecanismo de aprendizagem para que a mulher consiga realizar a correta contração da musculatura do assoalho pélvico, por isso é importante que o fisioterapeuta explique e mostre para a mulher, por meio de figuras ou modelos anatômicos, a localização e a funcionalidade desta musculatura.

Na prática clínica, é comum utilizar o treinamento da musculatura do assoalho pélvico associado a outros recursos fisioterapêuticos como *biofeedback* manométrico e/ou eletromiográfico, cones vaginais ou eletroestimulação,[18,21-23] em mulheres que não conseguem realizar uma contração adequada desta musculatura. Estes dispositivos podem auxiliar o aprendizado da contração e também servem como incentivo na melhora do desempenho do treinamento.

TRATAMENTO DA INCONTINÊNCIA URINÁRIA DE ESFORÇO COM ELETROTERAPIA

A eletroterapia para tratamento da incontinência urinária de esforço visa estimular as fibras eferentes motoras do nervo pudendo, que podem provocar uma contração direta dos músculos do assoalho pélvico ou da musculatura periuretral estriada, amparando o mecanismo intrínseco do fechamento do esfíncter uretral.[23-25] Contudo, é importante ressaltar que a eletroterapia deve ser utilizada como adjuvante ao treinamento dos músculos do assoalho pélvico[26] no tratamento da incontinência urinária de esforço feminina.

Assim como no treinamento da musculatura do assoalho pélvico, frequência, dosagem e duração do tratamento são bastante variadas e ainda não se sabe quais seriam os melhores parâmetros. Stewart *et al.* (2017)[27] publicaram uma revisão sistemática de ensaios clínicos randomizados com os parâmetros utilizados por diversos autores. O Quadro 3-1 apresenta os parâmetros dos artigos inseridos nesta revisão sistemática.

De acordo com o Stewart *et al.* (2017),[27] a eletroterapia para mulheres com incontinência urinária de esforço é eficaz quando comparada a nenhum tratamento ou a tratamento placebo, em relação aos desfechos: função da musculatura do assoalho pélvico, qualidade de vida, episódios de perda urinária, noctúria e uso de absorventes. Porém, a eletroestimulação não apresenta resultados superiores quando comparada com treinamento do assoalho pélvico, cone vaginal ou *biofeedback* para o tratamento da incontinência urinária de esforço, considerando os mesmos desfechos (função da musculatura do assoalho pélvico, qualidade de vida, episódios de perda urinária e noctúria, e uso de absorventes).

Os parâmetros da eletroestimulação são foco de grandes divergências, não havendo uma padronização; contudo, os parâmetros mais utilizados de acordo com Quadro 3-1 são: Frequência: 50 Hz; Ciclo *On/Off*: 4 s/8 s; Duração do Pulso: 700 µs; Tempo: 20 minutos; Intensidade: máxima tolerada pela paciente; Número de sessões: 12 sessões 2×/semana; Tempo de Tratamento: 6 semanas; Local de aplicação: intravaginal e Tipo de corrente: balanceada assimétrica bifásica.

Para atingir o limiar motor, visando o recrutamento e o fortalecimento muscular, é necessária uma combinação entre os parâmetros frequência, duração do pulso e intensidade. A frequência de 50 Hz é utilizada para tratamento da incontinência urinária de esforço, pois se acredita que esta frequência seja efetiva para atingir o recrutamento muscular.[39] Acredita-se que uma duração do pulso de 700 µs atinge o limiar motor mais rápido, requerendo intensidade (amplitude) menor. A intensidade tem característica individual e deve-se respeitar a tolerabilidade da paciente. No ciclo *On/Off* preconiza-se, majoritariamente, o relaxamento, sendo o tempo *Off* o dobro do tempo da contração para que não ocorra fadiga muscular.

Para a aplicação da eletroestimulação alguns cuidados de biossegurança, bem como com a higienização, devem ser tomados de acordo com a indicação do fabricante do equipamento. A eletroestimulação para tratamento da incontinência urinária de esforço pode ser realizada. Estudos prévios apresentam divergência em relação aos melhores parâmetros, tempo da sessão, duração do tratamento e sobre a localização dos eletrodos. O uso do eletrodo intravaginal ou anal pode causar constrangimento e desconforto, o fisioterapeuta deve estar atento ao risco de infecção vaginal e urinária e dos custos do tratamento

Quadro 3-1. Resumo dos Parâmetros e Principais Resultados da Eletroterapia em Mulheres com Incontinência Urinária de Esforço

Autor (ano) País N	Intervenção	Aparelho/Frequência	Tipo da corrente	Ciclo On/Off	Duração de pulso	Intensidade (Amplitude)	Tempo/sessões	Desfechos
Santos (2009)[28] Brasil n = 45	G1: EE intravaginal G2: cone vaginal	50 Hz			1 ms	10 a 100 mA	20 minutos 2× semana 4 meses	Melhora nos dois grupos em relação aos episódios de perda urinária e qualidade de vida
Schmidt (2009)[29] Brasil n = 32	G1: TMAP + biofeedback G2: TMAP + EE G3: TMAP	50 Hz	Balanceada, assimétrica, bifásica		300 µs	Máxima tolerada	12 semanas	Melhora nos três grupos em relação à qualidade de vida, redução do número de episódios de perda urinária
Beuttenmuller (2010)[30] Brasil n = 75	G1: TMAP + EE intravaginal G2: TMAP G3: controle	Quark dualpex Uro® 50 Hz	Corrente alternada ou bifásica	6 s/12 s	0,2-0,5 µs	Máxima tolerada	20 minutos 12 sessões 2×/semana	Melhora dos grupos TMAP + EE e TMAP em relação à palpação vaginal e contração voluntária máxima da musculatura do assoalho (manometria) e qualidade de vida
Patil (2010)[26] Índia n = 102	G1: TMAP G2: TMAP + interferencial transcutânea	0-100 Hz	Interferencial			Máxima tolerada	30 minutos 12 sessões 3×/semana	Melhora nos dois grupos em relação aos episódios de perda urinária e qualidade de vida. O grupo TMAP+ interferencial obteve efeitos mais satisfatórios
Alves (2011)[31] Brasil n = 20	G1: EE intravaginal -média frequência G2: EE intravaginal - baixa frequência	Quark dualpex® G1: 2.000 Hz G2: 50 Hz	Bifásica	G1 e G2: 4 s/8 s	G1: 100 µs G2: 700 µs	Máxima tolerada	20 minutos 12 sessões 2×/semana	Melhora nos dois grupos em relação à contração voluntária máxima da musculatura do assoalho pélvico (manometria), episódios de perda urinária e sintomas associados à incontinência urinária

Beuttenmuller (2011)[32] Brasil n = 72	G1: TMAP G2: TMAP + EE intravaginal G3: controle	Quark dualpex Uro® 50 Hz	Corrente alternada ou bifásica	6 s/12 s	0,2-0,5 µs	Máxima tolerada	20 minutos 12 Sessões 2×/semana	TMAP isolado ou associado à EE tiveram resultados benéficos e similares na palpação vaginal e contração voluntária máxima da musculatura do assoalho pélvico (manometria)
Pereira (2012)[33] Brasil n = 14	G1: EE transcutânea G2: controle	Quark dualpex® 50 Hz		4 s/8 s	700 µs	Máxima tolerada	20 minutos 2×/semana por 6 semanas	O grupo EE obteve melhora em relação aos episódios de perda urinária qualidade de vida
Firra (2013)[34] Estados Unidos n = 64	G1: TMAP G2: controle G3: TMAP + EE intravaginal	Liberty® 50 Hz		5 s/10 s		Máxima tolerada	30 minutos 14 sessões	TMAP isolado ou associado à EE tiveram resultados benéficos e similares na qualidade de vida, episódios de perda urinária, frequência miccional e contração voluntária máxima da musculatura do assoalho pélvico (manometria)
Oldham (2013)[35] Reino Unido n = 97	G1: EE intravaginal + TMAP não supervisionado G2: TMAP não supervisionado	Pelviva® Frequência intercalada: 50 Hz; 125 Hz; 2Hz		10 s/10 s			30 minutos 12 semanas	O grupo com adição de EE obteve melhores resultados em relação aos episódios de perda urinária, incômodo sobre a perda urinária e qualidade de vida

(Continua.)

Quadro 3-1. *(Cont.)* Resumo dos Parâmetros e Principais Resultados da Eletroterapia em Mulheres com Incontinência Urinária de Esforço

Autor (ano) País N	Intervenção	Aparelho/ Frequência	Tipo da corrente	Ciclo *On/ Off*	Duração de pulso	Intensidade	Tempo/ sessões	Desfechos
Terlikowski (2013)[36] Polônia n = 93	G1: EE intravaginal + *biofeedback* G2: EE intravaginal sham + *biofeedback*	VeriProbe® 10 a 40 Hz		30 s/15 s	200-250 µs		20 minutos 2×/dia 8 semanas	Melhora do grupo EE + *biofeedback* em relação aos episódios de perda urinária, qualidade de vida, uso de absorventes, noctúria e contração da musculatura do assoalho pélvico (palpação vaginal)
Correia (2014)[37] Brasil n = 45	G1: EE superficial G2: EE intravaginal G3: controle	Quark® dualpex 50 Hz	FES	G2: 4 s/8 s crescimento e queda de 2 s	700 µs	Máxima tolerada	20 minutos 12 sessões 2× semana	Melhora nos dois grupos EE em relação aos episódios de perda urinária, qualidade de vida, palpação vaginal e contração voluntária máxima da musculatura do assoalho pélvico (manometria)
Lopes (2014)[38] França n = 163	G1: EE intravaginal G2: cuidados usuais	Gyneffik® 50 Hz					30 minutos 3×/semana 6 meses	Melhora do grupo EE em relação à qualidade de vida e sintomas relacionados com a perda urinária

TMAP, Treinamento dos Músculos do Assoalho Pélvico; EE, Eletroestimulação; G1, Grupo 1; G2, Grupo 2; G3, Grupo 3; s, segundos; Hz, Hertz; ms, milissegundos; s, segundos; FES, estimulação elétrica funcional; µs, microssegundos
(Adaptado de Stewart F et al. (2017)[27]

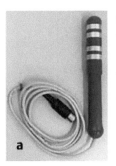 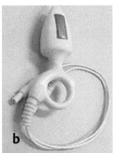 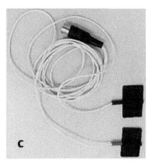 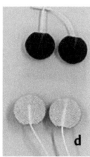

Fig. 3-1. Eletrodos para eletroterapia. (**a,b**) Eletrodos intracavitários; (**c**) eletrodo de superfície de silicone; (**d**) eletrodo autoadesivo.

por conta da necessidade de esterilização adequada do eletrodo intravaginal. A escolha do tipo de eletrodo deve levar em conta as preferências da mulher. A Figura 3-1, demonstra os tipos de eletrodos intracavitário e de superfície.

Inicialmente o fisioterapeuta deve realizar a assepsia das mãos com água e sabão e utilizar luvas de procedimento durante a realização da eletroterapia. A *probe* intravaginal do aparelho é de uso individual e deve ser utilizado com gel, a higienização deve ser realizada sempre antes e após sua utilização. Para a lavagem do eletrodo utiliza-se sabonete antisséptico e para limpeza do cabo da *probe* deve realizar-se um esfregaço com gaze umedecida com álcool 70%. Para a realização do modo de aplicação transcutâneo deve-se realizar a assepsia na região com álcool 70% e tricotomia, com lâmina descartável. A limpeza dos eletrodos de silicone ou de borracha de carbono deve ser realizada a cada utilização com água e sabonete antisséptico. Após a lavagem, os eletrodos devem ser bem secos.

Existem algumas contraindicações da eletroestimulação intravaginal como: gestação ou suspeita de gestação, câncer ginecológico, presença de lesões ou infecções uroginecológicas, prolapso de órgãos pélvicos acentuados; marca-passos ativos; alteração da sensibilidade ou déficit cognitivo.

CONSIDERAÇÕES FINAIS

Para melhor efeito do tratamento da incontinência urinária de esforço é fundamental que o fisioterapeuta tenha conhecimento a respeito da etiologia desta doença, mecanismo de ação, bem como dos recursos disponíveis para o tratamento. Uma avaliação completa e detalhada dos músculos do assoalho pélvico é de extrema importância, pois a partir desta avaliação pode-se traçar melhor plano de tratamento. Para mulheres que têm dificuldade em realizar a contração da musculatura do assoalho pélvico, a utilização da eletroestimulação pode ser um recurso bastante útil. Ressalta-se que ainda não se tem descrito quais são os melhores parâmetros para a utilização da eletroestimulação em mulheres com incontinência urinária de esforço, apresentando-se como um recurso adjuvante ao treinamento dos músculos do assoalho pélvico.

REFERÊNCIAS BIBLIOGRÁFICAS

1. Haylen BT, Ridder D, Freeman RM, Swift SE, Berghmans B, Lee J, et al. An International Urogynecological Association (IUGA)/International Continence Society (ICS) joint report on the terminology for female pelvic floor dysfunction. Int Urogynecol J. 2010;21(1):5-26.

2. Kobashi KC, Albo ME, Dmochowski RR, Ginsberg DA, Goldman HB, Gomelsky A, et al. Surgical treatment of female stress urinary incontinence: aua/sufu guideline. J Urol. 2017;198(4):875-83.
3. Pedersen LS, Lose G, Høybye MT, Elsner S, Waldmann A, Rudnicki M. Prevalence of urinary incontinence among women and analysis of potential risk factors in Germany and Denmark. Acta Obstet Gynecol Scand. 2017;96(8):939-48.
4. Lamerton TJ, Torquati L, Brown WJ. Overweight and obesity as major, modifiable risk factors for urinary incontinence in young to mid-aged women: a systematic review and meta-analysis. Obes Rev. 2018;19(12):1735-45.
5. Imamura M, Abrams P, Bain C, Buckley B, Cardozo L, Cody J, et al. Systematic review and economic modelling of the effectiveness and cost-effectiveness of non-surgical treatments for women with stress urinary incontinence. Health Technol Assess. 2010;14(40):1-188.
6. Aoki Y, Brown HW, Brubaker L, Cornu JN, Daly JO, Cartwright R. Urinary incontinence in women. Nat Rev Dis Primers. 2017;3(17042):1-20.
7. Feldner Jr PC, Sartori MGF, Lima GR, Baracat EC, Girão MJBC. Diagnóstico clínico e subsidiário da incontinência urinária. Rev Bras Ginecol Obstet. 2006;28(1):54-62.
8. Cour F, Le Normand L, Lapray JF, Hermieu JF, Peyrat L, You R, et al. Intrinsic sphincter deficiency and female urinary incontinence. Prog Urol (Paris). 2015;25(8):437-54.
9. Hillary CJ, Osman N, Chapple C. Considerations in the modern management of stress urinary incontinence resulting from intrinsic sphincter deficiency. World J Urol. 2015;33(9):1251-6.
10. Delancey JOL. Structural support of the urethra as it relates to stress urinary incontinence: the hammock hypothesis. Am J Obstet Gynecol. 1994;170(6):1713-23.
11. Parrillo LM, Ramchandani P, Smith AL. Can intrinsic sphincter deficiency be diagnosed by urodynamics? Urol Clin North Am. 2014;41(3):375-81.
12. Park KK, Kim SD, Huh JS, Kim YJ. A Study of Clinical Predictors Associated with Intrinsic Sphincter Deficiency in Women with Stress Urinary Incontinence. INJ. 2017;21(2):139-42.
13. Bø K, Sherburn M. Evaluation of female pelvic-floor muscle function and strength. Phys Ther. 2005;85(3):269-82.
14. Messelink B, Benson T, Berghamans B, Bø K, Corcos J, Fowler C, et al. Standardization of terminology of pelvic floor muscle function and dysfunction: report from the pelvic floor clinical assessment group of the International Continence Society. Neurourol Urodyn. 2005;24(4):374-80.
15. Laycock J, Jerwood D. Pelvic floor muscle assessment: The perfect scheme. Phsiotherapy. 2001;87(12):631-42.
16. Baessler K, Schüssler B, Burgio KL, Moore K, Stanton SL. Pelvic floor re-education: principles and practice. 2nd ed. London: Springer; 2008.
17. Dumoulin C, Hay-Smith J. Pelvic floor muscle training versus no treatment, or inactive control treatments, for urinary incontinence in women. Cochrane Database Syst Rev. 2006, Issue 1.
18. Hay-Smith EJC, Herderschee R, Dumoulin C, Herbison GP. Comparisons of approaches to pelvic floor muscle training for urinary incontinence in women. Cochrane Database Syst Rev. 2011, Issue 12.
19. Balmforth JR, Mantle J, Bidmead J, Cardozo L. A prospective observational trial of pelvic floor muscle training for female stress urinary incontinence. BJU Int. 2006;98(4):811-7.
20. Dumoulin C, Peng Q, Stodkilde-Jorgensen H, Shishido K, Constantinou C. Changes in levator ani anatomical configuration following physiotherapy in women with stress urinary incontinence. J Urol. 2007;178(3 Pt 1):970-7; quiz 1129.
21. Dumoulin C, Hay-Smith J. Pelvic floor muscle training versus no treatment, or inactive control treatments, for urinary incontinence in women (Review). Cochrane Database Syst Rev. 2010, Issue 1.
22. Herderschee R, Hay-Smith EJC, Herbison GP, Roovers JP, Heineman MJ. Feedback or biofeedback to augment pelvic floor muscle training for urinary incontinence in women. Cochrane Database Syst Rev. 2011, Issue 7.

CAPÍTULO 3 • RECURSOS FÍSICOS TERAPÊUTICOS PARA TRATAMENTO DA INCONTINÊNCIA... **29**

23. Stewart F, Berghmans B, Bø K, Glazener CMA. Electrical stimulation with non-implanted devices for stress urinary incontinence in women. Cochrane Database Syst Rev. 2016, Issue 10.
24. Fall M, Lindstrom S. Electrical stimulation: a physiologic approach to the treatment of urinary incontinence. Urol Clin North Am. 1991;18(2):393-407.
25. Scheepens WA, Van Koeveringe GA, De Bie RA, Weil EH, Van Kerrebroeck PE. Urodynamic results of sacral neuromodulation correlate with subjective improvement in patients with an overactive bladder. Eur Urol. 2003;43(3):282-7.
26. Patil SP, Nagrale AV, Ganvir SD. Additive effect of interferential therapy over pelvic floor exercises. Int J Ther Rehabil. 2010;17(11):596-602.
27. Stewart F, Berghmans B, Bø K, Glazener CMA. Electrical stimulation with non-implanted devices for stress urinary incontinence in women (Review). Cochrane Database Syst Rev. 2017, Issue 12.
28. Santos PFD, Oliveira E, Arruda RM, Sartori MGF, Girão MJBC, Castro RA. Eletroestimulação funcional do assoalho pélvico versus terapia com os cones vaginais para o tratamento de incontinência urinária de esforço. Rev Bras Ginecol Obstet. 2009;31(9):447-452.
29. Schmidt AP, Sanches PRS, Silva Jr DP, Ramos JGL, Nohama P. A new pelvic muscle trainer for the treatment of urinary incontinence. Int J Gynaecol Obstet. 2009;105(3):218-22.
30. Beuttenmuller L, Cader SA, Macena RHM, Araújo N, Nunes EFC, Dantas EHM. Muscle contraction of the pelvic fl oor and quality of life of women with stress urinary incontinence who underwent kinesitherapy. Physiotheraphy. 2010;18(1):35-41.
31. Alves PGJM, Nunes FR, Guirro ECO. Comparison between two different neuromuscular electrical stimulation protocols for the treatment of female stress urinary incontinence: a randomized controlled trial. Braz J Phys Ther. 2011;15(5):393-8.
32. Beuttenmuller L, Cader AS, Macena RHM, Araújo N, Nunes EFC, Dantas EHM. Contração muscular do assoalho pélvico de mulheres com incontinência urinária de esforço submetidas a exercícios e eletroterapia: um estudo randomizado. Fisioter Pesqui. 2011;18(3):210-6.
33. Pereira VS, Correia LBGN, Driusso P. Efectos de la electroestimulación superficial en las mujeres mayores con incontinencia urinaria de esfuerzo: estudio piloto aleatorio controlado. Actas Urol Esp. 2012;36(8):491-6.
34. Firra F, Thompson M, Smith SS. Paradoxical findings in the treatment of predominant stress and urge incontinence: a pilot study with exercise and electrical stimulation. JWHPT. 2013;37(3):113-23.
35. Oldham J, Herbert J, Mcbride K. Evaluation of a New Disposable "Tampon Like" Electrostimulation Technology (PelvivaW) for the treatment of urinary incontinence in women: a 12-week single blind randomized controlled trial. Neurourol. Urodyn. 2013;32(5):460-6.
36. Terlokowski R, Dobrzycka B, Kinalski M, Moskal AK, Terlikowski SJ. Transvaginal electrical stimulation with surface-EMG biofeedback in managing stress urinary incontinence in women of premenopausal age: a double-blind, placebo-controlled, randomized clinical trial. Int Urogynecol J. 2013;24(10):1631-8.
37. Correia GN, Pereira VS, Hirakawa HS, Driusso P. Effects of surface and intravaginal electrical stimulation in the treatment of women with stress urinary incontinence: randomized controlled trial. Eur J Obstet Gynecol Reprod Biol. 2014;173:113-118.
38. Lopes P, Toledano RL, Chiarelli P, Rimbault F, Mares P. Multicentric prospective randomized study evaluating the interest of intravaginal electrostimulation at home for urinary incontinence after prior perineal reeducation. Interim analysis. Gynecol Obstet Fertil. 2014;42(3):155-9.
39. Robertson V, Ward A, Low J, Reed A. Electrotherapy explained: principles and practice. 4th Ed. Oxford: Butterworth-Heinemann; 2006.

RECURSOS FÍSICOS TERAPÊUTICOS PARA TRATAMENTO DA INCONTINÊNCIA URINÁRIA DE URGÊNCIA EM MULHERES

CAPÍTULO 4

Angélica Mércia Pascon Barbosa ▪ Caroline Baldini Prudencio
Cristiane Rodrigues Pedroni

FISIOPATOLOGIA DA INCONTINÊNCIA URINÁRIA DE URGÊNCIA

O compilado de documentos de padronização da Sociedade Internacional de Continência[1] inclui a diretriz em vigor sobre terminologias para disfunções femininas de assoalho pélvico. Seguindo as recomendações dessa Sociedade, o termo incontinência urinária de urgência deve ser adotado. Nesta mesma diretriz a definição do termo incontinência urinária de urgência é baseada segundo os sinais e sintomas, sendo que em relação aos sintomas a paciente refere incontinência urinária associada à urgência miccional. Em relação aos sinais pode ser verificado vazamento involuntário de urina do orifício uretral associado ao relato de desejo súbito e compulsivo de esvaziamento vesical que é difícil de controlar ou suprimir.[2] É importante ressaltar que a incontinência urinária de urgência pode estar presente isoladamente ou associada à presença de outros sintomas vesicais como frequência miccional aumentada e noctúria, sendo assim, classificada como Síndrome da Bexiga Hiperativa.[2]

A fisiopatologia da incontinência urinária de urgência é complexa e multifatorial, quando seu aparecimento se relaciona com distúrbios neurológicos, sejam eles congênitos, traumáticos, degenerativos (centrais ou periféricos), é classificada como bexiga neurogênica,[3] que será abordada no capítulo 5. Além disso, outros fatores como infecções, tumores e corpos estranhos podem aumentar a sensibilidade vesical e produzir contrações vesicais não desejadas.[4]

Para compreender as causas não neurogênicas é necessário relembrar aspectos neuroanatomofuncionais da micção. Embora o ato miccional seja inicialmente reflexo medular, outros segmentos como o cerebral, subcortical, pontino, cerebelar, nervos periféricos, plexo miovesical, gânglios intramurais, sistema nervoso autônomo, musculatura lisa e estriada, assim como vários tipos de receptores, conhecidos e bem estudados, e outros ainda em pesquisa necessitam estar íntegros para que todo o processo ocorra de maneira ordenada e favoreça a continência.[5] Devemos adicionar a este complexo panorama o fato de que a musculatura lisa vesical permite controle cortical, desde que esteja com volume miccional, fato que a diferencia dos demais órgãos e, portanto, esta informação é interessante para posteriormente discutirmos as possibilidades terapêuticas não farmacológicas.[6–8]

Inicialmente, pelo prisma histológico, a bexiga é composta externamente por uma camada adventícia e serosa; a camada intermediária é composta pelo músculo detrusor que compreende três camadas de músculo liso dispostos com fibras longitudinais e circulares e que é estreitamente ligada ao esfíncter interno uretral, uma vez que este é originado por seu prolongamento. Internamente a bexiga possui uma camada denominada urotélio.[9] O urotélio é uma das áreas mais importantes para enviar informações sobre o estado de repleção vesical, previamente visto somente como barreira física para armazenamento da urina. Atualmente se sabe que esta camada possui propriedades sensoriais e de sinalização especializadas que permitem responder a estímulos químicos e mecânicos, como a distensão vesical. Esta camada, além de se relacionar com nervos aferentes, ainda é capaz de liberar mediadores químicos como adenosina trifosfato (ATP), acetilcolina e óxido nítrico, que podem influenciar no funcionamento de nervos adjacentes e desencadear reações vesicais como a contração vesical por meio do músculo detrusor.[7,10]

Do ponto de vista neural, a coordenada ação entre relaxamento e contração da bexiga e da uretra permite as fases de armazenamento e esvaziamento vesical. Durante o armazenamento há reflexos mediados na medula espinal que facilitam o enchimento vesical e, posteriormente, reflexos organizados no cérebro permitem a micção.[6,7] O sistema nervoso autônomo auxilia primária e diretamente neste mecanismo. Forma didática de lembrarmos o mecanismo fisiológico é resgatar a função do sistema autônomo sobre a bexiga, por exemplo, quando somos expostos à situação de perigo e é necessária reação de fuga, não seria desejável que perdêssemos urina, deste modo, há predomínio de ação do sistema simpático, que promove o relaxamento do músculo detrusor e aumento da pressão uretral, permitindo a continência. Quando estamos em local seguro há o predomínio de atuação do sistema parassimpático, que facilita a contração vesical e, concomitantemente, a informação aferente é enviada ao sistema nervoso central para que avalie a possibilidade "social" da micção e assim, se for o caso, acontece o relaxamento uretral e a micção é permitida.

A inervação simpática de bexiga e uretra é proveniente de neurônios da coluna intermediolateral (T10-L2). As fibras pré-ganglionares passam pelo nervo esplênico lombar até o plexo superior hipogástrico, onde se originam os nervos hipogástricos direito e esquerdo. Esses nervos seguem até o plexo hipogástrico/pélvico, onde fibras simpáticas pré-ganglionares fazem sinapse com fibras pós-ganglionares que continuam em direção à bexiga por meio da porção distal do nervo hipogástrico. De forma simplificada, em condições não patológicas, por conta de seu componente elástico, a bexiga é capaz de aumentar seu volume sem necessariamente aumentar sua pressão, no entanto, quando este limiar pressórico é ultrapassado, impulsos aferentes são emitidos da bexiga, que detectam a distensão e/ou a contração vesical e, por meio de estímulos químicos, irritativos e térmicos as fibras aferentes do tipo C são ativadas também. Ativando, dessa forma, a via parassimpática via nervo pélvico (originado nos segmentos sacrais), gerando contração vesical e relaxamento uretral, no entanto, quase simultaneamente informações são levadas ao córtex e por mecanismos facilitadores ou inibidores centros superiores por meio de tratos descendentes cefaloespinais se comunicam com o nervo hipogástrico inibindo o arco reflexo por meio do relaxamento vesical e ativação dos nervos do esfíncter externo via nervo pudendo (reflexo de guarda-A3). Durante o enchimento vesical é necessário que a bexiga se mantenha relaxada/inibida. Um dos mecanismos que auxilia na sua inibição é o aumento da pressão de fechamento do esfíncter uretral interno com consequente estabilização do colo vesical somado à contração da musculatura estriada esquelética (esfíncter externo uretral e elevador do ânus), permitindo assim o enchimento vesical (fase armazenamento) sem episódios de incontinência urinária. A musculatura do assoalho pélvico é inervado por fibras somáticas (nervo pudendo) provenientes do núcleo de Onuf nos segmentos espinais de S2-S4.[7]

CAPÍTULO 4 ▪ RECURSOS FÍSICOS TERAPÊUTICOS PARA TRATAMENTO DA INCONTINÊNCIA... 33

Mahony *et al.*,[11] em 1977, identificaram que há organização neurológica funcional dos reflexos integrais da micção, sendo classificados em grupos de acordo com a fase miccional, portanto, qualquer disfunção de algum dos reflexos ou de sua sequência pode gerar sintomas vesicais indesejáveis. Os reflexos A1, A2, B2, C1 e C2 se originam com o aumento da tensão mural do detrusor. Quando há presença de urina na uretra proximal o reflexo A4 é ativado, assim como o C3, C4 e C5. Quando há aumento da tensão perineal ou dos músculos do assoalho pélvico A3 e D1, e quando há sua diminuição, ativa-se o reflexo B1 (Quadro 4-1).

Quadro 4-1. Reflexos de Micção de Mahony

Reflexos	Função	Efeito	Via aferente	Via eferente
Reflexos que se Originam com o Aumento da Tensão Mural do Detrusor				
A1	Promovem a retenção e a continência	Inibe a contração do detrusor	Nervo pélvico	Nervo hipogástrico
A2		Estimula o esfíncter interno	Nervo pélvico	Nervo hipogástrico
B2	Inicia a micção	Facilita a contração do detrusor	Nervo pélvico	Nervo pélvico (trato reticuloespinal lateral)
C1	Mantém a micção	Relaxa a musculatura lisa do trígono	Nervo pélvico	Nervo pélvico
C2		Relaxa a uretra proximal ao esfíncter externo	Nervo pélvico	Nervo pudendo
Reflexos que se Originam com o Aumento da Tensão Mural do Trígono e/ou a Presença de Urina na Uretra Proximal				
A4	Promovem a continência e a retenção	Estimula a contração do esfíncter externo	Nervo pudendo	Nervo pudendo
Reflexos que se Originam com a Presença de Urina na Uretra Proximal				
C3	Mantém a micção	Estimula a contração do detrusor	Nervo pudendo (funículo lateral)	Nervo pélvico (trato reticuloespinal lateral)
C4		Inibe o esfíncter externo	Nervo pélvico	Nervo pélvico
C5			Nervo pudendo	Nervo pudendo
Reflexos que se Originam com o Aumento da Tensão Perineal ou dos Músculos do Assoalho Pélvico				
A3	Promovem a continência	Inibe a contração do detrusor	Nervo pudendo	Nervo pélvico
D1	Finaliza a micção	Inibe a contração do detrusor	Nervo pudendo (trato sacrobulbar)	Nervo pélvico (trato reticuloespinal ventral)
B1	Inicia a micção	Estimula a contração do detrusor	Nervo pudendo (trato sacrobulbar)	Nervo pélvico (trato reticuloespinal lateral)

34   PARTE II • DISFUNÇÃO DOS MÚSCULOS DO ASSOALHO PÉLVICO

Durante a fase de enchimento ocorrem reflexos (A1, A2, A3, A4) que permitem o aumento da pressão uretral e a diminuição da pressão vesical. Com o aumento da tensão mural do detrusor é iniciado o reflexo A1, reflexo de inibição do detrusor; há sensação de necessidade de esvaziamento vesical via aferente (nervo pélvico) e há inibição da contração detrusora via eferente (nervo hipogástrico). Conjuntamente, há o reflexo A2 constritor do esfíncter liso que reforça a inibição do detrusor via eferente nervo hipogástrico, favorecendo o enchimento vesical. O reflexo A3, também conhecido como reflexo de guarda, é considerado com o reflexo de inibição do detrusor; o aumento da tensão dos músculos do assoalho pélvico (nervo pélvico) inibe a contração vesical (nervo pélvico). Reflexo A4 ou reflexo de constrição do esfíncter externo reforça a contração do esfíncter estriado uretral em resposta à atividade do ligamento e do trígono estriado vesical. Na fase inicial da micção os reflexos B1, B2, C1, C2, C3, C4 e C5 estão envolvidos para permitir o começo da fase de esvaziamento. No reflexo B1 ou reflexo períneo-bulbar de facilitação do detrusor, há ativação da contração detrusora por via parassimpática, vias aferentes do nervo pudendo e eferente do nervo pélvico. O reflexo B2 reforça a ação do B1, denominado reflexo vesical de facilitação do detrusor, fato que resulta no aumento da pressão do detrusor. Conjuntamente ocorre o reflexo de inibição do esfíncter liso (C1) e reflexo inibitório detrusor esfincteriano (C2), permitindo, respectivamente, a abertura da uretra/colo vesical por meio do relaxamento da musculatura lisa uretral e inibição da contração do esfíncter externo uretral em resposta à tensão das fibras vesicais. Os reflexos facilitadores uretrodetrusor C3 e C4 auxiliam na manutenção da micção, por meio da ativação da contração do detrusor. Há também o reflexo uretral de inibição do esfíncter estriado, que promove o relaxamento do esfíncter estriado uretral. Para finalizar a micção ocorre o reflexo D1, ou reflexo períneo-bulbar de inibição do detrusor, que se origina pela contração do assoalho pélvico, tanto fibras estriadas quanto as lisas, promovendo relaxamento do detrusor.

Alterações estruturais e funcionais em quaisquer estruturas e circuitarias citadas previamente e envolvidas no processo fisiológico podem implicar em disfunções no armazenamento e micção. Uma vez que todo processo envolve diversos segmentos anatômicos, mediadores e neurotransmissores, não foi possível até o momento identificar precisamente a causa do surgimento da incontinência urinária de urgência ou da síndrome da bexiga hiperativa e, muitas vezes, as teorias se sobrepõem, no entanto, a seguir destacamos algumas que são aceitas e que podem estar presentes isoladas ou em conjunto:

- *Teoria Miogênica:* Estudos demonstraram que a presença de disfunção ou lesão na musculatura lisa vesical, ocasionadas por diversas etiologias,[12] podem contribuir para alteração patológica das contrações vesicais promovendo diminuição do limiar excitável dos miócitos, portanto, as células musculares vesicais de indivíduos com síndrome da bexiga hiperativa apresentam aumento da sua excitabilidade e respondem de forma exagerada a estímulos quando comparados a indivíduos sem síndrome da bexiga hiperativa.[13,14] Outros aspectos que podem contribuir são disfunções em estruturas como as conexinas, que compõem as conexões intercelulares via junções comunicantes e são importantes para o processo de manutenção da homeostase tecidual,[15] além de alterações em células intersticiais que são consideradas potenciais marca-passos das contrações vesicais.[16]
- *Teoria Baseada no Urotélio:* Como abordado anteriormente, o urotélio não se limita à estrutura que atua na passagem da urina. Por ser composta por estruturas nervosas e vasculares, ela reage a estímulos químicos e mecânicos.[17] Sua ativação e a consequente liberação de mediadores químicos e neurotransmissores podem desencadear respostas

eferentes, sendo que em presença de alterações uroteliais estas respostas podem ser exacerbadas e gerar sintomas como aumento de frequência urinária e baixos volumes miccionais.[17-19]

- *Teoria da Sinalização Aferente:* A presença de substâncias irritativas como ureia e potássio, além de mediadores inflamatórios, pode sensibilizar as terminações nervosas de nervos aferentes e ocasionar alterações neuronais a longo prazo, aumentando a sinalização eferente e provocando contrações vesicais durante a fase de enchimento.[13,20]
- *Teoria da Resposta Alterada Cerebral:* Indivíduos com presença de síndrome da bexiga hiperativa apresentam repostas cerebrais inadequadas em áreas relacionadas com micção voluntária fisiológica, sendo que a área que parece estar conectada com estas alterações é o córtex orbitofrontal, indicando, então, componente central relacionado com disfunção vesical.[21-23]

Dentro deste contexto amplo, a literatura demonstra que a fisiopatologia é multifatorial e tem mecanismos interconectados que estão em processo de investigação, fato que é desafiador para a assertividade do tratamento. Desse modo, o diagnóstico é essencialmente clínico e deve conter o relato de incontinência urinária associada à urgência miccional ou medo de perder urina involuntariamente. É de importante valor que a anamnese seja conduzida a abranger sintomas adicionais, uma vez que a incontinência urinária de urgência pode estar presente isoladamente ou associada à incontinência urinária de esforço, caracterizando a incontinência urinária mista, ou, ainda, associada a sintomas como frequência urinária aumentada e noctúria caracterizando a síndrome da bexiga hiperativa.

AVALIAÇÃO DA INCONTINÊNCIA URINÁRIA DE URGÊNCIA

Dados pessoais como idade, dados obstétricos como paridade, via de parto, episiotomia; dados clínicos como doenças metabólicas, neurológicas, cirurgias prévias e medicamentos utilizados; história da queixa como início, duração, intensidade, fatores atenuantes e fatores provocativos, além de questões sobre estilo de vida, como uso de nicotina, álcool, cafeína e alimentos cítricos[24] ajudarão a traçar o raciocínio clínico.[18] É mandatória a análise do resultado dos exames de urina como urina tipo 1 e urocultura na consulta inicial, para que sejam afastadas infecções do trato urinário e hematúria. Há evidências de que muitas mulheres têm dificuldade de diferenciar sintomas de urgência e frequência,[25] a sugestão é que este fato seja levado em consideração ao iniciar a anamnese, portanto, é de grande valia sua condução de forma educativa, de modo que a paciente consiga entender que alguns sintomas que ela julga não importantes ou normais sejam relatados. Clinicamente, o uso de testes clínicos direciona a investigação.

Diário Vesical ou Diário Miccional

O uso desta ferramenta é altamente recomendado pela Sociedade Internacional de Continência.[27,28,29,31] Os principais pontos positivos são o baixo custo, a possibilidade de acompanhar o efeito terapêutico e por ser considerado substituto prático da cistometria, pois por meio dele há o relato verídico e típico dos hábitos vesicais e, portanto, respostas mais fisiológicas em relação à queixa. O principal ponto negativo é que depende do estado de cognição e disponibilidade da paciente para seu correto preenchimento uma vez que é autoaplicável.[26] Não há consenso em relação às questões e período de realização, pois há diversas versões disponíveis, a literatura apresenta diários com duração de 1 a 3 dias (não necessariamente consecutivos), no entanto, a Sociedade Internacional de Continência preconiza o diário de 2 dias. Os dados explorados no diário devem conter o máximo de informações para que possam captar os hábitos vesicais da paciente e possíveis disfunções vesicais e comportamentais. A paciente deve ser orientada a reportar hábitos diurnos e noturnos sobre ingesta líquida (tipo e volume), uso de absorventes (*pad test* pode ser realizado concomitantemente), além de micções (volume e frequência), sensação de urgência, episódios de incontinência urinária (motivo da perda e volume) e potenciais motivos que precedem a ocorrência da urgência. Estes dados serão relevantes para avaliar a gravidade da incontinência urinária, identificar potenciais desencadeadores e traçar estratégias de abordagem comportamental.[18,27]

Pad Test ou Teste do Absorvente

Considerado pela Sociedade Internacional de Continência como o mais objetivo teste que avalia a severidade da incontinência urinária, sua execução mensura a diferença de peso do absorvente antes do uso e após o período de uso de modo a evidenciar a quantidade de urina perdida ao longo da duração do teste e, assim, estimar a gravidade, além de acompanhar a evolução da incontinência urinária. Não existe consenso em relação à sua duração, há descrito na literatura o teste curto de 1 hora e testes mais longos de 24 e 48 horas com utilização durante as atividades de vida diária ou durante protocolo predefinido.[26,28] A Sociedade Internacional de Continência preconiza o teste de 24 horas durante as atividades de vida diária, pois considera a medida confiável e com maior adesão por parte das pacientes quando comparada com o teste de 48 a 72 horas.[29] No entanto, clinicamente, muitos fisioterapeutas optam pelo teste de 1 hora, no entanto, ao compararmos o teste de 1 hora e 24 horas, deve-se levar em consideração que o teste de 1 hora, apesar de mais fácil e padronizado, pode subestimar a incontinência em outros momentos do dia.[29] Krhut *et al.* (2014) detalham pontos positivos e negativos, além de descrever a execução das modalidade de *Pad-Test* que são validados pela Sociedade Internacional de Continência, neste registro há opinião e recomendação sobre o teste de especialistas de acordo com a literatura.[30]

Questionários

A Sociedade Internacional de Continência recomenda o uso de questionários validados.[31] Os questionários *International Consultation on Urinary Incontinence* (ICIQ) traduzidos para língua portuguesa devem ser utilizados para avaliar a perspectiva dos pacientes em relação à incontinência. O ICIQ-SF (*International Consultation on Urinary Incontinence – short form)*[32] avalia frequência, volume, impacto e motivos da incontinência urinária; o ICIQ-OAB (*International Consultation on Urinary Incontinence - Overactivity Bladder)*[33] avalia a frequência urinária diurna e noturna, urgência, incontinência urinária de urgência e impacto (incomodo) de cada domínio na qualidade de vida. Outro questionário importante é *King's Health Questionnaire (KHQ)*[34] que avalia detalhadamente o impacto da incontinência urinária na qualidade de vida, assim como o Questionário de Impacto da Incontinência Urinária (IIQ-7-BR) e o Inventário de Angústia Urogenital (UDI-6).[35] Estes questionários contêm perguntas que podem direcionar o diagnóstico ou avaliar a evolução do tratamento e da qualidade de vida da paciente durante o tratamento.[31]

Estudo Urodinâmico

Por meio deste exame são reproduzidos os sintomas dos pacientes e é possível analisar sensação vesical, hiperatividade detrusora, competência uretral durante enchimento, além da função do detrusor e da uretra durante a micção e ao final o volume residual. No entanto,

CAPÍTULO 4 • RECURSOS FÍSICOS TERAPÊUTICOS PARA TRATAMENTO DA INCONTINÊNCIA... **37**

o benefício clínico de seu uso rotineiro é questionável e geralmente tem baixo impacto na determinação do plano terapêutico inicial. Deste modo, esta modalidade deve ser reservada para pacientes refratários a tratamentos anteriores ou avaliações pré-cirúrgicas.[36]

Exame Físico

Nesta etapa é possível avaliar sinais que podem estar sobrepostos ao relato isolado de incontinência urinária de urgência, como por exemplo, a presença de incontinência urinária de esforço e prolapso e, desta forma, realizar o diagnóstico diferencial da incontinência urinária de urgência ou síndrome da bexiga hiperativa. Na primeira etapa do exame, a paciente deve ser orientada sobre as etapas e sobre a necessidade de esvaziamento vesical.[37]

a) *Avaliação Geral:* Incialmente, a massa corporal da paciente deve ser medida, uma vez que este é considerado fator de risco para incontinência urinária. Exame neurológico pertinente deve ser realizado, com atenção às vias neurais sacrais. Deve ser incluída análise da marcha, abdução e dorsiflexão dos dedos dos pés (S3), além de análise sensibilidade da sola e lateral dos pés (S1) e posterior da coxa (S2).[37,38]

b) *Avaliação Abdominal:* Verificar a presença de cicatrizes que indiquem procedimentos cirúrgicos anteriores. A palpação da região vesical deve ser realizada para identificar o estado de repleção vesical. Após o correto esvaziamento vesical a bexiga deve-se encontrar atrás do osso púbico, portanto, sua detecção durante a palpação é difícil. No entanto, se for possível sua palpação, há possibilidade da existência de volume pós-miccional residual.[38]

c) *Inspeção e Avaliação Neurológica Perineal:* Esta etapa é importante porque além de investigar a integridade das estruturas, é possível também quantificar a severidade da incontinência, por meio da visualização de eritema e irritação local, além de sinais associados como prolapsos, fissuras, lacerações, episiotomia etc. Deve-se atentar para a ocorrência de incontinência urinária durante o exame e identificar os fatores desencadeantes como, por exemplo, esforço ou relato de urgência miccional. Avaliar a inervação sensorial do lábio menor (L1-L2) e períneo (S3).[37,38] Avaliar reflexos também se faz importante, dentre os mais importantes: o reflexo bulbocavernoso/bulboesponjoso/Oninski/clitorioanal é reflexo polissináptico que determina a contração do esfíncter anal em resposta a estímulos na região perineal, alguns autores sugerem a compressão delicada, mas firme do clitóris, o estímulo, por sua vez, utiliza a via ascendente S2 e sua resposta é enviada via S4-S5. Sua resposta normal exclui a possibilidade de lesão dos neurônios motores inferiores ou dos segmentos sacrais referentes; outro importante reflexo é o reflexo de guarda ou reflexo A3, que é o importante reflexo de resposta antecipada via aumento de pressão uretral, por meio da contração dos músculos do assoalho pélvico, que precede o aumento da pressão intra-abdominal, o que também gera aumento da pressão vesical (mimetizando assim o que acontece com as contrações não inibidas do músculo detrusor); portanto, testar este reflexo é de extrema importância para a incontinência urinária de esforço e para incontinência urinária de urgência.[37,38] Quanto à sua execução é necessário solicitar à paciente que reproduza tosse, e observa-se a presença de contração dos músculos do assoalho pélvico visual ou durante a palpação.[37] Durante a execução da tosse e adicionando a manobra de Valsalva, outras característica podem ser observadas, como a mecânica da uretra durante a tosse como comprimento, posição e mobilidade.[38]

d) *Palpação Vaginal:* Nesta parte do exame é importante a avaliação da presença de prolapsos genitais, arquitetura óssea, tônus dos músculos do assoalho pélvico pontos de tensão (*trigger points*) e assimetrias. O exame de detecção de funcionalidade deve ser executado a fim de não somente estimar a força muscular, mas também a *endurance*, as repetições consecutivas de contrações rápidas e sustentadas, assim como a presença de contração sinérgica da musculatura abdominal e ativação dos músculos do assoalho pélvico.[38] A determinação da capacidade funcional desta musculatura servirá de parâmetro para delinear o tratamento fisioterapêutico e determinar prognóstico uma vez que a modalidade de tratamento inicial de maior evidência para a incontinência urinária de urgência ou da bexiga hiperativa é o treino funcional dos músculos do assoalho pélvico, principalmente por meio da manobra *"The Knack"* ou reflexo A3 de Mahony.[39-41]

É importante que após avaliação o planejamento terapêutico seja traçado levando em consideração o paralelo entre os objetivos esperados com tratamento fisioterapêutico, e as expectativas da paciente em relação ao tratamento, e neste contexto deve-se esclarecer até que ponto o tratamento proposto supera ou não as expectativas da paciente, para que assim seja escolhida a modalidade terapêutica pertinente.

POSSIBILIDADES TERAPÊUTICAS PARA A INCONTINÊNCIA URINÁRIA DE URGÊNCIA

A escolha da terapêutica para incontinência urinária de urgência é amplamente discutida e ainda não há consenso estabelecido, embora algumas possibilidades terapêuticas tenham comprovação científica de seus efeitos benéficos.

Existe diversidade de opções terapêuticas para incontinência urinária de urgência e, a cada ano surgem novas propostas com diferentes meios e recursos para tratar os sintomas. Algumas delas são consagradas, algumas sem evidência científica, mas com resultado clínico e outras bem contestadas. Por se tratar de sintoma muito investigado cientificamente, há constantes alterações nos consensos com rapidez acentuada. A escolha e o manejo[42] da terapêutica deverão considerar a individualidade e a especificidade de cada caso, a idade, comorbidades, sintomas concomitantes, custo-benefício, disponibilidade, capacidade cognitiva e a preferência da paciente. Devem também ser considerados os prós e contras de cada terapêutica ou da associação delas.[42] Importante ressaltar que antes de aplicar qualquer técnica ou orientar qualquer forma terapêutica, o profissional tem que estar respaldado e assegurado de que a técnica possa ser executada e esteja dentro da regulamentação do país e do conselho de classe.

Modalidades terapêuticas consideradas para incontinência urinária de urgência são: terapias comportamentais,[43,44] cognitivas,[44-51] mudanças no estilo de vida,[52-57] treinamento miccional,[52-57] adequação alimentar,[52-57] farmacológica oral e/ou injetável,[58-61] terapia com célula-tronco,[62] acupuntura,[63] eletroacupuntura,[64,65] termoterapia com *laser* e/ou radiofrequência,[66-70] ioga,[45,71,72] contrações e/o ou treinamentos dos músculos do assoalho pélvico,[40,73,74] (sem ou com uso de recursos como *biofeedback* eletromiográfico ou de pressão, cones vaginais, eletroestimulação, estimulação magnética,[75,76] *quick flick*,[11,77-79] entre outros) e neuromodulação com eletroterapia.[73,80-82] Estas modalidades podem ser aplicadas de forma isolada ou com técnicas combinadas/associadas.[31,41,83,84] A Fisioterapia, com sua diversidade de técnicas e recursos, é considerada a escolha de primeira linha de tratamento e a sequência de escolha deve ser considerada quando esta é inviável ou falhou no resultado esperado.[42]

Considerações sobre Treinamento ou Contrações dos Músculos do Assoalho Pélvico para Tratar e/ou Prevenir Incontinência Urinária por Urgência

A literatura aponta contrações ou treinamento dos músculos do assoalho pélvico como forma terapêutica para inibir contrações do detrusor e, consequentemente, melhorar a urgência e a incontinência urinária, bem como para oferecer suporte de fechamento uretral. Para que os músculos do assoalho pélvico cumpram esta função de inibir ou ocluir a uretra diferentes técnicas podem ser utilizadas. Cabe aqui destacar que não se pode confundir ao relatar que contrações do assoalho pélvico são mais ou menos efetivas do que o *biofeedback* com eletromiografia ou de pressão; eletroestimulação; cones vaginais; *quick flick*; estimulação magnética,[75,85-96] ou outros recursos, porque, na realidade, temos que ter clareza que existem diferentes recursos que podem ser utilizados como facilitadores, incentivadores ou resistores para o mesmo fim, ou seja, a contração e ou treinamento muscular do assoalho pélvico. Então, o que deve ser considerado sempre é a contração dos músculos do assoalho pélvico com ou sem utilização de recursos e, outro item fundamental é conhecer com detalhes as possibilidades de frequência, intensidade, posição, duração, repetições, tipos de contração, e saber qual o protocolo ou método utilizado em cada uma das técnicas ou associações delas.

A literatura aponta que o treinamento ou contrações do assoalho pélvico pode reduzir os sintomas da bexiga hiperativa e incontinência urinária de urgência, no entanto, não é possível garantir sua efetividade.[97] A dificuldade de estabelecer consenso sobre qual protocolo de contrações e/ou treinamento de assoalho pélvico utilizar, com qual(is) recurso(s) e para qual perfil de pacientes, e para qual sintoma, deve-se ao fato de que os estudos científicos apresentam muita variação nos métodos e recursos utilizados com resultados divergentes.[84,98-100]

Considerações sobre Eletroestimulação para Tratar e/ou Prevenir Incontinência Urinária por Urgência

Dentre as modalidades de Fisioterapia, a estimulação é, indubitavelmente, essencial para o tratamento da incontinência urinária por urgência, principalmente com efeito neuromodulador e pode ser usada como terapia combinada ou isolada. No entanto, evidências científicas ainda não são fortes o suficiente para determinar os melhores parâmetros para cada aplicação terapêutica. Essa dificuldade pode estar relacionada com diferenças em parâmetros relatados e a falta de outros. Diversos estudos sobre eletroestimulação foram publicadas nos últimos anos,[101-104] mas a maioria não descreve detalhadamente os parâmetros de estimulação. Isso pode gerar viés especialmente nas análises de revisões sistemáticas, pois pode ser difícil sintetizar e resumir os resultados sem informações completas sobre os parâmetros. Recomenda-se que ao utilizar na clínica ou cientificamente a eletroestimulação se reporte os parâmetros adequadamente.[105]

ESTIMULAÇÃO ELÉTRICA COMO TRATAMENTO DA INCONTINÊNCIA URINÁRIA DE URGÊNCIA

Os recursos eletroterapêuticos para o tratamento das disfunções pélvicas são foco de investigação há décadas e diversas modalidades são utilizadas no tratamento da incontinência urinária de urgência e bexiga hiperativa. Em 2016 foi publicada pela Cochrane revisão sistemática e metanálise conduzida por Stewart *et al.*, que apresentaram o estado da arte de estudos randomizados sobre eletroestimulação não invasiva para bexiga hiperativa e concluiu que esta modalidade de tratamento é mais promissora na melhora dos sintomas da bexiga hiperativa que aplicação isolada de placebo/*sham*, treinamento dos músculos do assoalho pélvico e terapia medicamentosa. Além disso, a análise demonstrou que possivelmente a combinação desta modalidade terapêutica conjuntamente com o treinamento dos músculos do assoalho pélvico pode potencializar os resultados clínicos.[98] No entanto, em razão da baixa qualidade das evidências dos estudos incluídos há necessidade de novos estudos randomizados de alta qualidade para confirmar a extensão dos efeitos e a segurança da sua aplicação em diversas populações e, assim, confirmar a sua contribuição como ferramenta eficaz no tratamento.[98] Podemos indagar o porquê consideraram estes trabalhos de baixa qualidade, e a resposta é que o principal problema metodológico destes artigos foi a falha na forma de reportar os parâmetros e procedimentos em relação a nomenclatura, descrição incompleta ou ausente de seus parâmetros como: tipo de corrente, forma de onda, amplitude da corrente, polaridade, duração e frequência de pulso, descrição de parâmetros, modo de estimulação e detalhamento de parâmetros de correntes alternadas e, portanto, é difícil o entendimento da dose terapêutica efetivamente aplicada, assim como a determinação da segurança e efeitos adversos da técnica.[105,106]

A Sociedade Internacional de Continência recomenda o uso deste recurso como importante ferramenta terapêutica e, portanto, para facilitar o entendimento para o próximo tópico deste capítulo, iremos subdividir as modalidades de acordo com seu mecanismo de ação. Antes de apresentá-las, a fim de evitar confusões em relação à nomenclatura, é necessário alertar inicialmente que o uso do termo estimulação elétrica transcutânea (TNS) diz respeito à via/forma de aplicação da corrente ao indivíduo e não implica apenas a corrente denominada estimulação elétrica nervosa transcutânea denominada (TENS), que é uma das modalidades aplicadas via TNS.[105,106]

Neuroestimulação

Modalidade cujo efeito é a despolarização de neurônio motor de forma que promova a contração muscular, descrita comumente pelas siglas NMES (Estimulação Elétrica Neuromuscular) ou FES (Estimulação Elétrica Funcional) quando promovem contrações funcionais. É considerada como primeira linha de tratamento conjuntamente com as abordagens terapêuticas conservadoras e/ou comportamentais que foram citadas anteriormente.[36] Esta modalidade caracteriza-se pela aplicação da corrente elétrica com o objetivo de promover a contração muscular por meio da ativação de ramos nervosos intramusculares no intuito de restaurar a funcionalidade. Em relação ao seu mecanismo de ação sabe-se que a estimulação dos músculos do assoalho pélvico promove ações centrais imediatas por meio da estimulação do nervo pudendo (aferente), o que gera a ativação das fibras do nervo hipogástrico, atenuando a ação eferente do nervo pélvico e promovendo efeito regulatório vesical com resultado final de atenuação das contrações vesicais. A frequência ideal de estímulo baseia-se na velocidade de condução da fibra nervosa alvo, portanto, frequências entre 35 a 50 Hz podem estimular os músculos do assoalho pélvico por meio do nervo pudendo, o que proporciona reinervação e converte fibras rápidas em fibras lentas.[107]

Neuromodulação

Modalidade de eletroestimulação que abrange uma gama de correntes que apresentam resultados clínicos similares aos da neuroestimulação, considerada por muitos autores como terceira linha de tratamento.[36] Esta modalidade diferencia-se da anterior, pois não objetiva diretamente a contração do músculo esquelético, seu mecanismo de ação é pela modulação da transmissão dos impulsos elétricos a nível das junções neurais pós-ganglionares por meio do estímulo de nervos periféricos como, por exemplo, o nervo pudendo, nervo genital dorsal, nervo tibial e também dos dermátomos, gerando mediação no comportamento vesical. Além disso, mecanismos associados à mediação autonômica e central estão envolvidos na restauração de reflexos, sensação vesical funcional e controle vesical voluntário.[108] A frequência mais utilizada até o momento para a neuromodulação é entre 5-10 Hz.[107]

TIPOS DE CORRENTE E PARÂMETROS

Como mencionado no tópico de possibilidades terapêuticas não há evidência suficiente para determinar a modalidade e parâmetros ideais para o tratamento eletroterapêutico da bexiga hiperativa e da incontinência urinária de urgência.[98] É importante compreender que quando a corrente elétrica é adotada para o tratamento, ao mudarmos os parâmetros referentes a frequência, a amplitude (intensidade) e a duração de pulso (largura de pulso) alteramos a dosagem terapêutica, então não é somente o tipo de corrente aplicada que promove o efeito terapêutico, há evidencias de que a aplicação de combinação de determinados parâmetros promove efeitos terapêuticos diferentes ou insuficientes na mesma população.[105,106] Se clinicamente adota-se o protocolo mais utilizado na literatura em relação à aplicação com parâmetros de frequência de 10 Hz e duração de pulso = 200 ms para neuromodulação, mas na amplitude da corrente (limiar sensorial) cada paciente apresenta diferente tolerância, ao final da sessão a dose terapêutica empregada terá sido diferente e os efeitos, por sua vez, também podem ser diferentes. Artigo de 2018 publicado por Barbosa *et al.* orienta pesquisadores e clínicos sobre os principais parâmetros que devem ser levados em consideração ao aplicar recursos eletroterapêuticos no tratamento de disfunções pélvicas.[105]

Levando em consideração este cenário, apresentaremos as evidências atuais disponíveis em relação à modalidade de aplicação da corrente, aos tipos de eletrodos e sondas, parâmetros mais utilizados e perspectivas futuras. Diversas são as correntes disponíveis comercialmente, as de baixa frequência (galvânica, farádica, diadinâmica, TENS e FES); as de média frequência (interferencial, australiana e corrente russa).[106]

Atualmente a Sociedade Internacional de Continência (2017) cita em seu artigo de padronização de nomenclatura as correntes elétricas mais utilizadas para o tratamento de disfunções vesicais.[27]

a) *Corrente Farádica*: Corrente monofásica utilizada para estimular (despolarizar) neurônios motores e promover contração muscular.
b) *TENS*: Corrente bifásica de baixa frequência e assimétrica utilizada para estimular (despolarizar) fibras nervosas com o objetivo de promover neuromodulação.
c) *Corrente Interferencial*: Corrente de média frequência modulada em baixa frequência que resulta da interferência causada pelo cruzamento de duas ou mais correntes de onda senoidal bifásicas com diferentes frequências portadoras, que variam de 2.000 a 8.000 Hz.

Embora as correntes de baixa e média frequências tenham sido citadas neste documento, a maioria dos estudos utiliza correntes de baixa frequência.[73,109,110] É importante salientar que correntes de média frequência, apesar de menos utilizadas, podem ser moduladas para oferecer o mesmo efeito das correntes de baixa frequência nos tecidos, com o benefício de não estarem associadas a efeitos desagradáveis da aplicação das correntes de baixa frequência, como dor, desconforto e irritação da pele, uma vez que possuem menores durações de pulso e, consequentemente, a impedância da pele à passagem da corrente é menor,[111] fato interessante para prática clínica. É necessário salientar que há necessidade de estudos que possam ampliar as evidências em relação a sua ação, eficácia e conforto.[112]

Modos de Aplicação

As correntes elétricas podem ser aplicadas de diferentes maneiras com métodos implantáveis (neuromodulação sacral) e não implantáveis. Trataremos aqui da aplicação não implantável subdividida em invasiva (eletroestimulação percutânea), semi-invasiva (*probes* anais e vaginais) e não invasiva (eletrodos transcutâneos). Não há na literatura evidências de superioridade entre os métodos.

Aplicação Não Invasiva

A eletroestimulação transcutânea pode ser realizada por meio da colocação de eletrodos na região suprapúbica, perineal, tibial ou sacral ou outros locais externos.

- Aplicação parassacral: Esta modalidade terapêutica é utilizada, principalmente, no tratamento de crianças, mas atualmente está em expansão para o tratamento de adultos. Existe a descrição de eletrodos sobrepostos sobre o forame sacral S2, S3[113,114] e de eletrodos posicionados simetricamente na região parassacral sob as espinhas ilíacas posteriores superiores para estimular as raízes nervosas S2 e S3.[82,115] Poucos são os estudos que utilizam a técnica, no entanto, os parâmetros mais utilizados são frequência de 10 Hz e duração de pulso 700 μs.[82,115]
- Aplicação suprapúbica: É uma técnica pouco descrita na literatura, em que eletrodos são aplicados um dedo acima da sínfise púbica.[113,116]
- Aplicação em dermátomos: Eletrodos aplicados bilateralmente na região perianal (dermátomos S2 e S3).[117–119]
- Formas de corrente menos comuns:
  a) Corrente interferencial: Dois eletrodos planos anteriores colocados sobre o forame obturador de 1,5 a 2 cm lateral à sínfise púbica, dois eletrodos posteriores colocados na tuberosidade isquiática em ambos os lados do ânus. A combinação das correntes tem como alvo os músculos do assoalho pélvico e a bexiga. O limiar atingido no estudo que reportou esta modalidade foi sensorial sem contração muscular aparente;[120,121]
  b) Corrente diadinâmica: Eletrodo ativo (50 a 70 cm²) acima do púbis e um eletrodo passivo (150 cm²) na área lombossacra, frequência 20 Hz, profundidade de modulação 50 a 75%, intensidade 20-40 mA, exposição 15 minutos.[122]
- Eletroestimulação do nervo tibial: O nervo tibial é misto e composto por fibras motoras e sensoriais que se originam das raízes nervosas L4-S3. Seu mecanismo de ação ainda não está claro, mas sugere-se que a estimulação do nervo tibial module os sinais aferentes e eferentes por meio do plexo sacral (S2-S3). Sugere-se efeitos neuromodulatórios sensoriais e motores, além de alterações corticais.[123-125]

CAPÍTULO 4 • RECURSOS FÍSICOS TERAPÊUTICOS PARA TRATAMENTO DA INCONTINÊNCIA... **43**

Quanto às modalidades de aplicação da corrente via nervo tibial, existem duas formas de administração (transcutâneo/não invasivo e percutâneo/invasivo). Em relação aos resultados terapêuticos há similaridade nos resultados e, portanto, isto deve ser levado em consideração na escolha terapêutica.[126]

Considerando a aplicabilidade, a eletroestimulação transcutânea do nervo tibial é totalmente não invasiva e em relação à sua instrumentação são necessários apenas 2 eletrodos; 1 eletrodo deve ser colocado imediatamente atrás do maléolo medial e o outro eletrodo alinhado 5-10 cm acima. A correta posição do eletrodo pode ser monitorada por meio de corrente de 1 Hz aplicada na região com o objetivo de observar o movimento rítmico de flexão do hálux.[82,103,118,126,127]

A maior parte dos estudos publicados aponta tempo de tratamento ambulatorial entre 4-12 semanas, com frequência de 1-2 vezes semanais, entre 30-40 minutos, ou domiciliar de 6-7 vezes semanais com duração da neuromodulação de 15 minutos a 6 horas contínuas. A principal modalidade de corrente utilizada é o TENS, com parâmetros de duração de pulso de 200 ms e frequência de 10 Hz, limiar sensorial ou motor, podendo ser aplicada uni ou bilateralmente.[82,103,118,126,127]

Aplicação Invasiva

- Eletroestimulação percutânea do nervo tibial: Também conhecida como "Neuroestimulação Aferente de Stoller – SANS". O local da eletroestimulação é no ponto Sanyinjiao (SP6), considerado pela acupuntura chinesa como ponto para tratamento de disfunções de órgãos pélvicos. Em relação à sua instrumentação a paciente deve ser posicionada em decúbito dorsal com as solas dos pés juntas e os joelhos abduzidos e flexionados ("posição do sapo"). Uma agulha de aço inoxidável de calibre 34 é inserida percutaneamente por aproximadamente 3-4 cm cefálica no maléolo medial do tornozelo direito ou esquerdo com ângulo de 60° (entre a margem posterior da tíbia e o tendão do músculo sóleo). Um eletrodo de superfície (passivo) é colocado na mesma perna, próximo ao arco do pé. Para a confirmação do posicionamento, a amplitude é aumentada lentamente até ocorrer a flexão do hálux e/ou a abertura de todos os dedos.[98,103,128–131]

Aplicação Semi-Invasiva

Esta é a modalidade de aplicação de corrente elétrica extensivamente disponível na literatura, no entanto, não há consenso sobre melhor equipamento, parâmetro e sondas. Na literatura há registros de sua utilização tanto com parâmetros de neuromodulação, quanto parâmetros de neuroestimulação (com tempo *on* de 2-4 segundos e tempo *off* 1:1 ou 1:2). A metodologia empregada é diversa, a média de duração dos tratamentos é de 6-12 sessões com duração de 20-30 minutos com frequência semanal de 1-3 vezes.[98,110,132–138]

- Intravaginal ou endovaginal: Cadwell *et al.* (1963)[139] introduziram a metodologia e os estudos seguintes demonstraram resultados clínicos satisfatórios com aplicação de eletrodo intravaginal, sendo que esta via pode ser utilizada tanto para aplicação de neuroestimulação quanto de neuromodulação. As contraindicações clássicas para a eletroestimulação intracavitária, seja ela intravaginal ou anorretal, são gravidez, infecção ou lesão vaginal, percepção reduzida da sensação vaginal, menstruação, implantes metálicos (marca--passo, desfibriladores), lesões dermatológicas no local de colocação do eletrodo.[98,140,141]

- **Anorretal:** Eletrodo inserido no canal retal pode inibir as contrações do detrusor via fibras aferentes do nervo pudendo e, portanto, pode ser eficaz no tratamento.[98] As contraindicações são as mesmas descritas no eletrodo intravaginal.

CONSIDERAÇÕES FINAIS

Antes de aplicar as modalidades citadas anteriormente deve-se levar em consideração o consenso científico que:

a) A eletroestimulação é mais eficaz do que nenhum tratamento ativo, placebo ou tratamento *sham* na melhoria dos sintomas da bexiga hiperativa, incontinência urinária de urgência e qualidade de vida relacionada com bexiga hiperativa (evidências de qualidade moderada);[98]

b) Não há evidência sobre a melhor modalidade de eletroterapia para o tratamento da bexiga hiperativa e/ou incontinência urinária de urgência, pois não há superioridade entre as técnicas. Além disso, o fato de os estudos apresentarem heterogenicidade substancial nos tipos de intervenções, variedade de aspectos do tratamento, como duração e frequência, ciclo de trabalho, corrente, via de administração (por exemplo, vaginal, retal) e tipo de eletrodos (por exemplo, transcutâneo, percutâneo), acarreta efeitos diversos por conta de diferentes mecanismos, portanto, não são equiparados.[98]

c) Não há evidências comparando a efetividade, a eletroterapia isolada e o tratamento conservador isolado em termos de melhor qualidade de vida ou efeitos adversos.[98]

d) A eletroestimulação é mais eficaz do que o tratamento medicamentoso na melhora dos sintomas da bexiga hiperativa (evidências de qualidade moderada); no entanto, não há evidências quando se avalia exclusivamente a incontinência urinária de urgência ou parâmetros de qualidade de vida relacionados com bexiga hiperativa. Quando comparada com a administração de oxibutinina e tolterodina, a eletroestimulação resulta em menores efeitos adversos (evidências de baixa qualidade), e quando comparada ao cloridrato de tróspio não há evidência de diferença.[98]

e) Não é possível afirmar sobre a eficácia da eletroestimulação combinada com outras formas terapêuticas em comparação com outros tratamentos isolados.[98]

Frente a este panorama sugerimos que ao realizar a escolha terapêutica para o tratamento da incontinência urinária de urgência seja utilizada a prática com base em evidência, ou seja, a combinação da melhor evidência científica com a melhor técnica disponível dominada pelo terapeuta, somada aos objetivos finais que são resultado das decisões terapêuticas conjuntas entre fisioterapeuta e sua paciente.

REFERÊNCIAS BIBLIOGRÁFICAS

1. International Continence Society. ICS Standards 2019. The 2019 compilation of the International Continence Society Standardisations, Consensus statements, Educational modules, Terminology and Fundamentals documents, with the International Consultation on Incontinence algorithms. Gothenburg; 2019.

2. Haylen BT, Ridder D, Freeman RM, Swift SE, Berghmans B, Lee J, et al. An International Urogynecological Association(IUGA)/International Continence Society (ICS) joint reporton the terminology for female pelvic floor dysfunction. Int Urogynecol J. 2010;21:5-26.

3. Gajewski JB, Schurch B, Hamid R, Averbeck M, Sakakibara R, Agrò EF, et al. An International Continence Society (ICS) report on the terminology for adult neurogenic lower urinary tract dysfunction (ANLUTD). Neurourol Urodyn [Online]. 2018 Mar;37(3):1152-61.

4. Drake MJ. Do we need a new definition of the overactive bladder syndrome? ICI-RS 2013. Neurourol Urodyn [Online]. 2014 June;33(5):622-4.
5. Wyndaele M, Hashim H. Pathophysiology of urinary incontinence. Surg [Online]. 2017 June;35(6):287-92.
6. Malykhina AP. How the brain controls urination. Elife [Online]. 2017 Dec 4;6.
7. Fowler CJ, Griffiths D, de Groat WC. The neural control of micturition. Nat Rev Neurosci [Online]. 2008 June;9(6):453-66.
8. Birder LA, de Wachter S, Gillespie J, Wyndaele JJ. Urethral sensation: Basic mechanisms and clinical expressions. Int J Urol [Online]. 2014 Apr;21:13-6.
9. Erich Brenner. Anatomy of the upper and lower urinary tract. In: Liao L, Madersbacher H (Eds.). Neurourology [Online]. Dordrecht: Springer Netherlands; 2019, p. 11.
10. Chacko S, Cortes E, Drake MJ, Fry CH. Does altered myogenic activity contribute to OAB symptoms from detrusor overactivity? ICI-RS 2013. Neurourol Urodyn [Online]. 2014 June;33(5):577-80.
11. Mahony DT, Laferte RO, Blais DJ. Integral storage and voiding reflexes. Urology [Online]. 1977 Jan;9(1):95-106.
12. Brading AF. Spontaneous activity of lower urinary tract smooth muscles: correlation between ion channels and tissue function. J Physiol [Online]. 2006 Jan;570(1):13-22.
13. Drake M, Mills I, Gillespie J. Model of peripheral autonomous modules and a myovesical plexus in normal and overactive bladder function. Lancet [Online]. 2001 Aug;358(9279):401-3.
14. Palmer CJ, Choi JM. Pathophysiology of Overactive Bladder: Current Understanding. Curr Bladder Dysfunct Rep [Online]. 2017 Mar 3;12(1):74-9.
15. Phé V, Behr-Roussel D, Oger-Roussel S, Rouprêt M, Chartier-Kastler E, Lebret T, et al. Involvement of Connexins 43 and 45 in Functional Mechanism of Human Detrusor Overactivity in Neurogenic Bladder. Urology [Online]. 2013 May;81(5):1108.e1-1108.e6.
16. McCloskey KD. Bladder interstitial cells: an updated review of current knowledge. Acta Physiol [Online]. 2013 Jan;207(1):7-15.
17. de Groat WC. The urothelium in overactive bladder: Passive bystander or active participant? Urology [Online]. 2004 Dec;64(6):7-11.
18. Al Hussein Alawamlh O, Al Hussein Al Awamlh B, Lee U, Lee RK. Overactive Bladder in Women: an Update for Primary Care Physicians. Curr Bladder Dysfunct Rep [Online]. 2020 Mar 13;15(1):44-52.
19. Yoshida M, Masunaga K, Nagata T, Yono M, Homma Y. The forefront for novel therapeutic agents based on the pathophysiology of lower urinary tract dysfunction: pathophysiology and pharmacotherapy of overactive bladder. J Pharmacol Sci [Online]. 2010;112(2):128-34.
20. Leron E, Weintraub AY, Mastrolia SA, Schwarzman P. Overactive Bladder Syndrome: Evaluation and Management. Curr Urol [Online]. 2017;11(3):117-25.
21. Gill BC, Pizarro-Berdichevsky J, Bhattacharyya PK, Brink TS, Marks BK, Quirouet A, et al. Real-Time Changes in Brain Activity during Sacral Neuromodulation for Overactive Bladder. J Urol [Online]. 2017 Dec;198(6):1379-85.
22. Goldman MAAB. Pathophysiology of overactive bladder. In: Cox L, Rovner ES (Eds.). Contemporary Pharmacotherapy of Overactive Bladder [Online]. Cham: Springer International Publishing; 2019. p. 1-12.
23. Arya NG, Weissbart SJ. Central control of micturition in women: brain-bladder pathways in continence and urgency urinary incontinence. Clin Anat [Online]. 2017 Apr;30(3):373–84.
24. Sharma N, Chakrabarti S. Clinical evaluation of urinary incontinence. J Midlife Health [Online]. 2018;9(2):55.
25. Mitchell SA, Brucker BM, Kaefer D, Aponte M, Rosenblum N, Kelly C, et al. Evaluating patients' symptoms of overactive bladder by questionnaire: the role of urgency in urinary frequency. Urology [Online]. 2014 Nov;84(5):1039-43.
26. Vignoli G. Voiding Diary and Pad Testing. In: Urodynamics [Online]. Cham: Springer International Publishing; 2017, p. 53-7.

27. Bø K, Frawley HC, Haylen BT, Abramov Y, Almeida FG, Berghmans B, et al. An International Urogynecological Association (IUGA)/International Continence Society (ICS) joint report on the terminology for the conservative and nonpharmacological management of female pelvic floor dysfunction. Neurourol Urodyn [Online]. 2017 Feb;36(2):221-44.

28. Haylen BT, de Ridder D, Freeman RM, Swift SE, Berghmans B, Lee J, et al. An international urogynecological association (IUGA)/international continence society (ICS) joint report on the terminology for female pelvic floor dysfunction. Neurourol Urodyn [Online]. 2009.

29. D'Ancona C, Haylen B, Oelke M, Abranches-Monteiro L, Arnold E, Goldman H, et al. The International Continence Society (ICS) report on the terminology for adult male lower urinary tract and pelvic floor symptoms and dysfunction. Neurourol Urodyn [Online]. 2019 Feb 25;38(2):433-77.

30. Krhut J, Zachoval R, Smith PP, Rosier PFWM, Valanský L, Martan A, et al. Pad weight testing in the evaluation of urinary incontinence. Neurourol Urodyn [Online]. 2014 June;33(5):507-10.

31. Abrams P, Andersson K-E, Apostolidis A, Birder L, Bliss D, Brubaker L, et al. 6th International Consultation on Incontinence. Recommendations of the International Scientific Committee: Evaluation and Treatment of Urinary Incontinence, Pelvic Organ Prolapse and Faecal Incontinence. Neurourol Urodyn [Online]. 2018 Sep;37(7):2271-2.

32. Tamanini JTN, Dambros M, D'Ancona CAL, Palma PCR, Rodrigues Netto Jr N. Validação para o português do "International Consultation on Incontinence Questionnaire - Short Form" (ICIQ-SF). Rev Saude Publica [Online]. 2004 Jun;38(3):438-44.

33. Pereira SB, Thiel R do RC, Riccetto C, Silva JM da, Pereira LC, Herrmann V, et al. Validação do International Consultation on Incontinence Questionnaire Overactive Bladder (ICIQ-OAB) para a língua portuguesa. Rev Bras Ginecol e Obs [Online]. 2010 June;32(6):273-8.

34. Tamanini JTN, D'Ancona CAL, Botega NJ, Rodrigues Netto Jr N. Validação do "King's Health Questionnaire" para o português em mulheres com incontinência urinária. Rev Saude Publica [Online]. 2003 Apr;37(2):203-11.

35. Stievano LP, Olival GS do, Silva RAP da, Toller VB, Carabetta EG, Cunha ETS da, et al. Validation survey of the impact of urinary incontinence (IIQ-7) and inventory of distress urogenital (UDI-6) – the short scales – in patients with multiple sclerosis. Arq Neuropsiquiatr [Online]. 2015 Jan;73(1):46-51.

36. Grinstein E, Gluck O, Digesu A, Deval B. Update on non-invasive treatment for female overactive bladder. J Gynecol Obstet Hum Reprod [Online]. 2020 Mar;49(3):101683.

37. Giraudo D, Verderosa F. Reflex testing and pelvic examination. In: Lamberti G, Giraido D, Musco S. Suprapontine Lesions and Neurogenic Pelvic Dysfunctions. Springer; 2020. p. 23-33'

38. Staskin D, Kelleher C, Avery K, Bosch R, Cotterill N, Coyne K, et al. Initial assessment of urinary and faecal incontinence in adult male and female patients. Incontinence. 2009;331–62.

39. Angelini K. Pelvic floor muscle training to manage overactive bladder and urinary incontinence. Nurs Womens Health [Online]. 2017 Feb;21(1):51-7.

40. Lúcio A, Lourenço CB, Damasceno BP, de Moraes Lopes MHB, D'ancona CAL. The effect of pelvic floor muscle contraction on detrusor overactivity pressure in neurogenic and nonneurogenic women during urodynamic study. Am J Phys Med Rehabil [Online]. 2019 Apr;98(4):275-9.

41. Shafik A, Shafik IA. Overactive bladder inhibition in response to pelvic floor muscle exercises. World J Urol [Online]. 2003 May;20(6):374-7.

42. Marcelissen T, Cornu J-N, Antunes-Lopes T, Geavlete B, Delongchamps NB, Rashid T, et al. Management of idiopathic overactive bladder syndrome: what is the optimal strategy after failure of conservative treatment? Eur Urol Focus [Online]. 2018 Sep;4(5):760-7.

43. Freitas SS de, Meirelles MCCC, Mendonça AC. Importance of domestic guidelines for women with urinary incontinence. Fisioter em Mov [Online]. 2014 Sep;27(3):319-27.

44. La Rosa VL, Duarte de Campos da Silva T, Rosa de Oliveira A, Marques Cerentini T, Viana da Rosa P, Telles da Rosa LH. Behavioral therapy versus drug therapy in individuals with idiopathic overactive bladder: A systematic review and meta-analysis. J Health Psychol [Online]. 2019 Dec 3;135910531989162.

CAPÍTULO 4 • RECURSOS FÍSICOS TERAPÊUTICOS PARA TRATAMENTO DA INCONTINÊNCIA... **47**

45. Baker J, Costa D, Guarino JM, Nygaard I. Comparison of mindfulness-based stress reduction versus yoga on urinary urge incontinence. Female Pelvic Med Reconstr Surg [Online]. 2014;20(3):141-6.
46. Hagovska M, Švihra J, Buková A, Horbacz A, Dračková D, Švihrová V. Comparison of body composition and overactive bladder symptoms in overweight female university students. Eur J Obstet Gynecol Reprod Biol [Online]. 2019 June;237:18-22.
47. Kaye JA, Margulis AV, Fortuny J, McQuay LJ, Plana E, Bartsch JL, et al. Cancer incidence after initiation of antimuscarinic medications for overactive bladder in the united kingdom: evidence for protopathic bias. Pharmacother J Hum Pharmacol Drug Ther [Online]. 2017 Jun;37(6):673-83.
48. Wolz-Beck M, Reisenauer C, Kolenic GE, Hahn S, Brucker SY, Huebner M. Physiotherapy and behavior therapy for the treatment of overactive bladder syndrome: a prospective cohort study. Arch Gynecol Obstet [Online]. 2017 May 30;295(5):1211-7.
49. Payne CK. Behavioral therapy for overactive bladder. Urology [Online]. 2000 May;55(5):3-6.
50. Voorham JC, De Wachter S, Van den Bos TWL, Putter H, Lycklama à Nijeholt GA, Voorham-van der Zalm PJ. The effect of EMG biofeedback assisted pelvic floor muscle therapy on symptoms of the overactive bladder syndrome in women: A randomized controlled trial. Neurourol Urodyn [Online]. 2017 Sep;36(7):1796-803.
51. Hagovska M, Švihra J, Buková A, Dračková D, Horbacz A. The impact of different intensities of exercise on body weight reduction and overactive bladder symptoms- randomised trial. Eur J Obstet Gynecol Reprod Biol [Online]. 2019 Nov;242:144-9. Available from: https://linkinghub.elsevier.com/retrieve/pii/S0301211519304403
52. Wells MJ, Jamieson K, Markham TCW, Green SM, Fader MJ. The effect of caffeinated versus decaffeinated drinks on overactive bladder. J Wound, Ostomy Cont Nurs [Online]. 2014;41(4):371-8.
53. Swithinbank L, Hashim H, Abrams P. The effect of fluid intake on urinary symptoms in women. J Urol [Online]. 2005 July;174(1):187-9.
54. Hashim H, Abrams P. How should patients with an overactive bladder manipulate their fluid intake? BJU Int [Online]. 2008 July;102(1):62-6.
55. Ouslander JG. Incontinence in the Nursing Home. Ann Intern Med [Online]. 1995 Mar 15;122(6):438.
56. Fantl JA. Efficacy of bladder training in older women with urinary incontinence. JAMA [Online]. 1991 Feb 6;265(5):609.
57. Burgio KL, Kraus SR, Borello-France D, Chai TC, Kenton K, Goode PS, et al. The effects of drug and behavior therapy on urgency and voiding frequency. Int Urogynecol J [Online]. 2010 June 9;21(6):711-9.
58. Becher KF. Pharmakotherapie der Harninkontinenz im Alter. Internist (Berl) [Online]. 2016 Apr 17;57(4):390-8.
59. Yoshida M, Takeda M, Gotoh M, Yokoyama O, Kakizaki H, Takahashi S, et al. Efficacy of vibegron, a novel β3-adrenoreceptor agonist, on severe urgency urinary incontinence related to overactive bladder: post hoc analysis of a randomized, placebo-controlled, double-blind, comparative phase 3 study. BJU Int [Online]. 2020 Feb 23.
60. Staskin D, Frankel J, Varano S, Shortino D, Jankowich R, Mudd PN. International Phase III, Randomized, Double-Blind, Placebo- and Active-Controlled Study to Evaluate the Safety and Efficacy of Vibegron in Patients with Symptoms of Overactive Bladder: EMPOWUR. J Urol [Online]. 2020 Feb 18.
61. Lin Y-H, Chiang B-J, Liao C-H. Mechanism of action of botulinum toxin a in treatment of functional urological disorders. Toxins (Basel) [Online]. 2020 Feb 18;12(2):129.
62. Shin JH, Ryu C-M, Yu HY, Shin D-M, Choo M-S. Current and future directions of stem cell therapy for bladder dysfunction. Stem Cell Rev Reports [Online]. 2020 Feb 22;16(1):82-93.
63. Hargreaves E, Baker K, Barry G, Harding C, Zhang Y, Kandala N-B, et al. Acupuncture for treating overactive bladder in adults. Cochrane Database Syst Rev [Online]. 2020 Jan 10.

64. Sun Y, Liu Y, Su T, Sun J, Wu Y, Liu Z. Electroacupuncture versus solifenacin for women with urgency-predominant mixed urinary incontinence: a protocol for a three-armed non-inferiority randomized controlled trial. BMC Complement Med Ther [Online]. 2020 Dec 23;20(1):18.

65. Liu B, Wang Y, Xu H, Chen Y, Wu J, Mo Q, et al. Effect of electroacupuncture versus pelvic floor muscle training plus solifenacin for moderate and severe mixed urinary incontinence in women: a study protocol. BMC Complement Altern Med [Online]. 2014 Dec 15;14(1):301.

66. Kang D, Han J, Neuberger MM, Moy ML, Wallace SA, Alonso-Coello P, et al. Transurethral radiofrequency collagen denaturation for the treatment of women with urinary incontinence. Cochrane Database Syst Rev [Online]. 2015 Mar 18.

67. El-Domyati M, Abd-El-Raheem T, Medhat W, Abdel-Wahab H, Anwer M Al. Multiple fractional erbium: yttrium-aluminum-garnet laser sessions for upper facial rejuvenation: clinical and histological implications and expectations. J Cosmet Dermatol [Online]. 2014 Mar;13(1):30-7.

68. Tadir Y, Gaspar A, Lev-Sagie A, Alexiades M, Alinsod R, Bader A, et al. Light and energy based therapeutics for genitourinary syndrome of menopause: Consensus and controversies. Lasers Surg Med [Online]. 2017 Feb;49(2):137-59.

69. Lapii GA, Yakovleva AY, Neimark AI. Structural reorganization of the vaginal mucosa in stress urinary incontinence under conditions of Er:YAG Laser treatment. Bull Exp Biol Med [Online]. 2017 Feb 27;162(4):510-4.

70. Franić D, Fistonić I. Laser therapy in the treatment of female urinary incontinence and genitourinary syndrome of menopause: an update. Biomed Res Int [Online]. 2019 June 4;2019:1-9.

71. Huang AJ, Chesney M, Lisha N, Vittinghoff E, Schembri M, Pawlowsky S, et al. A group-based yoga program for urinary incontinence in ambulatory women: feasibility, tolerability, and change in incontinence frequency over 3 months in a single-center randomized trial. Am J Obstet Gynecol [Online]. 2019 Jan;220(1):87.e1-87.e13.

72. Wieland LS, Shrestha N, Lassi ZS, Panda S, Chiaramonte D, Skoetz N. Yoga for treating urinary incontinence in women. Cochrane Database Syst Rev [Online]. 2019 Feb 28.

73. Bykoviene L, Kubilius R, Aniuliene R, Bartuseviciene E, Bartusevicius A. Pelvic floor muscle training with or without tibial nerve stimulation and lifestyle changes have comparable effects on the overactive bladder. A Randomized Clinical Trial. Urol J [Online]. 2018 July 10;15(4):186-92.

74. Fitz F, Sartori M, Girão MJ, Castro R. Pelvic floor muscle training for overactive bladder symptoms – A prospective study. Rev Assoc Med Bras [Online]. 2017 Dec;63(12):1032-8.

75. He Q, Xiao K, Peng L, Lai J, Li H, Luo D, et al. An effective meta-analysis of magnetic stimulation therapy for urinary incontinence. Sci Rep [Online]. 2019 Dec 24;9(1):9077.

76. Peng L, Zeng X, Shen H, Luo D. Magnetic stimulation for female patients with stress urinary incontinence, a meta-analysis of studies with short-term follow-up. Medicine (Baltimore) [Online]. 2019 May;98(19):e15572.

77. Mahony DT, Laferte RO, Blais DJ. Incontinence of urine due to instability of micturition reflexes part II. Pudendal nucleus instability. Urology [Online]. 1980 Apr;15(4):379–88.

78. Mahony DT, Laferte RO, Blais DJ. Incontinence of urine due to instability of micturition reflexes. Urology [Online]. 1980 Mar;15(3):229-39.

79. de Groat WC, Yoshimura N. Anatomy and physiology of the lower urinary tract. handb Clin Neurol. 2015;130:61-108.

80. Lukacz ES, Santiago-Lastra Y, Albo ME, Brubaker L. Urinary Incontinence in Women. JAMA [Online]. 2017 Oct 24;318(16):1592.

81. Booth J, Connelly L, Dickson S, Duncan F, Lawrence M. The effectiveness of transcutaneous tibial nerve stimulation (TTNS) for adults with overactive bladder syndrome: A systematic review. Neurourol Urodyn [Online]. 2018 Feb;37(2):528-41.

82. Jacomo RH, Alves AT, Lucio A, Garcia PA, Lorena DCR, de Sousa JB. Transcutaneous tibial nerve stimulation versus parasacral stimulation in the treatment of overactive bladder in elderly people: a triple-blinded randomized controlled trial. Clinics [Online]. 2020 Jan 6;75.

CAPÍTULO 4 ▪ RECURSOS FÍSICOS TERAPÊUTICOS PARA TRATAMENTO DA INCONTINÊNCIA... **49**

83. Bø K. Pelvic floor muscle training in treatment of female stress urinary incontinence, pelvic organ prolapse and sexual dysfunction. World J Urol [Online]. 2012 Aug 9;30(4):437-43.
84. Dumoulin C, Cacciari LP, Hay-Smith EJC. Pelvic floor muscle training versus no treatment, or inactive control treatments, for urinary incontinence in women. Cochrane Database Syst Rev [Online]. 2018 Oct 4.
85. Yamanishi T, Yasuda K, Suda S, Ishikawa N, Sakakibara R, Hattori T. Effect of functional continuous magnetic stimulation for urinary incontinence. J Urol [Online]. 2000 Feb;163(2):456-9.
86. Barker AT, Freeston IL, Jalinous R, Jarratt JA. Magnetic stimulation of the human brain and peripheral nervous system. Neurosurgery [Online]. 1987 Jan;20(1):100-9.
87. Evans BA, Daube JR, Litchy WJ. A comparison of magnetic and electrical stimulation of spinal nerves. Muscle Nerve [Online]. 1990 May;13(5):414-20.
88. Olney RK, So YT, Goodin DS, Aminoff MJ. A comparison of magnetic and electrical stimulation of peripheral nerves. Muscle Nerve [Online]. 1990 Oct;13(10):957-63.
89. Yamanishi T, Yasuda K, Sakakibara R, Hattori T, Ito H, Murakami S. Pelvic floor electrical simulation in the treatment of stress incontinence: am investigational study and a placebo controlled double-blind trial. J Urol [Online]. 1997 Dec;158(6):2127-31.
90. Sand PK, Richardson DA, Staskin DR, Swift SE, Appel RA, Whitmore KE, et al. Pelvic floor electrical stimulation in the treatment of genuine stress incontinence: A multicenter, placebo-controlled trial. Am J Obstet Gynecol [Online]. 1995 July;173(1):72-9.
91. Bent AE, Sand PK, Ostergard DR, Brubaker LT. Transvaginal electrical stimulation in the treatment of genuine stress incontinence and detrusor instability. Int Urogynecol J [Online]. 1993 Feb;4(1):9-13.
92. McFarlane JP, Foley SJ, De Winter P, Shah PJR, Craggs MD. Acute suppression of idiopathic detrusor instability with magnetic stimulation of the sacral nerve roots. BJU Int [Online]. 1997 Nov;80(5):734-41.
93. Wenh V, Wolfe V, Frost F, Perkash I. Micturition by functional magnetic stimulation. J Spinal Cord Med [Online]. 1997 Jan 10;20(2):218-26.
94. Lim R, Lee SWH, Tan PY, Liong ML, Yuen KH. Efficacy of electromagnetic therapy for urinary incontinence: A systematic review. Neurourol Urodyn [Online]. 2015 Nov;34(8):713-22.
95. Galloway NT., El-Galley RE., Sand PK, Appell RA, Russell HW, Carlan SJ. Extracorporeal magnetic innervation therapy for stress urinary incontinence. Urology [Online]. 1999 June;53(6):1108-11.
96. Quek P. A critical review on magnetic stimulation: what is its role in the management of pelvic floor disorders? Curr Opin Urol [Online]. 2005 July;15(4):231-5.
97. Bø K, Fernandes ACNL, Duarte TB, Brito LGO, Ferreira CHJ. Is pelvic floor muscle training effective for symptoms of overactive bladder in women? A systematic review. Physiotherapy [Online]. 2020 Mar;106:65-76.
98. Stewart F, Gameiro LF, El Dib R, Gameiro MO, Kapoor A, Amaro JL. Electrical stimulation with non-implanted electrodes for overactive bladder in adults. Cochrane Database Syst Rev [Online]. 2016 Dec 9.
99. Dumoulin C, Hay-Smith J, Habée-Séguin G Mac, Mercier J. Pelvic floor muscle training versus no treatment, or inactive control treatments, for urinary incontinence in women: a short version Cochrane systematic review with meta-analysis. Neurourol Urodyn [Online]. 2015 Apr;34(4):300-8.
100. Monteiro S, Riccetto C, Araújo A, Galo L, Brito N, Botelho S. Efficacy of pelvic floor muscle training in women with overactive bladder syndrome: a systematic review. Int Urogynecol J [Online]. 2018 Nov 11;29(11):1565-73.
101. Morin M, Carroll M-S, Bergeron S. Systematic review of the effectiveness of physical therapy modalities in women with provoked vestibulodynia. Sex Med Rev [Online]. 2017 July;5(3):295-322.

102. Bø K, Talseth T, Holme I. Single blind, randomised controlled trial of pelvic floor exercises, electrical stimulation, vaginal cones, and no treatment in management of genuine stress incontinence in women. BMJ [Online]. 1999 Feb 20;318(7182):487-93.

103. Schreiner L, dos Santos TG, Knorst MR, da Silva Filho IG. Randomized trial of transcutaneous tibial nerve stimulation to treat urge urinary incontinence in older women. Int Urogynecol J [Online]. 2010 Sep 11;21(9):1065-70.

104. Scaldazza CV, Morosetti C, Giampieretti R, Lorenzetti R, Baroni M. Percutaneous tibial nerve stimulation versus electrical stimulation with pelvic floor muscle training for overactive bladder syndrome in women: results of a randomized controlled study. Int Braz J Urol [Online]. 2017 Feb;43(1):121-6.

105. Barbosa AMP, Parizotto NA, Pedroni CR, Avila MA, Liebano RE, Driusso P. How to report electrotherapy parameters and procedures for pelvic floor dysfunction. Int Urogynecol J [Online]. 2018 Dec 24;29(12):1747-55.

106. Martellucci J. Basic concepts in electricity and electrotherapy. In: Electrical stimulation for pelvic floor disorders [Online]. Cham: Springer International Publishing; 2015. p. 61-74.

107. Messelink EJ. The overactive bladder and the role of the pelvic floor muscles. BJU Int [Online]. 1999 May 27;83(S2):31-5.

108. de Wall L, Heesakkers J. Effectiveness of percutaneous tibial nerve stimulation in the treatment of overactive bladder syndrome. Res Reports Urol [Online]. 2017 Aug;9:145-57.

109. Bae S, Lee KW, Jeong HC, Park BH, Bae WJ, Lee YS, et al. Effects of low-frequency intravaginal electrical stimulation on female urinary incontinence, quality of life, and urinary symptoms: a pilot study. LUTS Low Urin Tract Symptoms [Online]. 2020 Jan 9;12(1):25-32.

110. Berghmans B, van Waalwijk van Doorn E, Nieman F, de Bie R, van den Brandt P, Van Kerrebroeck P. Efficacy of Physical Therapeutic Modalities in Women with Proven Bladder Overactivity. Eur Urol [Online]. 2002 June;41(6):581-7.

111. Abdelhalim NM, Ibrahim MM. A comparative study of transcutaneous interferential electrical stimulation and transcutaneous electrical nerve stimulation on children with primary nocturnal enuresis: a randomized clinical trial. Int Urol Nephrol [Online]. 2020 Mar 22;52(3):409-15.

112. Slovak M, Chapple CR, Barker AT. Non-invasive transcutaneous electrical stimulation in the treatment of overactive bladder. Asian J Urol [Online]. 2015 Apr;2(2):92-101.

113. Bower WF, Moore KH, Adams RD, Shepherd R. An urodynamic study of surface neuromodulation versus sham in detrusor instability and sensory urgency. J Urol [Online]. 1998 Dec;160(6 Part 1):2133-6.

114. Veiga ML, Queiroz AP, Carvalho MC, Braga AANM, Sousa AS, Barroso U. Parasacral transcutaneous electrical stimulation for overactive bladder in children: An assessment per session. J Pediatr Urol [Online]. 2016 Oct;12(5):293.e1-293.e5.

115. Barroso U, Viterbo W, Bittencourt J, Farias T, Lordêlo P. Posterior tibial nerve stimulation vs parasacral transcutaneous neuromodulation for overactive bladder in children. J Urol [Online]. 2013 Aug;190(2):673-7.

116. Fall M, Carlsson C-A, Erlandson B-E. Electrical stimulation in interstitial cystitis. J Urol [Online]. 1980 Feb;123(2):192-5.

117. Hasan ST, Robson WA, Pridie AK, Neal DE. Transcutaneous electrical nerve stimulation and temporary S3 neuromodulation in idiopathic detrusor instability. J Urol [Online]. 1996 June;155(6):2005-11.

118. Soomro NA, Khadra MH, Robson W, Neal DE. A crossover randomized trial of transcutaneous electrical nerve stimulation and oxybutynin in patients with detrusor instability. J Urol [Online]. 2001 July;166(1):146-9.

119. Walsh IK, Thompson T, Loughridge WG, Johnston SR, Keane PF, Stone AR. Non-invasive antidromic neurostimulation: a simple effective method for improving bladder storage. Neurourol Urodyn [Online]. 2001;20(1):73-84.

CAPÍTULO 4 ▪ RECURSOS FÍSICOS TERAPÊUTICOS PARA TRATAMENTO DA INCONTINÊNCIA... **51**

120. Kaya S, Akbayrak T, Beksaç S. Comparison of different treatment protocols in the treatment of idiopathic detrusor overactivity: a randomized controlled trial. Clin Rehabil [Online]. 2011 Apr 13;25(4):327-38.
121. Lo SK, Naidu J, Cao Y. Additive effect of interferential therapy over pelvic floor exercise alone in the treatment of female urinary stress and urge incontinence: a randomized controlled trial. Hong Kong Physiother J [Online]. 2003;21(1):37-42.
122. Kosilov KV, Loparev SA, Ivanovskaya MA KL. Therapeutic effect consolidation in overactive bladder treatment in elderly women by the use of increased antimuscarinic dosages. Sovrem Tehnol V Med. 2013;5(4):78-82.
123. Giani I, Musco S. Tibial nerve stimulation. In: Electrical stimulation for pelvic floor disorders [Online]. Cham: Springer International Publishing; 2015. p. 119-28.
124. Krivoborodov G. Percutaneous/transcutaneous tibial nerve stimulation. In: Neurourology [Online]. Dordrecht: Springer Netherlands; 2019. p. 285-9.
125. Corcos J, Przydacz M. Incontinence due to neurogenic detrusor overactivity. In: Consultation in neurourology [Online]. Cham: Springer International Publishing; 2018. p. 77-113.
126. Ramírez-García I, Blanco-Ratto L, Kauffmann S, Carralero-Martínez A, Sánchez E. Efficacy of transcutaneous stimulation of the posterior tibial nerve compared to percutaneous stimulation in idiopathic overactive bladder syndrome: Randomized control trial. Neurourol Urodyn [Online]. 2019 Jan;38(1):261-8.
127. Manríquez V, Guzmán R, Naser M, Aguilera A, Narvaez S, Castro A, et al. Transcutaneous posterior tibial nerve stimulation versus extended release oxybutynin in overactive bladder patients. A prospective randomized trial. Eur J Obstet Gynecol Reprod Biol [Online]. 2016 Jan;196:6-10.
128. Finazzi-Agrò E, Petta F, Sciobica F, Pasqualetti P, Musco S, Bove P. Percutaneous tibial nerve stimulation effects on detrusor overactivity incontinence are not due to a placebo effect: a randomized, double-blind, placebo controlled trial. J Urol [Online]. 2010 Nov;184(5):2001-6.
129. Peters KM, MacDiarmid SA, Wooldridge LS, Leong FC, Shobeiri SA, Rovner ES, et al. Randomized trial of percutaneous tibial nerve stimulation versus extended-release tolterodine: results from the overactive bladder innovative therapy trial. J Urol [Online]. 2009 Sep;182(3):1055-61.
130. Sancaktar M, Ceyhan ST, Akyol I, Muhcu M, Alanbay İ, Mutlu Ercan C, et al. The outcome of adding peripheral neuromodulation (stoller afferent neuro-stimulation) to anti-muscarinic therapy in women with severe overactive bladder. Gynecol Endocrinol [Online]. 2010 Oct 9;26(10):729-32.
131. Souto SC, Reis LO, Palma T, Palma P, Denardi F. Prospective and randomized comparison of electrical stimulation of the posterior tibial nerve versus oxybutynin versus their combination for treatment of women with overactive bladder syndrome. World J Urol [Online]. 2014 Feb 8;32(1):179-84.
132. Arruda RM, Castro RA, Sousa GC, Sartori MGF, Baracat EC, Girão MJBC. Prospective randomized comparison of oxybutynin, functional electrostimulation, and pelvic floor training for treatment of detrusor overactivity in women. Int Urogynecol J [Online]. 2008 Aug 11;19(8):1055-61.
133. Firra J, Thompson M, Smith SS. Paradoxical findings in the treatment of predominant stress and urge incontinence. J Women's Heal Phys Ther [Online]. 2013;37(3):113-23.
134. Franzén K, Johansson J-E, Lauridsen I, Canelid J, Heiwall B, Nilsson K. Electrical stimulation compared with tolterodine for treatment of urge/urge incontinence amongst women – A randomized controlled trial. Int Urogynecol J [Online]. 2010 Dec 29;21(12):1517-24.
135. Barroso JCV, Ramos JGL, Martins-Costa S, Sanches PRS, Muller AF. Transvaginal electrical stimulation in the treatment of urinary incontinence. BJU Int [Online]. 2004 Feb;93(3):319-23.
136. Brubaker L, Benson JT, Bent A, Clark A, Shott S. Transvaginal electrical stimulation for female urinary incontinence. Am J Obstet Gynecol [Online]. 1997 Sep;177(3):536-40.

137. Oldham J, Herbert J, McBride K. Evaluation of a new disposable "tampon like" electrostimulation technology (Pelviva®) for the treatment of urinary incontinence in women: A 12-week single blind randomized controlled trial. Neurourol Urodyn [Online]. 2013 June;32(5):460-6.

138. Ozdedeli S, Karapolat H, Akkoc Y. Comparison of intravaginal electrical stimulation and trospium hydrochloride in women with overactive bladder syndrome: a randomized controlled study. Clin Rehabil [Online]. 2010 Apr 8;24(4):342-51.

139. Caldwell KPS. The electrical control of sphincter incompetence. Lancet [Online]. 1963 July;282(7300):174-5.

140. Richardson DA, Miller KL, Siegel SW, Karram MM, Blackwood NB, Staskin DR. Pelvic floor electrical stimulation: a comparison of daily and every-other-day therapy for genuine stress incontinence. Urology [Online]. 1996 July;48(1):110-8.

141. Sluka KA, Walsh D. Transcutaneous electrical nerve stimulation: Basic science mechanisms and clinical effectiveness. J Pain [Online]. 2003 Apr;4(3):109-21.

RECURSOS FÍSICOS TERAPÊUTICOS PARA TRATAMENTO DA BEXIGA NEUROGÊNICA

CAPÍTULO 5

Márcia Maria Gimenez ▪ Christine Plöger Schor

INTRODUÇÃO

Os fatores fisiológicos que envolvem os processos de armazenamento de urina e de micção são controlados por complexos circuitos cerebrais e medulares e o controle da micção constitui um requisito fundamental para compreender as principais afecções uroginecológicas.[1,2]

Esses circuitos se alternam quanto à função no trato urinário inferior, com as fases de armazenamento e esvaziamento vesical e, em razão desta complexa influência do sistema nervoso no controle voluntário da micção, qualquer distúrbio neurológico poderá interferir nesses circuitos.[3]

A bexiga e a uretra funcionam de forma recíproca, as fibras musculares lisas do detrusor são adaptadas aos processos de armazenamento e esvaziamento, sendo que o enchimento fisiológico se dá sob baixas pressões intravesicais, característica diretamente relacionada com o conceito de complacência vesical.[2,4]

Durante o enchimento vesical, o músculo detrusor permanece inativo, adaptando-se ao aumento progressivo de volume, ação controlada pelos nervos simpáticos lombares que emergem da medula espinal entre T10 e L2, sendo então responsáveis por inibir o detrusor e por estimular o colo vesical da uretra proximal. Os nervos parassimpáticos pélvicos surgem no nível sacral S2-S4 da medula espinal e tem como função a contração detrusora e o relaxamento uretral. O esfíncter uretral externo recebe inervação somática pelos nervos pudendos que também se originam de S2-S4, desta forma o ciclo funcional do aparato vesicoesfincteriano é uma combinação única e uma interação extremamente coordenada entre as funções voluntárias e autônomas.[4-6]

Alguns grupamentos neuronais no cérebro estão envolvidos no controle dos reflexos de armazenamento e esvaziamento vesicais, vias reflexas organizadas no cérebro e medula espinal modulam a coordenação entre a bexiga e o mecanismo esfincteriano uretral. Esse circuito é modulado por vários sistemas de neurotransmissores, sendo sensível a uma variedade de drogas e doenças neurológicas, desta forma, lesões cerebrais ou medulares das mais diversas são responsáveis por mudanças na fisiologia vesicoesfincteriana, desencadeando disfunções miccionais neurogênicas e miogênicas.[2,3]

BEXIGA NEUROGÊNICA

Bexiga neurogênica ou disfunção neurogênica do trato urinário inferior é um dos maiores desafios em urologia. Trata-se de distúrbio no trato urinário inferior secundário à moléstia do sistema nervoso central ou periférico. Engloba desde alterações mínimas, como alteração da sensibilidade vesical, até situações complexas, como dissinergia vesicoesfincteriana com comprometimento do trato urinário superior, e pode acometer indivíduos em qualquer faixa etária.[7,8]

Se considerarmos somente os sintomas de bexiga hiperativa, estima-se que 36% dos pacientes com diagnóstico de doença neurológica apresentem queixa de urgência miccional. Por outro lado, mais de 10% dos pacientes com bexiga hiperativa têm alguma doença neurológica como etiologia, sendo que, nos Estados Unidos, 17,2% têm esclerose múltipla, 14,9% doença de Parkinson, 7,8% tetra ou paraplegia, 4,4% acidente vascular encefálico, 4,3% trauma raquimedular, 3% espinha bífida e 7% são portadores de neuropatias de origem desconhecida.[2]

Observando que a bexiga neurogênica é uma disfunção secundária a distúrbios neurológicos, muitas são as afecções que podem desencadeá-la. Entre eles, trauma raquimedular, Parkinson, esclerose múltipla, acidente vascular encefálico, mielite transversa, espinha bífida, mielomeningocele, neuropatia diabética, hérnia de disco e lesão de nervosa em cirurgias pélvicas. Entretanto, o grau de severidade do distúrbio e de suas consequências para sobrevida do indivíduo variam entre cada afecção.

O trauma raquimedular ocorre preferencialmente em adultos jovens do sexo masculino. Estima-se que cerca de 83% das vítimas sejam homens. A principal causa do trauma raquimedular é o acidente automobilístico, seguido de quedas de altura e ferimento por arma de fogo. Nos Estados Unidos, a cada 100.000 habitantes, quatro sofreram trauma raquimedular.[2,9]

A bexiga neurogênica é secundária à interrupção total ou parcial entre comandos cerebrais do córtex, centro pontino e medula. A apresentação clínica da bexiga nesses casos é extremamente variável de acordo com a altura e o grau da lesão. As incompletas apresentam prognóstico melhor à terapêutica do que as completas. Estima-se que dos casos de óbito em 5 anos após trauma, 50% sejam decorrentes de complicações do trato urinário superior.[10]

Nas lesões medulares suprassacrais ocorre interrupção das vias, comunicando os níveis sacrais da medula com a ponte e com os centros superiores. Ocorre perda do controle voluntário da micção e em razão da interrupção da influência pontina, deixa de ocorrer coordenação entre contrações vesical e esfincteriana levando a dissinergismo vesicoesfincteriano. A dissinergia gera elevação da pressão vesical e esvaziamento vesical incompleto. Dado urodinâmico mais comum é de hiperatividade detrusora, porém, cerca de 15% desenvolvem padrão de arreflexia vesical.[9,11]

As lesões sacrais acometem os níveis sacrais da medula, onde se observa arreflexia vesical causada por lesão do centro vesical parassimpático em nível medular. Lesões incompletas podem ter apresentação clínica de hiperatividade detrusora, como observada nas lesões suprassacrais, porém, o padrão de atividade do esfíncter externo também é variável, podendo ser não funcionante, hiperativo e dissinérgico.[11]

Doença de Parkinson é a segunda doença neurodegenerativa com maior prevalência na população adulta. Tem caráter progressivo, idiopático e afeta, principalmente, indivíduos acima de 60 anos, sendo mais frequente em homens. Tem como características clínicas tremor de repouso, bradicinesia, rigidez muscular, instabilidade postural e alteração de marcha. O comprometimento vesical está relacionado com o armazenamento de urina, onde há perda de impulsos inibitórios da substância negra ao centro pontino da micção. Sintomas comuns são urgência miccional, 33% com aumento de frequência urinária, noctú-

CAPÍTULO 5 • RECURSOS FÍSICOS TERAPÊUTICOS PARA TRATAMENTO DA BEXIGA... **55**

ria e urgeincontinência. A bradicinesia também acomete a função esfincteriana, levando à obstrução infravesical com hesitação, sensação de esvaziamento incompleto e alto resíduo pós-miccional. Frequentemente os achados urodinâmicos não são equivalentes às queixas. Vale ressaltar que nessa faixa etária são comuns alterações prostáticas que dificultam o diagnóstico da bexiga neurogênica bem como seu tratamento.[12,13]

A esclerose múltipla é uma das principais causas de bexiga hiperativa de origem neurogênica. Por ser doença desmielinizante, evolutiva e de manifestações heterogêneas, seu diagnóstico nem sempre é feito nas fases iniciais e, predominantemente, em mulheres.[14]

No Brasil, por vezes a incontinência urinária, é o primeiro sintoma que estimula o paciente a procurar auxílio médico, mesmo que outros sintomas motores leves tenham precedido a queixa miccional. Sintomas e achados urodinâmicos podem mudar com a evolução da doença e 88% têm alteração no exame e são assintomáticos. O achado mais comum é de hiperatividade, 50-90%, associada à dissinergia vesicoesfincteriana 50%, porém, 20-30% apresentam arreflexia detrusora, com esvaziamento vesical incompleto ou retenção urinária, pois o esfíncter permanece fechado. Os achados urodinâmicos tendem a se modificar com evolução da doença, bem como a apresentação clínica.[2]

O acidente vascular encefálico também é uma frequente afecção com comprometimento urinário por lesão cortical. Estima-se que cerca de 80% dos casos apresentem disfunção urinária. A fase de choque cerebral que tende a durar de 1 a 2 semanas se apresenta com arreflexia detrusora, porém, é após essa fase que se estabelece o real padrão miccional do paciente. Cerca de 50% dos indivíduos apresentam bexiga hiperativa neurogênica, com aumento da frequência, urgência e, possivelmente, urgeincontinência. Pode haver melhora espontânea dos sintomas em 80% dos casos em até 6 meses.[15]

Nos casos de denervação cirúrgica de nervos pélvicos, geralmente a sintomatologia se assemelha às lesões sacrais, com hipocontratilidade ou arreflexia detrusora. Entretanto, é frequente que apenas um lado da raiz seja lesionado, permitindo neuroplasticidade e rearranjo do lado íntegro.[16]

TIPOS DE BEXIGA NEUROGÊNICA

Os distúrbios podem ocorrer na função vesical, esfincteriana ou em ambos.

A bexiga hiperativa neurogênica se assemelha à bexiga hiperativa não neurogênica. Caracteriza-se por contrações não inibidas do detrusor na fase de enchimento vesical. Os sintomas mais comuns são urgência com ou sem urgeincontinência, aumento de frequência e noctúria. Quando associada à dissinergia esfincteriana, trata-se de bexiga com déficit de esvaziamento, com alto resíduo pós-miccional e, frequentemente, com incapacidade de micção espontânea.[2,7,8]

A bexiga hipocontrátil apresenta incapacidade de função detrusora na fase de esvaziamento vesical, sem disfunção no enchimento. Geralmente bexigas que acomodam altos volumes, esvaziamento lento e incompleto. Comumente há perda urinária por transbordamento. Se associado a fechamento uretral hiperativo, não há esvaziamento e o paciente pode evoluir para arreflexia.[2,7,8]

A bexiga flácida ou arreflexia detrusora é a bexiga em que não há função detrusora e o paciente queixa-se de perda urinária, que se dá por transbordamento. Frequentemente a sensibilidade vesical também está diminuída ou ausente.[2,7,8]

DIAGNÓSTICO

Os sintomas urinários da bexiga neurogênica dependem da extensão, nível e gravidade das lesões neurológicas. A avaliação inclui anamnese detalhada, questionários específicos, exame físico, diário miccional, exames laboratoriais, exame de urina, medida de resíduo pós-miccional, ultrassonografia, urofluxometria, exames bioquímicos, cultura de urina, citologia urinária e avaliação urodinâmica videourodinâmica, também podendo incluir situações específicas a uretrocistoscopia, estudos neurofisiológicos e cintilografia renal.[2]

A anamnese deve incluir os sintomas pregressos e atuais, como as alterações no trato urinário, a função intestinal, a função sexual e a história neurológica pregressa, devendo ainda revisar cuidadosamente a utilização atual e pregressa de medicações, com avaliação de possíveis efeitos adversos no trato urinário e eventuais interações.[2]

Questionários específicos para avaliação de sintomas e da qualidade de vida em pacientes neurológicos.[2,17,18]

- *Sintomas urinários*: *Qualiveen* para pacientes com esclerose múltipla e lesões da medula espinal; *Neurogenic Symptom Score* também para esclerose múltipla, com lesões da medula espinal e com espinha bífida.
- *Disfunção intestinal: quality of life scoring tool related to bowel manegement QoL-BM* para esclerose múltipla e lesões medulares.
- *Qualidade de Vida: Incontinence Quality of Life Instrument I-QOL, King's Health Questionnaire KHQ ou the Short Form 36-item ou 12-item Health Survery Questionnaires.*

Os escores obtidos por meio de desses questionários devem ser correlacionados com queixa clínica e exame físico.

Exame Físico

No exame físico devem-se avaliar a motricidade e o grau de mobilidade, a presença de espasticidade, cognição, coordenação motora e equilíbrio; no exame neurológico se faz necessário incluir o exame de sensibilidade e reflexos dos segmentos neurológicos relacionados com a função vesical e dos músculos do assoalho pélvico, como sensibilidade S2-S4, reflexo de Babisnki, reflexo cremastérico, reflexo anal, reflexo bulbocavernoso, teste dos reflexos, reflexos dos tendões profundos, tônus do esfíncter anal, a avaliação da distribuição dos dermátomos e nervos cutâneos na região posterior da coxa, períneo e genitália externa masculina.[2,19]

No diagnóstico cinesiológico-funcional se faz necessário examinar a causa e a severidade do problema de saúde sob a ótica funcional, com uma descrição do problema de saúde com base na classificação Internacional de Funcionalidade, Incapacidade e Saúde (CIF), tendo em vista as funções dos órgãos ou sistemas e estruturas do corpo, assim como as limitações das atividades na participação social.[20-22]

A avaliação da musculatura do assoalho pélvico consiste na inspeção ao repouso e durante o movimento, na palpação e provas de função muscular contração e relaxamento voluntário; contração e relaxamento involuntário e inconsciente; *endurance*/resistência; fibras fásicas; avaliação de outros componentes do sistema musculoesquelético que possam estar dificultando a função dos músculos do assoalho pélvico.[23] A Sociedade Internacional de Continência recomenda que a avaliação funcional do assoalho pélvico seja realizada por meio da inspeção visual, palpação digital, perineometria por monometria ou eletromiografia.[24,25]

CAPÍTULO 5 • RECURSOS FÍSICOS TERAPÊUTICOS PARA TRATAMENTO DA BEXIGA... 57

O diário miccional é uma ferramenta muito útil para avaliar o comportamento urinário, com o registro de pelo menos 3 ou 4 dias a frequência de micções, episódios de incontinência urinária, ingesta hídrica, quantificação da diurese e identificação da poliúria.[2]

O diário miccional, além de ser utilizado como acompanhamento do tratamento, com a avaliação da efetividade da intervenção que está sendo praticada, o registro do horário permite avaliar a dimensão da mudança, ou necessidade da mesma com indicações de condutas. Outro objetivo importante é que este instrumento trabalha a conscientização dos hábitos miccionais, levando o indivíduo à autoconfiança, o que pode refletir melhor adesão ao tratamento.[20,26]

Os objetivos do tratamento de indivíduos com bexiga neurogênica incluem preservação da função renal, controle de infecções urinárias e preservação ou recuperação da continência urinária.

EVOLUÇÃO E POSSÍVEIS COMPLICAÇÕES

A complicação mais comum na bexiga neurogênica é a infecção urinária e a mais grave, geralmente quando não tratada ou acompanhada é a deterioração renal.

Entretanto, certos perfis de pacientes estão em risco para esta e outras complicações. Isso pode estar relacionado com o processo de doença neurológica subjacente, ou mesmo a fase ou estágio da lesão. Identificar perfis de risco permite determinar estratégias de acompanhamento que podem ser adotadas. Os fatores de risco para a deterioração do trato urinário superior incluem diminuição da complacência vesical, episódios repetidos de pielonefrite e cateterismo permanente. Outras complicações em longo prazo incluem nefrolitíase, incontinência urinária refratária e malignidade.[27]

Segundo Nseyo e Santiago-Lastra,[27] um modelo de lista para verificação durante a avaliação de pacientes com bexiga neurogênica em fase ambulatorial, como o grau de mobilidade, regime de cateterismo atualmente utilizado, tamanho/tipo do cateter utilizado e complicações com o cateterismo que já tenha acontecido, avaliação da incontinência urinária e tipo de proteção, medicações utilizadas, avaliação da incontinência anal; frequência intestinal, infecção do trato urinário febril e não febril no período de um ano, ocorrência de hematúria, cirurgia vesical e do trato urinário superior, exames de imagem recentes, resultados dos exames urodinâmicos anteriores. A avaliação ainda deve incluir as seguintes estratégias: a avaliação monitoramento e preservação da função renal, avaliação da função vesical com urodinâmica, se indicado, plano de continência e cuidado com a qualidade de vida.

TRATAMENTO

É importante salientar que o objetivo principal no manejo do paciente com bexiga neurogênica é a preservação do trato urinário superior, dessa forma, promover continência deve ser considerado objetivo secundário e frequentemente não alcançado.

Eletroestimulação

A eletroestimulação se apresenta como opção terapêutica com o objetivo principal de neuromodulação nos casos das bexigas neurogênicas. Não há evidência científica sobre seu uso nos casos de bexiga hipocontrátil e flácida. Entretanto, as evidências clínicas apontam para uma resposta terapêutica positiva.

A estimulação percutânea e transcutânea do nervo tibial *percutaneous tibial nerve stimulation* – PTNS / *transcutaneous tibial nerve stimulation* – TTNS e a estimulação nervosa elétrica transcutânea de outros nervos periféricos *transcutaneous electrical nerve stimulation* – TENS podem ser seguras e eficientes para o tratamento da hiperatividade neurogênica do detrusor, com a vantagem de não levar à retenção urinária e poder, simultaneamente, tratar distúrbios intestinais associados.[28,29]

A eletroestimulação pode ser realizada tanto em regime ambulatorial quanto em regime domiciliar. Os eletrodos podem ser aplicados por via intracavitária vaginal e anal, transcutânea parassacral, transcutânea do nervo tibial e percutânea do nervo tibial. Para todas essas técnicas de aplicação precisa ocorrer estímulo aferente em região sacral para dar início aos mecanismos de ação.[30] Na eletroestimulação intracavitária a condução do estímulo elétrico percorre o nervo pudendo que é oriundo da região sacral, bem como na eletroestimulação transcutânea e percutânea do nervo tibial, o nervo tibial é uma ramificação do nervo isquiático que também possui sua origem em região lombossacral, sendo que a eletroestimulação parassacral ocorre de maneira transcutânea em saída de raiz nervosa em região sacral.[31]

Os prováveis mecanismos de ação da eletroestimulação são: segundo Liao *et al.* 2008,[32] com o estímulo da eletroestimulação ocorre estimulação aferente em região sacral da micção; na sequência a remodelação por meio de ativação em áreas do córtex: giro do cíngulo anterior e pré-frontal, segundo Fall e Lindstrom, 1991,[33] após a estimulação aferente em região sacral da micção, ocorre a ação de relaxamento ß-adrenérgico.

O tipo de corrente mais utilizado para inibição vesical é a corrente bifásica, com frequência de 4 Hz a 10 Hz, sendo 10 Hz a mais utilizada, duração de pulso de 200 a 700 µs, com a intensidade o mais tolerável possível em ponto sensitivo. Na técnica intracavitária o tempo de tratamento é de 20 minutos, 2 vezes na semana, entre 20 a 24 sessões. Na técnica transcutânea ou percutânea do nervo tibial o tempo de aplicação é de 30 minutos, podendo ser realizada de 1 vez por semana, até mesmo diariamente.[34-36] A técnica transcutânea de nervo tibial é um perfil de tratamento que pode ser realizado em domicílio com a orientação prévia do fisioterapeuta.

Na eletroestimulação intravaginal o eletrodo é introduzido até o terço médio da vagina. O eletrodo é de uso individual na eletroestimulação transcutânea do nervo tibial, um eletrodo de superfície autoadesivo retromaleolar maléolo medial, e o outro eletrodo autoadesivo também em linha medial 10 cm acima. Na eletroestimulação percutânea do nervo tibial o eletrodo é tipo agulha, seguindo a mesma colocação do eletrodo autoadesivo. Na eletroestimulação parassacral, os eletrodos autoadesivos são colocados em saída de raiz nervosa.[30,34,36]

Liu *et al.*, 2015,[37] realizaram um estudo com 81 pacientes com incontinência urinária após acidente vascular encefálico. Foram acompanhados três grupos, sendo grupo 1: 20 Hz, grupo 2: 75 Hz e o grupo 3: sem tratamento, ondas quadradas, bifásicas, com duração de pulso de 150 µs, durante 30 minutos, uma vez ao dia, durante 90 dias, em região parassacral, com avaliação do Índice de Barthel, Estudo urodinâmico e diário miccional, antes e após o tratamento, e foi verificado que 20 Hz foi melhor do que 75 Hz na melhora dos sintomas urinários neste perfil de indivíduos.

Na metanálise realizada por Bourbeau *et al.*, 2017,[38] foi verificado que a estimulação elétrica dos nervos genitais inibe, a curto prazo, as contrações reflexas do detrusor e pode aumentar capacidade da bexiga em indivíduos com detrusor hiperativo neurogênico. Ocorreu aumento consistente em magnitude das capacidades da bexiga nos 8 estudos e fornecendo confiança de que a estimulação elétrica dos nervos genitais pode ser uma ferramenta

CAPÍTULO 5 • RECURSOS FÍSICOS TERAPÊUTICOS PARA TRATAMENTO DA BEXIGA... **59**

eficaz para muitos indivíduos com detrusor hiperativo neurogênico, entretanto, sugerem a necessidade de estudos referentes ao efeito do recurso supracitado em longo prazo.

A maioria das neuromodulações elétricas não é considerada tratamento de primeira linha para o detrusor hiperativo neurogênico, entretanto, a neuromodulação elétrica não invasiva deve ser sempre aplicada e testada antes da terapia invasiva.[20]

Tanagho e Schmidt desenvolveram a neuromodulação sacral via estimulação da raiz sacral S3 em 1988. Entretanto, esses autores trataram apenas pacientes com bexiga neurogênica. Em 1997, a NMS foi aprovada pela Food and Drug Administration como opção terapêutica para hiperatividade do detrusor e, em 1999, para a retenção urinária não obstrutiva. Desde então, a neuromodulação sacral vem sendo utilizada em um número crescente de pacientes e a lista de indicações se expandiu para distúrbios intestinais como incontinência fecal.[2,39]

Em 2010, Possover *et al.* descreveram implante laparoscópico de neuromoduladores, com resultados promissores em pacientes com lesão medular completa ou incompleta. Os eletrodos foram implantados sobre os nervos pudendo e ciático, na confluência do tronco lombossacral com as raízes S1 a S4 e sobre os nervos femorais bilateral. A estimulação seletiva permitiu maior controle da função muscular do assoalho pélvico e dos membros inferiores, favorecendo o esvaziamento vesical satisfatório, a inibição da hiper-reflexia do detrusor, as reduções dos episódios de incontinência, o ganho de massa muscular nos membros inferiores, o controle da espasticidade e a possibilidade de ficar em ortostase. No acompanhamento do estudo foi verificado que a neuroestimulação promoveu ganho de função voluntária abaixo do nível da lesão, demonstrando o importante efeito da eletroestimulação contínua na neuroplasticidade medular.[40,41]

Treinamento dos Músculos do Assoalho Pélvico

O treinamento da musculatura do assoalho pélvico tem sido sugerida como alternativa para pacientes com bexiga neurogênica, visando o relaxamento dessa musculatura, diminuindo a resistência uretral e facilitando o esvaziamento.[42]

Lucio *et al.*, 2011, fizerem um estudo comparativo para verificarem o quanto o treino dos músculos do assoalho pélvico poderia melhorar os sintomas urinários e a qualidade de vida em mulher com esclerose múltipla. Foi então realizada a intervenção 2 vezes por semana durante 12 semanas, com treino dos músculos do assoalho pélvico com assistência de um manômetro vaginal e instruções para praticar os exercícios diariamente em casa, os resultados obtidos ao término do tratamento foi a redução dos sintomas do trato urinário inferior percebido nos questionários específicos e que refletiu positivamente na qualidade de vida.[43]

Estudos apontam que melhores resultados para o tratamento conservador com a fisioterapia, muitas vezes associados ao uso de medicação para os sintomas urinários oriundos da esclerose múltipla são conquistados com técnicas combinadas, sendo elas o treino dos músculos do assoalho pélvico com o *biofeedback*, prática dos exercícios domiciliares e uso da eletroestimulação para inibição vesical.[44,45]

Vasques *et al.*, 2015, realizaram estudo de casos com um programa de 6 semanas com o uso do treinamento dos músculos do assoalho pélvico em dois homens com lesão medular incompleta, ambos melhoraram a força e resistência das contrações dos MAP, o estudo de casos forneceu evidências de que um programa de 6 semanas de treinamento dos músculos do assoalho pélvico pode ter efeito benéfico na promoção do controle voluntário no detrusor hiperativo neurogênico e redução da incontinência urinária em casos selecionados com lesão incompleta da medula espinal.[46]

A conscientização e o treinamento dos músculos do assoalho pélvico são muito importantes para a realização da técnica de treinamento vesical, técnica que se baseia no diário miccional, para aumentar os espaços entre as micções. Uma das estratégias para conquistar esse objetivo é a realização dos exercícios dos músculos do assoalho pélvico, bem como, quando associado ao desejo miccional com a urgência, pode ser realizada a técnica de inibição de urgência, que consiste em interromper a atividade que estava realizando e, simultaneamente, desviar o foco de atenção e realizar contrações rítmicas, fortes e rápidas da musculatura do assoalho pélvico.[47]

O objetivo de treinar as contrações rápidas, rítmicas e fortes dos músculos do assoalho pélvico, podendo ser uma única contração ou contrações repetidas, é realizar o mecanismo denominado "reflexo períneo detrusor" ou "reflexo de inibição recíproca", este acontece a partir do recrutamento de neurônios motores via nervo pudendo, que é oriundo do centro sacral da micção inibindo o sistema parassimpático excitatório.[26,48]

Mudanças nos Hábitos de Vida

Com base na concepção de que pacientes incontinentes podem ser educados em relação à sua condição e desenvolver estratégias para eliminar ou reduzir os sintomas.[49]

Constitui a primeira linha de tratamento conservador em pacientes com sintomas de bexiga hiperativa. Deve seguir estratégias de educação sobre função da bexiga e readaptação dos hábitos nocivos. O programa compreende diversos componentes como avaliação de hábitos pessoais, diário miccional, condição de readequação, condição muscular do assoalho pélvico, capacidade de locomoção e reforço positivo para estímulo de adesão ao tratamento. O programa, dessa forma, é individualizado.[2,50]

Uma das estratégias mais importantes é ajustar o volume de ingesta hídrica, levando em consideração o cálculo de 0,03 mL/kg/dia, aumentar o intervalo entre micções, ensinar a urinar como bom posicionamento e treino respiratório, eliminar fatores agravantes tabagismo, cafeína, alimentos ácidos, obesidade, entre outros, e quando viável, propor técnicas de controle da urgência.[50]

Cateterismo

O cateterismo é utilizado para drenagem completa de urina da bexiga. Pode ser usado em pacientes com obstrução infravesical importante e nos casos de bexiga neurogênica com incapacidade de esvaziamento espontâneo ou alto resíduo pós-miccional. O objetivo principal é promover continência e manutenção de baixa pressão vesical, além de micções com baixa pressão durante esvaziamento com o intuito de preservação renal. Pode ser usado de forma intermitente ou contínuo. O cateterismo permanente pode ser feito via uretral ou suprapúbica, sendo que é somente indicado nos casos em que todas as formas menos invasivas foram exploradas e não houve sucesso.

O cateterismo intermitente é aquele em que uma sonda vesical é inserida pela uretra para esvaziamento vesical e retirada na sequência. Pacientes que necessitem do cateterismo intermitente são ensinados e orientados quanto ao procedimento para que possam fazê-lo por conta própria. Dessa forma, o termo correto é cateterismo intermitente limpo, uma vez que o procedimento deixa de ser estéril, porém, com grandes e importantes recomendações de higiene.

CAPÍTULO 5 ▪ RECURSOS FÍSICOS TERAPÊUTICOS PARA TRATAMENTO DA BEXIGA... **61**

Usuários de cateterismo apresentam risco aumentado de obstrução uretral, infecção, formação de cálculo, lesão uretral com risco de erosão e comprometimento da qualidade de vida. Estima-se que indivíduos que façam autocateterismo diário apresentem bacteriúria após o primeiro mês, dessa forma, frequentemente, são usuários de antibioticoterapia profilática.[51,52]

A busca por cateteres e procedimentos que diminuíssem as infecções do trato urinário e o atrito e, consequentemente, lesão uretral, aventou a técnica "*no-touch*", no qual o cateterismo é realizado sem que o cateter seja diretamente manipulado. Com o avanço da tecnologia, foram criados cateteres hidrofílicos, que têm uma camada de polímero que recobre sua superfície e possui alta afinidade pela água. Essas características formam uma superfície deslizante que facilita a entrada do cateter na uretra.[53]

Na melhoria desse cateter que precisava ser lubrificado com água, novos produtos foram desenvolvidos, com líquido estéril pré-embalado com o cateter, sendo conhecidos como "cateteres prontos para uso". Dessa forma, o armamentário para realizar o cateterismo asséptico evoluiu com o surgimento dos cateteres revestidos hidrofílicos e, posteriormente, com os produtos prontos para uso. Esse cateter é conhecido como "*speedicath*" e, apesar de custoso, traz grande benefício para os pacientes, principalmente aqueles com menor destreza.

A frequência do cateterismo recomendado por dia depende, principalmente, da ingestão de líquidos, mas geralmente é de 4 a 6 vezes por dia, não devendo exceder 6 vezes. Um número menor do que necessário ao dia pode resultar em infecções urinárias além de aumento de risco de refluxo vesicoureteral, enquanto cateterismos muito frequentes podem aumentar o risco de complicações uretrais. Esta pode ser ajustada de acordo com os parâmetros urodinâmicos, complacência da bexiga e pressão do detrusor, e volume drenado. Nos casos das bexigas hipocontráteis ou flácidas, a distensão da bexiga deve ser evitada quando superior a 400 mL, a fim de impedir infecções urinárias. Nos casos de hiperatividade detrusora com dissinergia vesicoesfincteriana, o volume drenado não deve exceder 300 mL.[2,54]

CONSIDERAÇÕES FINAIS

Uma tendência para o ajuste do tratamento com o uso da eletroestimulação em casos específicos seria a avaliação da resposta sensitiva e motora dos músculos do assoalho pélvico com o uso da eletroestimulação intracavitária, utilizando uma corrente segura: Baixa frequência – corrente alternada; simétrica; equilibrada; pulsos retangulares. A avaliação com o uso da eletroestimulação intracavitária, pode ser realizada desta maneira: **Atingir o ponto sensitivo e motor na primeira etapa:** falta de consciência; **Atingir o ponto sensitivo e motor após a primeira etapa:** sugestão de alguma alteração nervosa – trabalhar com os parâmetros de resposta; **Não atingir o ponto sensitivo e motor na duração de pulso maior que o aparelho dispõe:** sugestão de uma nova reavaliação médica.

O método de avaliação supracitado, embora utilizado na prática diária do fisioterapeuta, precisa de estudos para sua padronização e comprovação.

REFERÊNCIAS BIBLIOGRÁFICAS

1. Yoshimura N, Chancellor M. Phtsiology and pharmacology of the bladder and urethra. In: Wein A, Kavoussi, Novic, Partin, Peters. Campbell-Walsh Urology. 10th ed. Saunders; 2012. p. 1786-833.
2. Rios LAS, Averbeck MA, Madersbacher H. Neuro-urologia: Manual para a pratica clínica. Rio de Janeiro: Sociedade Brasileira de Urologia; 2017.

3. Chancelllor MB, Yoshimura N. Neurophysiology of stress urinary incontinence. Reviews in Urology. 2004;6(3):20-8.
4. de Groat WC, Yoshimura N. Anatomy and physiology of the lower urinary tract. Handb Clin Neurol. 2015;130:61-108.
5. DeLancey JO, Gosling J, Creed KE, Dixon J, Delmas V, Landon D, et al. Gross anatomy and cell biology of the lower urinary tract. In: 2nd Internacional Consulation on Incontinence. Plymouth: World Health Organization; 2002. p. 17-82.
6. de Groat WC, Yoshimura N. Neural control of the lower urinary tract. Compr Physiol. 2015;5:327-96,
7. Przydacz M, Denys P, Corcos J. What do we know about neurogenic bladder prevalence and management in developing countries and emerging regions of the world? Ann Phys Rehabil Med. 2017 Sep;60(5):341-6.
8. Danforth TL, Ginsberg DA. Neurogenic Lower Urinary Tract Dysfunction. How, when, and with which patients do we use urodynamics? Urol Clin North Am. 2014 Aug;41(3):445-52, ix.
9. Klausner AP, Steers WD. The neurogenic bladder: an update with management strategies for primary care physicians. Med Clin North Am. 2011;95(1):111-20.
10. Campos MF. Epidemiologia do traumatismo da coluna vertebral. Rev Col Bras Cir. 2008:35(2):88-93.
11. Yıldız N, Akkoç Y, Erhan B, Gündüz B, Yılmaz B, Alaca R, et al. Neurogenic bladder in patients with traumatic spinal cord injury: treatment and follow-up. Spinal Cord. 2014;52(6):462-7.
12. Wirdefeldt K, Adami HO, Cole P, Trichopoulos D, Mandel J. Epidemiology and etiology of Parkinson's disease a review of the evidence. Europ J Epidem. 2011;26(1):51-8.
13. Perissinotto MC, D'Ancona CA, Lucio A, Campos RM, Abreu A. Transcutaneous tibial nerve stimulation in the treatment of lower urinary tract symptoms and its impact on health-related quality of life in patients with parkinson disease: a randomized controlled trial. J Wound Ostomy Continence Nurs. 2015;42(1):94-9.
14. Safarpour Y, Mousavi T, Jabbari B. Botulinum toxin treatment in multiple sclerosis-a review. Curr Treat Options Neurol. 2017;19(10):33.
15. Mehdi Z, Birns J, Bhalla A. Post-stroke urinary incontinence. Int J Clin Pract. 2013;67(11):1128-37.
16. Collins CW, Winters JC. AUA/SUFU adult urodynamics guideline: a clinical review. Urol Clin North Am. 2014 Aug;41(3):353-62.
17. Bonniaud V, Bryant D, Parratte B, Guyatt G. Development and validation of the short form of urinary quality of life questionnaire: SF-Qualiveen. J Urol. 2008;180(6):2592-8.
18. Patel DP, Elliott SP, Stoffel JT, Brant WO, Hotaling JM, Myers JB. Patient reported outcomes measures in neurogenic bladder and bowel: A systematic review of the current literature. Neurourol Urodyn. 2016;35:8-14.
19. Sanvito WL. Propedêutica neurológica básica. 2. ed. São Paulo: Atheneu; 2010.
20. Palma PCR, Bergahmans B, Seleme MR, Riccetto CLZ, Pereira SB. Urofisioterapia aplicações clínicas das técnicas fisioterapeuticas nas disfunções miccionais e do assoalho pélvico. 2. ed. São Paulo: Andreoli; 2014.
21. Brasil. Resolução n° CNE/CES 4/2002 – Diretrizes Curriculares Nacionais do Curso de Graduação em Fisioterapia. Diário Oficial da União; 1969.
22. Bernards A, Berghmans B, Hove MS-t, Staal J, Bie Rd, Hendriks E. Review of the evidence - KNGF Guideline for Physical Therapy in patients with Stress urinary incontinence. Dutch J Phys Ther. 2011;121(3):1-43.
23. Bernards AT, Berghmans BC, Slieker-Ten Hove MC, Staal JB, de Bie RA, Hendriks EJ. Dutch guidelines for physiotherapy in patients with stress urinary incontinence: an update. Int Urogynecol J. 2014;25(2):171-9.
24. Botelho S, Pereira LC, Marques J, Lanza AH, Amorim CF, Palma P, et al. Is there correlation between electromyography and digital palpation as means of measuring pelvic floor muscle contractility in nulliparous,pregnant, and postpartum women? Neurourol Urodyn. 2013;32(5):420-3.

CAPÍTULO 5 • RECURSOS FÍSICOS TERAPÊUTICOS PARA TRATAMENTO DA BEXIGA... **63**

25. Staskis D, Kelleher C, Avery K. Initial assessment of urinary and fecal incontinence in adult male and female patients. In: Abrams P, Cardozo L, Wein A, Khoury S (Eds.). Incontinence: 4th International Consultation on Incontinence. Paris, France: Health Publications; 2009. p. 311-412.
26. Srikrishna S, Robinson D, Cardozo L, Vella M. Management of overactive bladder syndrome. Postgrad Med. 2007;83:481-6.
27. Nseyo U, Santiago-Lastra Y. Long-term complications of the neurogenix bladder. Urol Clin North Am. 2017;44(3):355-66.
28. Schneider MP, Gross T, Bachmann LM, Blok BF, Castro-Diaz D, Del Popolo G, et al. Tibial nerve stimulation for treating neurogenic lower urinary tract dysfunction: a systematic review. Eur Urol. 2015;68:859-67.
29. Gross T, Schneider MP, Bachmann LM, Blok BF, Groen J, Hoen LA, et al. Transcutaneous electrical nerve stimulation for treating neurogenic lower urinary tract dysfunction: a systematic review. Eur Urol. 2016 June;69(6):1102-11.
30. Moreno AL. Fisioterapia em uroginecologia. 2. ed. São Paulo: Atheneu; 2009.
31. Netter FH. Atlas de anatomia humana. 4. ed. Rio de Janeiro: Elsevier; 2008.
32. Liao KK, Chen JT, Lai KL, Liu CY, Lin CY, Lin YY, et al. Effect of sacral-root stimulation on the motor cortex in patients with idiopathic overactive bladder syndrome. Neurophysiol Clin. 2008;38(23):39-43.
33. Fall M, Lindstrom S. A physiologic approach to the treatment of urinary incontinence. Urologic Clinics of North America. 1991:18(2):393-407.
34. Marques AA. Estimulação do nervo tibial posterior no tratamento da bexiga hiperativa. [Tese de Doutorado] Campinas: Faculdade de Ciências Médicas, Unicamp; 2008.
35. Bo K, Berghmans B, Morkved S, Kampen MV. Evidence – based physical therapy for the pelvic floor: bridging Science and clinical practice, 2nd ed. United States: Churchill Livingstone; 2014.
36. Burton C, Sajja A, Latthe PM. Effectiveness of percutaneous posterior tibial nerve stimulation for overctive bladder: a systematic review and meta-analysis. Neurourol Urodyn. 2012;31(8):1206-16.
37. Liu Y, Xu G, Luo M, Teng HF. Effects os transcutaneous electrical nerve stimulation at two frequencies on urinary incontinence in poststroke patients: A randomized controlled trial. Am J Phys Med Rehabil. 2016;95(3):183-93.
38. Bourbeau DJ, Creasey GH, Sidik S, Brose SW, Gustafson KJ. Genital nerve stimulation increases bladder capacity after SCI: A meta-analysis. J Spinal Cord Med. 2018 July;41(4):426-34.
39. Aboseif SR, Kim DH, Rieder JM, Rhee EY, Menefee SA, Kaswick JR, et al. Sacral neuromodulation: cost considerations and clinical benefits. Urology. 2007;70(6):1069-73.
40. Possover M, Schurch B, Henle K. New strategies of pelvic nerves stimulation for recovery of pelvic visceral functions and locomotion in paraplegics. Neurourol Urodyn. 2010;29(8):1433-8.
41. Possover M. Recovery of sensory and supraspinal control of leg movement in people with chronic paraplegia: a case series. Arch Phys Med Rehabil. 2014;954:610-4.
42. Van Koeveringe GA, Vahabi B, Andersson KE, Kirschner-Herrmans R, Oelke M. Detrusor underactivity: a plea for new approaches to a common bladder dysfunction. Neurourol Urodyn. 2011;305:723-8.
43. Lucio AC, Perissinoto MC, Natalin RA, Prudente A, Damasceno BP, D'ancona CAL. A comparative study of pelvic floor muscle training in women with multiple sclerosis: its impact on lower urinary tract symptoms and quality of life. Clinics (São Paulo). 2011;66(9):1563-8.
44. Gaspard L, Tombal B, Castille Y, Opsomer RJ, Detrembleur C. Pelvic floor muscles training, electrical stimulation, bladder training and lifestyle interventions to manage lower urinary tract dysfunction in multiple sclerosis: a systematic review. Prog Urol. 2014;24(4):222-8.
45. McClurg D, Ashe RG, Marshall K, Lowe-Strong AS. Comparison of pelvic floor muscle training, electromyography biofeedback, and neuromuscularelectrical stimulation for bladder dysfunction in people with multiple sclerosis: a randomizedpilot study. Neurourol Urodyn. 2006;254:337-48.

46. Vásquez N, Knight SL, Susser J, Gall A, Ellaway PH, Craggs MD. Pelvic floor muscle training in spinal cord injury and its impact on neurogenic detrusor over-activity and incontinence. Spinal Cord. 2015;53(12):887-9.
47. K Burgio. Update on behavioral and physical therapies for incontinence and overactive bladder: the role of pelvic floor for muscle training. Curr Urol Rep. 2013;14:457-60.
48. De Groatt WC, Fraser MO, Yoshiyama M, Smerin S, Tai C, et al. Neural control of the urethra. Scand J Urol Nephrol Suppl. 2001;207:35-43.
49. Wyman JF, Burgio KL, Newman DK. Practical aspects of lifestyle modifications and behavioural interventions in the treatment of overactive bladder and urgency urinary incontinence. Int J Clin Pract. 2009;63(8):1177-91.
50. Borello-France D, Burgio KL, Goode PS, Ye W, Weidner AC, Lukacz ES, et al. Adherence to behavioral interventions for stress incontinence: rates, barriers, and predictors. Phys Ther. 2013 June;93(6):757-73.
51. Gulur DM, Drake MJ. Urinary catheters and other devices. In: Wein A, Anderson KE, Drake M, Dmochowski R. Bladder dysfunction in the adult. Current clinical urology. New York: Humana Press; 2014.
52. Nseyo SL. Long-term complications of the neurogenic bladder. Urol Clin N Am. 2017;44:355-66.
53. Hudson E, Murahata RI. The 'no-touch' method of intermittent urinary catheter insertion: can it reduce the risk of bacteria entering the bladder? Spinal Cord. 2005;43(10):611-4.
54. Fumincelli L, Mazzo A, Martins JCA, Henriques FMD, Cardoso D, Rodrigues MA. Quality of life of intermittent urinary catheterization users and their caregivers: a scoping review. Worldviews Evid Based Nurs. 2017;14(4):324-33.

RECURSOS FÍSICOS TERAPÊUTICOS PARA TRATAMENTO DA INCONTINÊNCIA FECAL

CAPÍTULO 6

Cristiano Carvalho ▪ Mikaela da Silva Corrêa

INTRODUÇÃO

A Sociedade Internacional de Continência (*International Continence Society*) define incontinência fecal como qualquer perda involuntária de fezes sólidas ou líquidas, podendo ocorrer passivamente (sem que a pessoa esteja ciente da perda de fezes); precedida de urgência (em que o indivíduo tem uma sensação de necessidade urgente de defecar), por transbordamento (incontinência por impactação fecal) ou durante o coito.[1]

A prevalência da incontinência fecal é desconhecida, pois as pessoas tendem a esconder o problema de suas famílias, amigos e dos profissionais de saúde.[2] A prevalência estimada de incontinência fecal em adultos não institucionalizados nos Estados Unidos é de 8,3% (fezes líquidas: 6,2%; fezes sólidas: 1,6% e muco em 3,1%). A prevalência é semelhante nas mulheres (8,9%) e nos homens (7,7%), sendo de 2,6% em adultos de 20 a 29 anos, e de até 15,3% em indivíduos com idade igual ou superior a 70 anos.[3]

Os fatores de risco da incontinência fecal incluem distúrbios intestinais, particularmente a diarreia; ingesta de cafeína e sorbitol;[4] uso de medicamento antianginoso, anti-hipertensivo e medicamentos com sulfato ferroso ou antiácidos;[5] doença anal benigna, como hemorroidas, fístulas e verrugas;[6] histórico de constipação;[7] histórico obstétrico, por exemplo, uso de fórceps, episiotomia;[8] histórico cirúrgico da região perianal;[9,10] associação a outras disfunções da musculatura do assoalho pélvico: incontinência urinária e prolapso dos órgãos pélvicos;[11] doenças inflamatórias do intestino;[12] síndrome do cólon irritável;[12] comprometimentos neurológicos, como por exemplo, esclerose múltipla, síndrome da cauda equina, acidente vascular encefálico, tumores, mielomeningocele, demências, traumatismos cranianos, entre outras;[12] e também pode ser de causa congênita.

O impacto da incontinência fecal sobre a qualidade de vida das mulheres acometidas é negativo, resultando na difícil relação social com caracterização de isolamento, constrangimento e baixa autoestima.[13]

CONTINÊNCIA E DEFECAÇÃO

Durante o repouso, a continência é mantida primordialmente pelo esfíncter anal interno, em conjunto com o ângulo formado pelo músculo puborretal e o esfíncter anal externo. O reto é o responsável pelo armazenamento de gases e fezes. A defecação começa com a consciência sensorial retal em um nível crítico de enchimento que é retransmitido ao córtex cerebral como percepção da necessidade de evacuar o reto.[14] Com o aumento do conteúdo armazenado, ocorre um estiramento na parede muscular retal, que desencadeia o reflexo retoanal, causando relaxamento do esfíncter anal interno. Com isso, o conteúdo retal entra em contato com a mucosa anal, e nesse momento ocorre o discernimento entre gases, fezes líquidas ou sólidas. Esse processo de amostragem do conteúdo retal que ocorre no ânus é importante fator na manutenção da continência.[15]

Caso não seja conveniente a defecação, a contração voluntária do esfíncter anal externo (reflexo contrátil retoanal) e dos músculos puborretais deslocam o conteúdo novamente para o reto, e as contrações retais e a sensação de urgência diminuem à medida que o reto acomoda a distensão contínua.[16]

Caso seja oportuno, no momento em que o conteúdo retal entre em contato com a mucosa anal após o reflexo retoanal, a defecação se inicia por controle voluntário com o relaxamento do esfíncter anal externo, em conjunto com a contração do cólon e do reto, em seguida, o relaxamento do músculo puborretal.[17,18] Assim, o relaxamento do esfíncter anal interno, juntamente com o aumento do ângulo anorretal causado pelo relaxamento do puborretal, esfíncter anal externo e assoalho pélvico desencadeiam o processo de defecação.

Nos casos de aumentos súbitos de pressão intra-abdominal (como tosse, espirro, saltos), um aumento de pressão no esfíncter anal causa a contração reflexa do esfíncter anal externo e do músculo puborretal, que garantem a continência.[15]

Incontinência Fecal

Observando os mecanismos necessários para a manutenção da continência, pode-se entender que, para se manter a continência fecal, um conjunto de fatores precisa estar coordenado. É necessário que haja canal anal ocluso em repouso, sensibilidade preservada para detectar a presença de flatos ou fezes no reto, resposta muscular reflexa intacta, cognição para o reconhecimento sensorial, reflexos funcionais para amostragem e contração do esfíncter, capacidade de armazenamento adequada no reto e função muscular esfincteriana e do puborretal preservadas. Tudo isso depende, então, de uma integridade estrutural e funcional na unidade anorretal, dos sistemas nervosos periférico e central e dos órgãos pélvicos. Outros fatores também contribuem para facilitar ou dificultar a continência, como a consistência das fezes e a mobilidade física para se chegar ao local de evacuação. Logo, qualquer interrupção nesse conjunto de fatores anatômicos e fisiológicos pode levar à incontinência fecal.[19-22]

Na maioria dos casos, indivíduos incontinentes apresentam mais de uma anormalidade no mecanismo necessário para se manter a continência. Assim, o mecanismo exato com que isso acontece muitas vezes não é bem compreendido ou acaba se sobrepondo.[15]

No geral, podem-se verificar dois tipos de apresentação da incontinência fecal correlacionadas com as falhas de mecanismos de continência. A incontinência passiva ou sensorial ocorre quando há prejuízo no fechamento anal e da sensibilidade de discernimento do desejo evacuatório. O indivíduo acometido com esse tipo de disfunção não sente o desejo de evacuar, notando apenas após a perda.[23] As disfunções que levam à incontinência passiva são: prolapsos e lesões retais, ou de coxins anais que impedem o fechamento total do ânus,[24] lesão e/ou fraqueza do esfíncter anal interno secundária a traumas (cirurgia, parto vaginal);[21] perda de sensibilidade, que pode ser secundária a neuropatias periféricas, trauma cirúrgico ou outro.[25]

Nos casos em que há perda de capacidade de segurar as fezes, porém, com a sensibilidade preservada, ocorre a incontinência de urgência. Nesse caso, o indivíduo percebe a necessidade de defecar, mas não consegue controlar e adiar a defecação para o momento oportuno.[23] Nesse caso, as disfunções relacionadas são: alterações na capacidade de reservatório do reto (doenças, radioterapia, complicações cirúrgicas);[25] disfunções na musculatura do assoalho pélvico (fraqueza, traumas);[21] lesões dos esfíncteres anais interno e externo (trauma iatrogênico ou obstétrico, lesão direta, pós-cirúrgico);[20,21] hipersensibilidade retal.[26]

Ainda, pode haver apenas um pequeno escape de conteúdo fecal, mais frequente com fezes menos sólidas, em que é comum notar-se pequenas sujidades nas roupas. Normalmente esses indivíduos são continentes a gases e fezes, mas percebem a perda de pequenos conteúdos passivamente. Esse evento é denominado *soilling* e geralmente está relacionado com problemas estruturais no fechamento anal ou alteração na consistência das fezes.[27]

DIAGNÓSTICO

O primeiro passo para investigar o quadro clínico da paciente é por meio da história clínica, avaliando-se os sintomas e sua duração para tentar estabelecer o diagnóstico de incontinência fecal. Pacientes com incontinência fecal devem ser classificados de acordo com o tipo e a gravidade da incontinência. A avaliação envolve um detalhado exame clínico em conjunto com exames de imagem e fisiológicos, quando apropriado.[28,29]

A história da paciente deve ser investigada para determinação da etiologia, severidade dos sintomas, determinação de fatores de risco e impacto da incontinência fecal sobre a qualidade de vida. Uma profunda avaliação dos hábitos fecais, alimentares, história obstétrica, cirúrgica, medicamentos em uso e doenças associadas se faz necessária. Um diário fecal (incluindo hábitos alimentares, número de defecações, consistência e coloração das fezes) juntamente com a história clínica ajuda a graduar a gravidade do problema.[15,28]

Após a história clínica, o exame físico deve ser realizado para identificar qualquer anormalidade anatômica do canal anorretal, bem como musculatura do assoalho pélvico. Avaliar a qualidade de vida por meio de questionários também é uma orientação da Sociedade Internacional de Continência.[30]

A avaliação da incontinência fecal requer uma identificação tanto estrutural da anatomia da paciente quanto fisiológica e envolve vários exames. Dependendo da idade e sintomas (como a presença de diarreia) recomenda-se uma colonoscopia ou sigmoidoscopia flexível para avaliar se há alterações na parede intestinal (inflamação, câncer).[28] O ultrassom pode ser importante para localizar lesões intestinais e graduar a extensão.[31] A ressonância magnética é uma alternativa à endossonografia anal e pode ser importante para avaliação esfincteriana.[32]

A defecografia é um método de avaliação radiológico ou por ressonância magnética em que, por meio da evacuação após a ingestão de um líquido de contraste e algumas manobras, como a de Valsalva, pode-se avaliar a dinâmica da defecação (tempo de eliminação, fluxo, conteúdo eliminado, número de contrações realizadas, entre outras), bem como alterações morfológicas e funcionais da pelve e segmento anorretal. De maneira geral, esse exame fornece informações sobre: ângulo anorretal, descida do assoalho pélvico, comprimento e abertura do canal anal, volume da evacuação, grau de esvaziamento retal e presença de retocele.[23,33-35]

O teste de latência motora terminal do nervo pudendo é feito por eletromiografia, é uma medida do tempo necessário para o esfíncter externo se contrair após a estimulação do nervo pudendo. Com eletrodos acoplados ao dedo durante exame retal, é feita uma estimulação do nervo pudendo, medindo-se o tempo de resposta de contração do esfíncter anal.[36]

O teste de latência motora terminal do nervo pudendo é indicado antes de cirurgia de reparo esfincteriano, como prognóstico da cirurgia. Ele avalia a integridade neuromuscular entre a porção final do nervo pudendo e o esfíncter anal. Um tempo elevado de latência significa uma neuropatia do nervo pudendo. Esse teste pode ser útil para diferenciar uma fraqueza muscular de esfíncter, de problemas de inervação.[23]

No teste de infusão salina é realizada uma infusão salina em certo volume no canal retal da paciente, e solicitado que se mantenha o maior tempo possível. O tempo até a primeira perda, o volume de perda e o limite tolerado de solução dentro do reto são avaliados. O ideal é que haja nenhuma ou pouca perda.[37]

A manometria anorretal é realizada com a inserção de uma sonda com um balão que é inflado na hora do exame. A manometria anorretal fornece medidas sobre as pressões de repouso, fechamento e complacência do canal anorretal, a zona de alta pressão, a sensação retal e a presença ou ausência de reflexo inibitório retoanal. Além disso, um teste de expulsão do balão é realizado para se avaliar a dinâmica da defecação.[38]

AVALIAÇÃO FISIOTERAPÊUTICA

A avaliação fisioterapêutica é extremamente importante uma vez que trará informações a respeito do quadro clínico da paciente, sendo crucial para o diagnóstico fisioterapêutico e para o delineamento das condutas fisioterapêuticas. Primeiramente, deve ser realizada a anamnese em que fornecerá informações ao fisioterapeuta que o ajudará a compreender o quadro clínico da paciente, além de ser complementar aos testes que serão realizados na próxima etapa da avaliação. É válido lembrar que na anamnese o profissional deverá buscar os fatos que se relacionem com a incontinência fecal. Assim, dados pessoais (idade, profissão, estado civil), médico responsável, história ginecológica e obstétrica, história cirúrgica, atividade sexual, uso de medicamentos, tratamentos realizados concomitantemente ao tratamento fisioterapêutico, hábitos miccionais, alimentares, fecais, enfatizando-se nos sinais e sintomas que caracterizam o funcionamento intestinal (frequência e duração das evacuações e perdas de fezes, consistência das fezes – sólido, líquido, diarreia, presença de urgência, uso de proteção) devem ser conhecidos pelo fisioterapeuta para o entendimento do quadro clínico da paciente. Também deve ser questionado sobre a queixa principal, quando e como iniciou a disfunção, quais são as expectativas da paciente mediante o tratamento.

Na literatura existem diversos questionários para avaliar a gravidade da incontinência fecal, o impacto na qualidade de vida do indivíduo e o comprometimento social, como *Fecal Incontinence Severity Index*,[39] *Fecal Incontinence Quality of Life*,[40] Escala de Incontinência de Browning e Parks[41] e Escala de Incontinência Jorge-Wexner (ou Escala de Wexner),[42] que podem ser complementares na anamnese. O uso dos questionários é importante para avaliar a gravidade dos sintomas e a qualidade de vida, além da eficácia do tratamento.

Após a realização da anamnese, deverá ser feito o exame físico. A primeira etapa do exame físico consiste na aferição dos sinais vitais, como: pressão arterial, frequência cardíaca, frequência respiratória e temperatura. A segunda etapa consiste na inspeção geral, em que a avaliação postural é contemplada com o objetivo de detectar alterações posturais e biomecânicas, principalmente nas regiões lombossacral, pelve e quadril; obesidade; cicatrizes e distensão abdominal. Em seguida será realizada a inspeção dos trígonos

CAPÍTULO 6 ▪ RECURSOS FÍSICOS TERAPÊUTICOS PARA TRATAMENTO...

urogenital e anal para que sejam observados alguns sinais que possam indicar disfunção e/ou até mesmo contraindicar a palpação anal ou vaginal. Alguns aspectos importantes a serem observados são: presença de hemorroidas e cicatrizes, prolapsos, atrofias, pontos de fibrose, distância entre a vulva e o ânus, abertura anal. Durante a inspeção deve ser solicitado para que a mulher faça uma simulação de tosse para que seja possível observar a contração reflexa e simultânea dos músculos do assoalho pélvico.

A palpação vaginal e/ou retal deverá ser realizada após a inspeção e ela pode ser utilizada para avaliar a função dos músculos do assoalho pélvico, em que o fisioterapeuta deverá observar a capacidade que a paciente tem de contração e de relaxamento dessa musculatura, além da capacidade de sustentar e repetir essas contrações.[43,44] Na literatura, há diversas escalas de classificação da função muscular do assoalho pélvico, mas a Escala Modificada de Oxford[45] é a mais utilizada na prática clínica e na pesquisa.

É importante verificar se a mulher não está realizando contração simultânea dos músculos adutores de quadril, glúteos e ativando o músculo transverso do abdome durante a avaliação da função dos músculos do assoalho pélvico.

A palpação vaginal e/ou retal também pode ser feita após o tratamento, como uma reavaliação da função dos músculos do assoalho pélvico com o objetivo de observar melhora na contração e relaxamento dessa musculatura em que refletirá em uma de suas funções: a continência. Cabe ressaltar que antes da realização desses procedimentos a paciente deverá receber explicação de forma clara e objetiva, sendo esclarecidas as possíveis dúvidas referentes à inspeção e palpação da região vulvoperineal, a fim de obter seu consentimento para dar continuidade ao processo de avaliação.

Também é importante avaliar a sensibilidade do assoalho pélvico por meio de testes que avaliam a integridade neurológica tanto central quanto periférica, como por exemplo, testes de reflexos tendinosos e cutâneos.

TRATAMENTO

O tratamento da incontinência fecal deve ser baseado na causa, sintomas e características da paciente. De acordo com recomendações da Sociedade Internacional de Continência, o primeiro passo sempre é a educação da paciente, com informações sobre a doença, anatomia, e orientações para a mudança de hábitos.

O tratamento conservador pode envolver diversas técnicas, como treinamento dos músculos do assoalho pélvico, *biofeedback*, eletroestimulação, tratamento medicamentoso, educação e mudança do estilo de vida. O principal objetivo sempre é melhorar a qualidade de vida da paciente, porém, há situações em que o tratamento cirúrgico pode ser indicado, como para reconstrução de esfíncteres (esfincteroplastia) e dos músculos do assoalho pélvico, procedimentos neuromodulatórios para estimular o cólon e o ânus, procedimentos que criam um novo esfíncter anal,[28] ou, em último caso, a colostomia. Mas neste capítulo enfatizaremos o tratamento conservador não medicamentoso.

Informações como postura adequada para evacuar, higiene, educação de cuidadores e adequação dos horários de atividade física e alimentação (em razão do aumento da motilidade intestinal) são úteis para todos os pacientes.[23,46] Ainda, a facilitação do acesso ao banheiro em pacientes com dificuldade da mobilidade física deve ser orientada.[15]

Diminuição de alimentos irritativos como cafeína, lactose em intolerantes, diminuição de fibras no caso de diarreia, consumo de água para evitar desidratação e constipação, e informações sobre outros alimentos formadores de bolo fecal ou laxantes devem ser repassadas, com acompanhamento de um nutricionista.[47]

70   PARTE II • DISFUNÇÃO DOS MÚSCULOS DO ASSOALHO PÉLVICO

Treinamento da musculatura do assoalho pélvico, reeducação dos esfíncteres e uso de *biofeedback* podem ser indicados na reabilitação da incontinência fecal em que o problema está associado a disfunções musculares.[48-50]

O treinamento da musculatura do assoalho pélvico que é indicado para tratamento da incontinência urinária também é indicado para tratamento da incontinência fecal. Os objetivos do treinamento da musculatura do assoalho pélvico são restaurar a coordenação abdominopélvica, a função motora do esfíncter e, se necessário, a sensibilidade retal advinda de distúrbios da defecação.[51] Essa técnica baseia-se em contrações musculares assistidas e contra resistência, com exercícios que estimulam os músculos perineais e músculos sinérgicos aos do esfíncter anal. O objetivo é obter e manter um tônus muscular adequado dos músculos anal e pélvico.[51] Os exercícios devem ser repetidos várias vezes ao dia. Ressalta-se que os exercícios devem contemplar tanto as fibras fásicas quanto as tônicas para que haja aumento de força e de resistência muscular.[51] O treinamento da musculatura do assoalho pélvico deve ser realizado em diferentes posições, no entanto, em fase inicial do tratamento devem ser evitadas as posições que provocam a incontinência. Além disso, é importante que o fisioterapeuta se atente à contração isolada dos músculos do assoalho pélvico, pois é comum que na fase inicial, a paciente realize a contração dos músculos sinergistas (glúteos, adutores e abdominais).

Para o tratamento com *biofeedback* é utilizado um dispositivo capaz de detectar eventos fisiológicos, como a atividade muscular. Esse equipamento transforma a atividade muscular em um estímulo acústico ou visual.[51] Dessa forma, as pacientes podem compreender melhor os exercícios para a musculatura do assoalho pélvico e podem corrigir caso estejam realizando uma contração errônea.[51] Tal técnica favorece a coordenação e o controle dos músculos do assoalho pélvico. Há o *biofeedback* eletromiográfico em que consiste na reeducação esfincteriana motora com eletrodos externos ou endoanal; e o *biofeedback* manométrico, no que diz respeito à reeducação sensível ao reto com balão inflável.[51] Ambos os métodos associados a dispositivos acústicos e/ou visuais aumentam a conscientização da paciente durante o treinamento de contração e relaxamento.[51] É válido lembrar que o uso do *biofeedback* não deve ser utilizado como uma técnica isolada, e sim associada a outras técnicas para melhor efetividade do tratamento.

Pacientes com incontinência fecal podem utilizar fraldas e/ou absorventes com o objetivo de conter as fezes. No entanto, dependendo do volume e do tempo de uso, esses artefatos podem não ser eficazes contra o mau cheiro, além de trazerem problemas na pele por dificuldade de higiene ou contato prolongado. Assim, tampões podem auxiliar no controle das fezes dentro do canal retal, melhorando a higiene da paciente.[52]

Eletroestimulação

A eletroestimulação com sondas inseridas no canal anal ou eletrodos na região perineal, além da eletroestimulação nas regiões sacral e tibial são utilizadas para o tratamento da incontinência fecal. As duas primeiras técnicas citadas anteriormente são utilizadas para recrutar os músculos do assoalho pélvico, em que a paciente será orientada a contrair os músculos do assoalho pélvico no momento em que sentir a corrente elétrica (caso ela saiba realizar a contração dessa musculatura) sem contrair simultaneamente os músculos adutores de quadril e glúteos. A eletroestimulação também tem um papel importante na conscientização da musculatura do assoalho pélvico em mulheres que não conseguem contrair ou têm dificuldade na contração dessa musculatura.

Na literatura há algumas evidências sobre os efeitos da eletroestimulação como técnica de tratamento em indivíduos com incontinência fecal. No entanto, ainda existe a necessidade de ensaios clínicos randomizados e controlados de alta qualidade metodológica para melhor nível de evidência referente à utilização dessa técnica de tratamento. Não há um protocolo específico sobre o melhor tipo de corrente, parâmetros (tempo de aplicação, duração do pulso, frequência), tipos e posicionamento de eletrodos (região perineal, sacral, tibial). Revisões sistemáticas apontam a heterogeneidade dos protocolos, critérios de inclusão e desfechos avaliados, além de falta de qualidade metodológica como dificuldades em se obter evidências robustas sobre as técnicas.[53-55] Nesse sentido, traremos alguns estudos que realizaram a eletroestimulação como tratamento em indivíduos com incontinência fecal. Cabe ressaltar que o tratamento da paciente deve ser individualizado.

Eletroestimulação Sacral

A eletroestimulação transcutânea na região sacral é uma técnica utilizada para o tratamento da incontinência fecal. Os parâmetros da eletroestimulação, assim como o número de sessões e o tempo de tratamento variam entre os estudos, não havendo assim um consenso. De acordo com nosso conhecimento, há três estudos que fizeram aplicação da estimulação elétrica nervosa transcutânea (*transcutaneous electrical nerve stimulation* – TENS) para o tratamento de pessoas com incontinência fecal.[56-58] Em ambos os estudos os voluntários apresentaram melhoras nos escores dos questionários de qualidade de vida. Além disso, no estudo de Chew, Sundaraj e Adams,[56] dois pacientes relataram nenhuma incontinência após o tratamento. Nesse estudo também foi realizado um *follow-up*, de aproximadamente 19,7 meses, em que se manteve a melhora no escore do *Faecal Incontinence Severity Index*. Em dois estudos,[56,58] os pacientes relataram redução dos episódios de incontinência. Os detalhes referentes ao equipamento, parâmetros, tipos de eletrodos, número de sessões e desfecho podem ser vistos no Quadro 6-1, e o posicionamento dos eletrodos pode ser visualizado na Figura 6-1. Vale ressaltar que os três estudos apresentam limitações: o número de pacientes incluídos é pequeno, duração do tratamento é curta, não há grupo-controle ou comparação direta com outra terapia. Dessa forma, mais estudos são necessários para explorar essa técnica de tratamento.

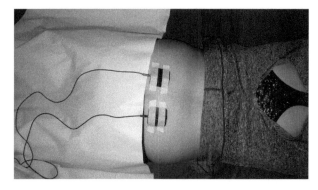

Fig. 6-1. Posicionamento dos eletrodos para eletroestimulação sacral.[59]

Quadro 6-1. Estudos que Utilizaram a Eletroestimulação Transcutânea na Região Sacral como Tratamento para Incontinência Fecal

Autor	Equipamento	Frequência e duração de pulso	Intensidade	Tipo de eletrodo	Posicionamento do eletrodo	Número de sessões e tempo	Desfecho
Chew, Sundaraj & Adams[56]	Metron PRO 10'S (*Metron Medical Australia Pty Ltd, Hornsb*)	10 Hz 200 -µs	Até produzir uma sensação de formigamento	2 eletrodos de superfície autoadesivos	No dermátomo de S3, um eletrodo de cada lado próximo da fenda anal	2 h/dia durante 3 meses	Melhora nos escores do *Fecal Incontinence Severity Index*, *Fecal Incontinence Quality of Life*, redução do número de episódios de incontinência, melhora no controle intestinal, todos tiveram uma boa satisfação referente ao tratamento
Leung & Francombe[57]	Neurotrac (*Verity Medical Ltd, Hampshire, UK*)	10 Hz 250 µs	Até produzir uma sensação de formigamento (entre 10 e 30 mA para confirmar a estimulação ativa)	2 eletrodos de superfície autoadesivos	Na região do forame sacral (S3), um eletrodo em cada lado da fenda anal, separando-se 3 a 4 cm	5 dias de uso de 2 a 8 horas por dia	Melhora nas Escalas de Wexner, Vaizey e na impressão da paciente sobre seu quadro clínico
Thomas et al.[58]	NeuroTrac (*Verity Medical Ltd, Hampshire, UK*)	14 Hz 210 µs	Nível subsensorial	4 eletrodos 100 × 50 mm	Dois eletrodos posicionados paralelamente ao sacro e outros 2 eletrodos posicionados lateralmente aos anteriores	12 h/dia durante 4 semanas	Redução dos episódios de incontinência, melhora no *Marks Incontinence Score* e na satisfação de hábitos intestinais

Eletroestimulação Anal

A sensibilidade anorretal bem como a funcionalidade dos esfíncteres e do assoalho pélvico são fatores que contribuem para a continência. Assim, a melhora de sensibilidade e função muscular são os objetivos da técnica de estimulação anal.

Na literatura, a eletroestimulação anal associada a outras técnicas apresenta alguns resultados positivos na melhora da incontinência fecal e na percepção de melhora do paciente. Porém, segundo revisões sistemáticas,[53,54] ainda não é possível avaliar a eficácia ou não da técnica utilizada isoladamente como tratamento da incontinência fecal. A revisão sistemática mais recente da Cochrane sobre o assunto[53] avaliou todos os estudos randomizados ou quase randomizados que utilizaram a estimulação elétrica anal para o tratamento da incontinência fecal em adultos. Quatro estudos totalizando 260 indivíduos preencheram os critérios de inclusão e de qualidade metodológica dos autores. Outra revisão sistemática[54] teve como objetivo identificar o melhor tratamento conservador de segunda linha na incontinência anal (*biofeedback*, eletroestimualação, ou *biofeedback* associado à eletroestimulação). Dos 128 estudos encontrados, apenas 13 preencheram os critérios de inclusão dos autores, sendo a maioria apenas de *biofeedback*. A pequena quantidade de estudos encontrada justifica a fraca evidência sobre essa técnica.

De acordo com a literatura, a estimulação elétrica anal apresenta resultados quando combinada ao treinamento da musculatura do assoalho pélvico, principalmente com *biofeedback*. Com uma sonda anal envolvida em gel, a estimulação anal deve ser feita associada à contração muscular, respeitando-se a avaliação do assoalho pélvico da paciente para se estipular os tempos de contração e repouso. Como já citado, não existem parâmetros estabelecidos para o tratamento e alguns estudos estão expostos no Quadro 6-2, com a respectiva dosimetria. De maneira geral, a frequência utilizada para estimulação anal nos estudos variou entre 20-40 Hz. Os tempos *on* e *off* devem ser baseados na avaliação prévia do paciente. A intensidade deve ser ajustada como a maior suportável pelo paciente, e que proporcione contração muscular. No entanto, a contração ativa da musculatura anal deve ser solicitada.

A maioria dos estudos randomizados encontrados utiliza a estimulação neuromuscular de baixa frequência. No entanto, segundo uma metanálise, um estudo com média frequência associado ao *biofeedback* por EMG demonstrou melhores resultados que a baixa frequência associada ao treinamento da musculatura do assoalho pélvico,[54] sendo esta uma corrente mais confortável para o paciente. Assim, ainda não se pode avaliar o efeito da corrente isolada, bem como se comparar tipos de correntes por escassez de estudos. O histórico e o perfil da paciente e a gravidade da doença também podem influenciar nos resultados alcançados.

Contudo, apesar da falta de evidências mais robustas, deve-se lembrar de que alguns pacientes são incapazes de contrair a musculatura do assoalho pélvico. Assim, a eletroestimulação se faz de uma boa ferramenta para se iniciar o treinamento nesses pacientes e, em alguns casos, pode potencializar resultados satisfatórios quando associada ao treinamento dos músculos do assoalho pélvico em pacientes que conseguem realizar contração voluntária.

Eletroestimulação Tibial

O nervo tibial contém fibras aferentes e eferentes originadas na quarta e quinta raízes lombares, e segunda e terceira raízes sacrais. Assim, propõe-se que a estimulação do nervo tibial poderia ocasionar as mesmas alterações neuromusculares que a estimulação sacral, atingindo a melhora da incontinência fecal sem a necessidade da implantação cirúrgica.[65,66]

Quadro 6-2. Estudos que Utilizaram a Eletroestimulação Anal como Tratamento para Incontinência Fecal

Autor	Equipamento	Frequência e duração de pulso	Intensidade	Número de sessões e tempo	Desfecho
Healy et al.[60]	Grupo 1: unidade portátil ETS 90 (*Neen Healthcare, Dereham, Norfolk, UK*) Grupo 2: EE + *biofeedback* Myomed 932 EMG	Grupo 1: alternadas pré-programadas pelo aparelho: 3, 10, 20, 30 e 40 Hz; 4 s de *on/off* Grupo 2: 10 e 40 Hz	Tolerância do paciente	Grupo 1: 1 h diariamente Grupo 2: 2 ciclos de 15 min de EE + *biofeedback* semanalmente e 2 ciclos de 15 min apenas de EE 2×/semana por 3 meses	Aumento da pressão de repouso no grupo 1 e aumento da pressão de contração, melhora na pontuação da escala de Wexner e no item de qualidade de vida geral do questionário RAND-36 em ambos os grupos
Mahony et al.[61]	Incare PRS 9400	35 Hz 20% de tempo de modulação de rampa 5 s *on* 8 s *off*	Até a contração	20 min semanais por 12 semanas (com *biofeedback*)	A melhora no escore de continência e pressão de contração foi igual ao grupo controle (*biofeedback* com o mesmo protocolo de contrações)
Norton et al.[62]	Elpha 4 Conti\, Danmeter A/S, Denmark	35 Hz 300 µs 5 s *on/off* 0,5 rampa	Até a contração (subentendido)	3 semanas: 20 min/dia 5 semanas: 40 min/dia	Não houve diferença comparada ao grupo *sham* (terapia a 1 Hz). Ambos relataram diminuição na frequência de movimentos intestinais e diminuição do episódio de perdas
Naimy et al.[63]	Neuro Trac ETS\ (*Verity Medical Ltd, Lightwater Surrey, UK*)	30-40 Hz 200 µs 3 s *on/off*	A mais tolerada sem desconforto. Máximo permitido: 80 mA	20 min, 2×/dia 8 semanas	Ambos os grupos (EE e *biofeedback*) apresentaram sensação subjetiva de melhora da incontinência, porém, sem melhora nas escalas de Wexner e *Fecal Incontinence Quality of Life*
Osterberg et al.[59]	MS210TM (*Medicon, Trondheim, Norway*)	25 Hz 1,5 s *on* 3 s *off*	Maior possível sem dor	20 min, 12 sessões em 4 ou 5 semanas	Proporção de melhora da incontinência semelhante à cirurgia 12 e 24 meses após tratamento. Diminuição no uso de protetores
Schwandner et al[64]	Contrain®, Procon GmbH, Hamburg, Germany	25 KHz com modulação bifásica a 40 Hz 5-8 s *on* 10-15 s *off*	Maior possível (mínimo de 80-100 mA)	20 min/dia 9 meses	Maior melhora nos escores de continência do *Cleveland Clinic Incontinence Score* e Vaizey escore e maior adesão que o grupo apenas de *biofeedback*, melhora semelhante na qualidade de vida

Essa técnica consiste em estimular o trajeto do nervo tibial por meio de eletrodos de superfície ou agulha. Um estudo realizou a comparação entre eletrodos de agulha (percutânea), eletrodos superficiais (transcutânea) e eletrodos superficiais com dose placebo (*sham*) e todos os grupos apresentaram melhora similar nos sintomas de incontinência fecal, sendo que o grupo com aplicação percutânea apresentou menor média de episódios de perda semanal e diferença significativa comparado ao *sham* ao final do tratamento.[67] No entanto, segundo a revisão sistemática, esses dados são insuficientes para se avaliar superioridade de alguma das técnicas,[55] embora a estimulação por agulhas seja mais utilizada em estudos randomizados controlados. Além disso, eletrodos superficiais são indolores, mais acessíveis e geralmente mais bem aceitos por pacientes, por isso abordaremos apenas a aplicação transcutânea.

As revisões sistemáticas mais recentes apresentam resultados semelhantes à anterior sobre a estimulação transcutânea do nervo tibial. Dos estudos elegíveis, a maioria são séries de casos, sendo poucos estudos randomizados de qualidade. Isso dificulta a obtenção de evidência científica sobre a técnica e padronização do procedimento.[55,65] Estudos randomizados controlados apontam que, quando comparado a um grupo placebo (*sham*), a eletroestimulação tem apresentado resultados de melhora similares ao *sham*.[67,68] No entanto, logo ao final do tratamento, o resultado da TENS pode ser superior, desaparecendo a superioridade nos *follow-up*.[68] Por outro lado, estudos de menor qualidade mostram que a TENS no tibial apresenta resultados satisfatórios em relação à melhora da continência avaliada por diminuição em escores de incontinência, qualidade de vida e satisfação da paciente[69,70] quando a comparação é feita em um grupo de voluntários apenas antes e após o tratamento, sem grupo-controle, mesmo após alguns meses do final do tratamento. Ainda assim, pode ser uma opção interessante para casos onde outros tratamentos conservadores já falharam, principalmente pelo fato de que a incontinência fecal pode vir acompanhada de outras disfunções pélvicas em que a eletroestimulação tibial apresenta resultados positivos.[71]

Apesar da falta de estudos que impede a padronização, a maioria dos estudos apresenta metodologia semelhante. Os eletrodos podem ser autoadesivos ou de silicone fixados após colocação de gel, na região posterior ao maléolo medial, e 10 cm acima deste (Fig. 6-2). Com uma frequência baixa (normalmente 1 Hz), e baixa intensidade, deve-se checar se o trajeto está correto por meio de visualização da flexão do hálux após ligar a corrente. Caso ocorra a flexão, os parâmetros podem ser selecionados. No Quadro 6-3, estão expostos os

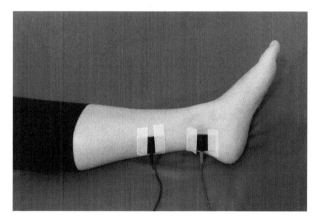

Fig. 6-2. Posicionamento dos eletrodos para eletroestimulação do nervo tibial.

Quadro 6-3. Estudos que Utilizaram a Eletroestimulação do Nervo Tibial como Tratamento para Incontinência Fecal

Autor	Equipamento	Frequência e duração de pulso	Intensidade	Tipo de eletrodo	Posicionamento do eletrodo	Número de sessões e tempo	Desfecho
George et al.[72]	NeuroTrac *Continence Neurostimulator* (Premier Medical Products).	20 Hz 200 µs	(0-60mA)- maior valor suportado, devendo atingir o limiar sensorial e motor	2 eletrodos de superfície autoadesivos 50 × 50 mm	Eletrodo negativo atrás do maléolo medial	2×/sem, por 6 semanas, 30 min	Todos os grupos (percutânea, transcutânea e *sham*) melhoraram o número de episódios de perda, habilidade de adiar a defecação e o escore de continência St. Mark's, porém, o transcutâneo não foi diferente do grupo *sham* ao final
Leroi et al.[68]	TENS Eco *Program P3 stimulator* (Schwa Medico, Ehringshausen, Germany)	20 Hz 200 µs	Logo abaixo ao limiar motor	2 eletrodos de superfície autoadesivos	Eletrodo negativo atrás do maléolo medial	2×/dia, por 3 meses, 20 min	Resultados similares ao placebo, com melhora nos episódios de perda fecal e de gases, tempo de adiamento da defecação e diminuição do escore *Cleveland Clinic Severity* logo após o tratamento, porém, similar ao placebo 3 meses depois

estudos randomizados com a aplicação de TENS no nervo tibial, com os respectivos parâmetros e resultados. Sobre a intensidade, deve-se utilizar a maior intensidade tolerada pela paciente, sendo que a maioria dos estudos não permite ultrapassar o limiar motor. Porém, isso não é regra. Deve-se estar atento ao conforto da paciente. O tempo de sessão pode variar entre 20 e 30 minutos.

CONSIDERAÇÕES FINAIS

Embora não haja um consenso sobre os melhores parâmetros e protocolos para tratamento da incontinência fecal, estudos mostram que a eletroestimulação é um recurso que pode auxiliar no manejo desse sintoma. Além de resultados que apontam diminuição de episódios de perda de fezes e melhora da qualidade de vida, não são apontados efeitos adversos na aplicação dessa técnica. Entretanto, ainda existe a necessidade de ensaios clínicos randomizados e controlados de alta qualidade metodológica para melhor nível de evidência referente à utilização da eletroestimulação no tratamento da incontinência fecal.

REFERÊNCIAS BIBLIOGRÁFICAS

1. Haylen BT, de Ridder D, Freeman RM, Swift SE, Berghmans B, Lee J, et al. An International Urogynecological Association (IUGA)/International Continence Society (ICS) joint report on the terminology for female pelvic floor dysfunction. Int Urogynecology J. 2010;21(1):5-26.
2. Bharucha AE, Dunivan G, Goode PS, Lukacz ES, Markland AD, Matthews CA, et al. Epidemiology, pathophysiology, and classification of fecal incontinence: state of the science summary for the National Institute of Diabetes and Digestive and Kidney Diseases (NIDDK) workshop. Am J Gastroenterol. 2015;110(1):127-36.
3. Whitehead WE, Borrud L, Goode PS, Meikle S, Mueller ER, Tuteja A, et al. Fecal incontinence in US adults: epidemiology and risk factors. Gastroenterology. 2009;137(2):512–7, 517.e1-2.
4. Bliss DZ, McLaughlin J, Jung HJ, Lowry A, Savik K, Jensen L. Comparison of the nutritional composition of diets of persons with fecal incontinence and that of age- and gender-matched controls. J Wound Ostomy Continence Nurs. 2000;27(2):90-1,93-7.
5. Jorge JM, Wexner SD. Etiology and management of fecal incontinence. Dis Colon Rectum. 1993;36(1):77-97.
6. Holzheimer RG. Hemorrhoidectomy: indications and risks. Eur J Med Res. 2004;9(1):18-36.
7. Parmentier H, Damon H, Henry L, Barth X, Mellier G, Mion F. Frequency of anal incontinence and results of pelvic viscerography in 291 women with pelvic organ prolapse. Gastroenterol Clin Biol. 2004;28(3):226-30.
8. Sultan AH, Kamm MA, Talbot IC, Nicholls RJ, Bartram CI. Anal endosonography for identifying external sphincter defects confirmed histologically. Br J Surg. 1994;81(3):463-5.
9. Kamm MA. Faecal incontinence. BMJ. 2003;327(7427):1299-300.
10. Chatoor DR, Taylor SJ, Cohen CRG, Emmanuel AV. Faecal incontinence. Br J Surg. 2007;94(2):134-44.
11. Jackson SL, Weber AM, Hull TL, Mitchinson AR, Walters MD. Fecal incontinence in women with urinary incontinence and pelvic organ prolapse. Obstet Gynecol. 1997;89(3):423-7.
12. Klein JW. Common anal problems. Med Clin North Am. 2014;98(3):609-23.
13. Bellicini N, Molloy PJ, Caushaj P, Kozlowski P. Fecal incontinence: a review. Dig Dis Sci. 2008;53(1):41-6.
14. Lotze M, Wietek B, Birbaumer N, Ehrhardt J, Grodd W, Enck P. Cerebral activation during anal and rectal stimulation. NeuroImage. 2001;14(5):1027-34.
15. Abrams P, Cardoso L, Khoury S, Wein A. Incontinence. 5th ed. ICUD-EAU; 2013.
16. Bharucha AE. Pelvic floor: anatomy and function. Neurogastroenterol Motil. 2006;18(7):507-19.

17. Guaderrama NM, Liu J, Nager CW, Pretorius DH, Sheean G, Kassab G, et al. Evidence for the innervation of pelvic floor muscles by the pudendal nerve. Obstet Gynecol. 2005;106(4):774-81.
18. Broens P, Vanbeckevoort D, Bellon E, Penninckx F. Combined radiologic and manometric study of rectal filling sensation. Dis Colon Rectum. 2002;45(8):1016-22.
19. Bharucha AE, Fletcher JG, Harper CM, Hough D, Daube JR, Stevens C, et al. Relationship between symptoms and disordered continence mechanisms in women with idiopathic faecal incontinence. Gut. 2005;54(4):546-55.
20. Ghayas N, Younus SM, Mirani AJ, Ghayasuddin M, Qazi A, Suchdev SD, et al. Frequency of post-operative faecal incontinence in patients with closed and open internal sphincterotomy. J Ayub Med Coll Abbottabad. 2015;27(4):878-82.
21. Murad-Regadas SM, Fernandes GO da S, Regadas FSP, Rodrigues LV, Pereira J de JR, Dealcanfreitas ID, et al. Assessment of pubovisceral muscle defects and levator hiatal dimensions in women with faecal incontinence after vaginal delivery: is there a correlation with severity of symptoms? Colorectal Dis. 2014;16(12):1010-8.
22. Saga S, Vinsnes AG, Mørkved S, Norton C, Seim A. Prevalence and correlates of fecal incontinence among nursing home residents: a population-based cross-sectional study. BMC Geriatr. 2013;13:87.
23. Rao SSC, American College of Gastroenterology Practice Parameters Committee. Diagnosis and management of fecal incontinence. American College of Gastroenterology Practice Parameters Committee. Am J Gastroenterol. 2004;99(8):1585-604.
24. Prichard D, Harvey DM, Fletcher JG, Zinsmeister AR, Bharucha AE. Relationship among anal sphincter injury, patulous anal canal, and anal pressures in patients with anorectal disorders. Clin Gastroenterol Hepatol. 2015;13(10):1793-1800.e1.
25. Salvioli B, Bharucha AE, Rath-Harvey D, Pemberton JH, Phillips SF. Rectal compliance, capacity, and rectoanal sensation in fecal incontinence. Am J Gastroenterol. 2001;96(7):2158-68.
26. Chan CLH, Scott SM, Williams NS, Lunniss PJ. Rectal hypersensitivity worsens stool frequency, urgency, and lifestyle in patients with urge fecal incontinence. Dis Colon Rectum. 2005;48(1):134-40.
27. van der Hagen SJ, van Gemert WG, Baeten CG. PTQ Implants in the treatment of faecal soiling. Br J Surg. 2007;94(2):222-3.
28. Alavi K, Chan S, Wise P, Kaiser AM, Sudan R, Bordeianou L. Fecal Incontinence: Etiology, Diagnosis, and Management. J Gastrointest Surg. 2015;19(10):1910-21.
29. Italian Society of Colorectal Surgery (SICCR), Pucciani F, Altomare DF, Dodi G, Falletto E, Frasson A, et al. Diagnosis and treatment of faecal incontinence: Consensus statement of the Italian Society of Colorectal Surgery and the Italian Association of Hospital Gastroenterologists. Dig Liver Dis. 2015;47(8):628-45.
30. ICS. International Continence Society Fact Sheets - A Background to Urinary and Faecal Incontinence. Publications & Communications Committee, August 2015.
31. Hill K, Fanning S, Fennerty MB, Faigel DO. Endoanal ultrasound compared to anorectal manometry for the evaluation of fecal incontinence: a study of the effect these tests have on clinical outcome. Dig Dis Sci. 2006;51(2):235-40.
32. Stoker J. Magnetic resonance imaging in fecal incontinence. Semin Ultrasound CT MR. 2008;29(6):409-13.
33. Beer-Gabel M, Carter D. Comparison of dynamic transperineal ultrasound and defecography for the evaluation of pelvic floor disorders. Int J Colorectal Dis. 2015;30(6):835–41.
34. Brandão AC, Ianez P. MR imaging of the pelvic floor: defecography. Magn Reson Imaging Clin N Am. 2013;21(2):427-45.
35. Flusberg M, Sahni VA, Erturk SM, Mortele KJ. Dynamic MR defecography: assessment of the usefulness of the defecation phase. Am J Roentgenol. 2011;196(4):W394-9.
36. Loganathan A, Schloithe AC, Hakendorf P, Liyanage CM, Costa M, Wattchow D. Prolonged pudendal nerve terminal motor latency is associated with decreased resting and squeeze pressures in the intact anal sphincter. Colorectal Dis. 2013;15(11):1410-5.

CAPÍTULO 6 • RECURSOS FÍSICOS TERAPÊUTICOS PARA TRATAMENTO... 79

37. Felt-Bersma RJ, Klinkenberg-Knol EC, Meuwissen SG. Anorectal function investigations in incontinent and continent patients. Differences and discriminatory value. Dis Colon Rectum. 1990;33(6):479-85; discussion 485-6.
38. Kim J-H. How to Interpret Conventional Anorectal Manometry. J Neurogastroenterol Motil. 2010;16(4):437-9.
39. Rockwood TH, Church JM, Fleshman JW, Kane RL, Mavrantonis C, Thorson AG, et al. Patient and surgeon ranking of the severity of symptoms associated with fecal incontinence: the fecal incontinence severity index. Dis Colon Rectum. 1999;42(12):1525-32.
40. Rockwood TH, Church JM, Fleshman JW, Kane RL, Mavrantonis C, Thorson AG, et al. Fecal Incontinence Quality of Life Scale: quality of life instrument for patients with fecal incontinence. Dis Colon Rectum. 2000;43(1):9-16; discussion 16-17.
41. Browning GG, Parks AG. Postanal repair for neuropathic faecal incontinence: correlation of clinical result and anal canal pressures. Br J Surg. 1983;70(2):101-4.
42. Fonseca AM, Meinberg MF, Lucas DV, Monteiro MV, Figueiredo EM, Fonseca L, et al. Cultural adaptation and validation of the Wexner scale in patients with anal incontinence in a Brazilian population. Int Urogynecology J. 2016;27(6):959-63.
43. Bø K, Sherburn M. Evaluation of female pelvic-floor muscle function and strength. Phys Ther. 2005;85(3):269-82.
44. Messelink B, Benson T, Berghmans B, Bø K, Corcos J, Fowler C, et al. Standardization of terminology of pelvic floor muscle function and dysfunction: report from the pelvic floor clinical assessment group of the International Continence Society. Neurourol Urodyn. 2005;24(4):374-80.
45. Laycock J, Jerwood D. Pelvic Floor Muscle Assessment: The PERFECT Scheme. Physiotherapy. 2001;87(12):631-42.
46. Rao SS, Beaty J, Chamberlain M, Lambert PG, Gisolfi C. Effects of acute graded exercise on human colonic motility. Am J Physiol. 1999;276(5 Pt 1):G1221-6.
47. Hansen JL, Bliss DZ, Peden-McAlpine C. Diet strategies used by women to manage fecal incontinence. J Wound Ostomy Cont Nurs. 2006;33(1):52-61; discussion 61-62.
48. Heymen S, Scarlett Y, Jones K, Ringel Y, Drossman D, Whitehead WE. Randomized controlled trial shows biofeedback to be superior to pelvic floor exercises for fecal incontinence. Dis Colon Rectum. 2009;52(10):1730-7.
49. Norton C, Chelvanayagam S, Wilson-Barnett J, Redfern S, Kamm MA. Randomized controlled trial of biofeedback for fecal incontinence. Gastroenterology. 2003;125(5):1320-9.
50. Norton C, Cody JD. Biofeedback and/or sphincter exercises for the treatment of faecal incontinence in adults. Cochrane Database Syst Rev. 2012;(7):CD002111.
51. Bocchini R, Chiarioni G, Corazziari E, Pucciani F, Torresan F, Alduini P, et al. Pelvic floor rehabilitation for defecation disorders. Tech Coloproctol. 2019;23(2):101-15.
52. Norton C, Kamm MA. Anal plug for faecal incontinence. Colorectal Dis. 2001;3(5):323-7.
53. Hosker G, Cody JD, Norton CC. Electrical stimulation for faecal incontinence in adults. Cochrane Database Syst Rev. 2007;(3):CD001310.
54. Vonthein R, Heimerl T, Schwandner T, Ziegler A. Electrical stimulation and biofeedback for the treatment of fecal incontinence: a systematic review. Int J Colorectal Dis. 2013;28(11):1567-77.
55. Horrocks EJ, Thin N, Thaha MA, Taylor SJC, Norton C, Knowles CH. Systematic review of tibial nerve stimulation to treat faecal incontinence. Br J Surg. 2014;101(5):457-68.
56. Chew SSB, Sundaraj R, Adams W. Sacral transcutaneous electrical nerve stimulation in the treatment of idiopathic faecal incontinence. Colorectal Dis. 2011;13(5):567-71.
57. Leung E, Francombe J. Preliminary results of sacral transcutaneous electrical nerve stimulation for fecal incontinence. Dis Colon Rectum. 2013;56(3):348-53.
58. Thomas GP, Norton C, Nicholls RJ, Vaizey CJ. A pilot study of transcutaneous sacral nerve stimulation for faecal incontinence. Colorectal Dis. 2013;15(11):1406-9.
59. Osterberg A, Edebol Eeg-Olofsson K, Hålldén M, Graf W. Randomized clinical trial comparing conservative and surgical treatment of neurogenic faecal incontinence. Br J Surg. 2004;91(9):1131-7.

60. Healy CF, Brannigan AE, Connolly EM, Eng M, O'Sullivan MJ, McNamara DA, et al. The effects of low-frequency endo-anal electrical stimulation on faecal incontinence: a prospective study. Int J Colorectal Dis. 2006;21(8):802-6.
61. Mahony RT, Malone PA, Nalty J, Behan M, O'connell PR, O'herlihy C. Randomized clinical trial of intra-anal electromyographic biofeedback physiotherapy with intra-anal electromyographic biofeedback augmented with electrical stimulation of the anal sphincter in the early treatment of postpartum fecal incontinence. Am J Obstet Gynecol. 2004;191(3):885-90.
62. Norton C, Gibbs A, Kamm MA. Randomized, controlled trial of anal electrical stimulation for fecal incontinence. Dis Colon Rectum. 2006;49(2):190-6.
63. Naimy N, Lindam AT, Bakka A, Færden AE, Wiik P, Carlsen E, et al. Biofeedback vs. Electrostimulation in the treatment of postdelivery anal incontinence: a randomized, clinical trial. Dis Colon Rectum. 2007;50(12):2040-6.
64. Schwandner T, König IR, Heimerl T, Kierer W, Roblick M, Bouchard R, et al. Triple target treatment (3T) is more effective than biofeedback alone for anal incontinence: the 3T-AI study. Dis Colon Rectum. 2010;53(7):1007-16.
65. Edenfield AL, Amundsen CL, Wu JM, Levin PJ, Siddiqui NY. Posterior tibial nerve stimulation for the treatment of fecal incontinence: a systematic evidence review. Obstet Gynecol Surv. 2015;70(5):329-41.
66. Shafik A, Ahmed I, El-Sibai O, Mostafa RM. Percutaneous peripheral neuromodulation in the treatment of fecal incontinence. Eur Surg Res. 2003;35(2):103-7.
67. George AT, Maitra RK, Maxwell-Armstrong C. Posterior tibial nerve stimulation for fecal incontinence: where are we? World J Gastroenterol. 2013;19(48):9139-45.
68. Leroi AM, Siproudhis L, Etienney I, Damon H, Zerbib F, Amarenco G, et al. Transcutaneous electrical tibial nerve stimulation in the treatment of fecal incontinence: a randomized trial (CONSORT 1a). Am J Gastroenterol. 2012;107(12):1888-96.
69. Jiménez-Toscano M, Vega D, Fernandez-Cebrián JM, Valle Martín B, Jiménez-Almonacid P, Rueda Orgaz JA. Efficacy and quality of life after transcutaneous posterior tibial neuromodulation for faecal incontinence. Colorectal Dis. 2015;17(8):718-23.
70. Marti L, Galata C, Beutner U, Hetzer F, Pipitone N, Wolff K, et al. Percutaneous tibial nerve stimulation (pTNS): success rate and the role of rectal capacity. Int J Colorectal Dis. 2017;32(6):789-96.
71. Kelly SL, Radley SC, Brown SR. Does percutaneous tibial nerve stimulation improve global pelvic function in women with faecal incontinence? Colorectal Dis. 2016;18(5):O158-163.
72. George AT, Kalmar K, Sala S, Kopanakis K, Panarese A, Dudding TC, et al. Randomized controlled trial of percutaneous versus transcutaneous posterior tibial nerve stimulation in faecal incontinence. Br J Surg. 2013;100(3):330-8.

RECURSOS FÍSICOS TERAPÊUTICOS PARA O TRATAMENTO DAS DISFUNÇÕES SEXUAIS FEMININAS

CAPÍTULO 7

Elizabeth Alves Gonçalves Ferreira ▪ Mara de Abreu Etienne

DEFINIÇÃO E CONCEITO DE DISFUNÇÃO SEXUAL FEMININA

O tratamento da mulher com disfunção sexual utiliza, de modo geral, os mesmos recursos fisioterapêuticos empregados em outras disfunções do assoalho pélvico, com suas devidas indicações e contraindicações, de acordo com as características específicas da paciente. A aplicação de cada recurso será norteada pela anamnese ampla e dirigida, a avaliação precisa e a interação terapeuta/paciente. É fundamental conhecer as especificidades das disfunções sexuais e seus componentes psicoemocionais, posto que a função sexual seja um dos aspectos da sexualidade do ser humano.

Sexualidade, segundo a Organização Mundial da Saúde,[1] é um termo amplo que se refere à energia que motiva o homem a se relacionar, à sua capacidade de dar e de receber afeto. Passa por fases sucessivas de desenvolvimento desde o nascimento, sendo a função sexual, ou atividade sexual, um de seus aspectos, e sempre sujeito ao contexto sociocultural.

As funções sexuais femininas passaram a ser mais bem compreendidas a partir dos anos 2000[2,3,4,5] Os pesquisadores observaram que a mulher pode apresentar uma alteração na sequência de fases, diferente do homem, e encontrar-se dentro dos parâmetros da normalidade. Assim, enquanto o homem normalmente evolui a partir do desejo para a excitação, orgasmo, resolução e satisfação,[6,7,8] a mulher pode iniciar uma relação sexual sem sentir desejo, excitar-se fisicamente e prosseguir com as demais fases, perfazendo um ciclo circular que se auto alimenta até a satisfação.[3,4] Sua participação no jogo sexual ocorreria, inicialmente, por necessidade e desejo de intimidade, para agradar o parceiro ou a si mesma, por exemplo. No entanto, observa-se que há mulheres que relatam satisfação sexual mesmo na ausência de orgasmo, ou aquelas que, mesmo na presença de orgasmo relatam insatisfação sexual, o que torna imprescindível a análise ampla da vida pessoal e inter-relacional da paciente (Fig 7-1).

Disfunção sexual[1] é definida como uma falha ou problema, persistente ou recorrente, em atingir e completar o ciclo de resposta sexual, que afeta uma ou mais de suas fases por no mínimo seis meses, causando desconforto e/ou dificuldade interpessoal. Trata-se de condição clínica comum e complexa, de múltiplas causas, frequentemente associada a outras morbidades. Uma mesma pessoa poderá apresentar várias disfunções ao mesmo tempo, razão pela qual seu tratamento também será multimodal e multidisciplinar. Se não tratada, a disfunção pode comprometer a qualidade de vida da mulher e do casal, acarretando diminuição de autoestima e prejuízo inter-relacional. Observa-se que quanto mais

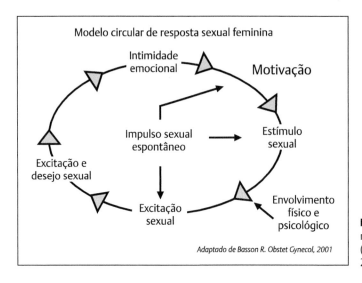

Fig. 7-1. Modelo circular de resposta sexual feminina. (Adaptada de Basson, 2001.[4])

precocemente incidir o comprometimento desse ciclo, mais prejuízo acarretará à resposta sexual satisfatória e mais complexos serão o quadro clínico, o prognóstico e tratamento.[9]

As disfunções sexuais são geralmente descritas segundo as dificuldades apresentadas. Visando à melhor compreensão para a elaboração de diagnósticos e tratamentos, em 2013 o Manual Diagnóstico e Estatístico de Transtornos Mentais 5ª edição[10] reclassificou as disfunções sexuais femininas (DSF) basicamente em três domínios

- Distúrbio (disfunção) de interesse/excitação (dificuldade de estar subjetivamente e/ou genitalmente excitada; dificuldade em desenvolver desejo durante o envolvimento na atividade sexual);
- Distúrbio orgásmico;
- Distúrbio gênito-pélvico de dor/penetração (DGPDP) – reúne vaginismo e dispareunia.

As recomendações do Manual Diagnóstico e Estatístico de Transtornos Mentais 5ª edição[10] salientam que "a avaliação clínica deve investigar se as dificuldades sexuais são resultado de estimulação sexual inadequada, quando o diagnóstico de disfunção sexual não é aplicável, embora o tratamento o seja". A falta de conhecimento sobre sexualidade, função sexual e estimulação eficaz pode impedir a experiência de excitação ou de orgasmo.

ETIOLOGIA DA DISFUNÇÃO SEXUAL FEMININA

A etiologia das disfunções sexuais é multifatorial, apresentando aspectos anatômicos, biológicos e fisiológicos, psicoemocionais e inter-relacionais. As comorbidades representam tópico especial a ser considerado e os profissionais devem estar atentos a que o diagnóstico será ocasionalmente completado ou alterado após diversas consultas ou sessões de tratamento. Doenças crônicas como asma, bronquite ou diabetes *mellitus*, cardiopatias, artrite, doenças neurológicas ou infecções, sequelas de traumatismos além de medicamentos, entre outros, afetam direta ou indiretamente a capacidade responsiva na atividade sexual.

A prevalência das disfunções sexuais femininas varia entre 27 e 63% na população, dependendo das especificidades de cada fase considerada, assim como de características

CAPÍTULO 7 ▪ RECURSOS FÍSICOS TERAPÊUTICOS PARA O TRATAMENTO DAS DISFUNÇÕES... **83**

demográficas como idade, nível educacional, religião ou tabus culturais. Segundo estudo publicado em 2009, a prevalência de disfunções sexuais entre as mulheres variou entre 25 e 63%, com os seguintes índices:[21]

- Falta de interesse sexual: 27-32%;
- Incapacidade de atingir o orgasmo: 22-28%;
- Dor durante o sexo: 8-21%;
- Sexo não prazeroso: 17-27%.

Depressão e cardiopatia foram associadas à ocorrência de dor durante o intercurso sexual e mulheres com diabetes *mellitus* apresentaram maior probabilidade de desenvolver baixo interesse sexual e disfunção orgásmica.

A disfunção de desejo sexual hipoativo pode ser influenciada por polimorfismo em receptores hormonais e de neurotransmissores e neuropeptídio, enquanto a disfunção orgásmica tem forte componente de autocontrole, de dificuldade de entrega ao ato sexual e ao prazer, frequentemente originados por repressão sexual tanto social como religiosa[12].

O distúrbio gênito-pélvico de dor/penetração[10] reune o vaginismo e a dispareunia sob essa nomenclatura em razão de estarem frequentemente associados e serem de difícil distinção. O vaginismo, definido como espasmo dos músculos ao redor da vagina, pode ser observado no fechamento parcial ou completo da vagina na ocorrência de qualquer tentativa de penetração. Pode ser primário ou secundário, persistente e/ou recorrente e independe do desejo consciente da mulher de ser penetrada, seja pelo pênis ou qualquer objeto, inclusive para um exame ginecológico. A palpação uni ou bidigital, quando possível, revela tanto o tônus permanentemente aumentado ao repouso quanto a contração involuntária subitamente desencadeada, mesmo após penetração, podendo ocorrer em qualquer segmento vaginal – mais proximal ou distal. Tal contração pode apresentar-se como um espasmo duradouro, contração sustentada, contrações pulsantes ou sequência de contrações e relaxamentos musculares rápidos e involuntários. Frequentemente observa-se assimetria de tônus ou de atividade muscular, voluntária e/ou involuntária, com incoordenação e dificuldade total ou parcial na execução da resposta ao comando para contrair, sustentar ou relaxar, o que vai nortear mais especificamente o procedimento fisioterapêutico. O grau de fechamento e o desconforto da paciente indicam a gravidade do sintoma, que pode ou não estar acompanhado de dor propriamente dita. É mais comum uma mulher com dispareunia tolerar a dor e continuar o intercurso sexual, que uma mulher com vaginismo aceitar o desconforto, embora por vezes seja impossível diferenciar os sintomas. Mulheres podem relatar dor durante qualquer tipo de penetração por toda a vida, após trama local ou afecções como herpes, cândida, líquen, entre outras.[13, 14, 15, 16, 17, 18]

O distúrbio genitopélvico de dor e de penetração na gestação e parto ocorre em mulheres que podem não expor suas dificuldades para a atividade sexual ou para engravidar, razão pela qual a anamnese deve ser abrangente. Apresentam preocupações não somente em relação à função sexual, como também à prevenção, concepção, gestação e via de parto. O período pós-parto também deve ser considerado. Aproximadamente metade das mulheres pode desenvolver dor genitopélvica durante a gestação, o que pode persistir em 41% delas, ou aparecer após o parto (7%). Profissionais da saúde devem considerar que dor não genitopélvica recorrente pode aumentar o risco de desenvolvimento de dor genitopélvica após o parto.[19, 20]

A vulvodínia e a vestibulodínia são definidas por dor vulvar e/ou no introito da vagina por no mínimo três meses sem causa claramente identificável, com potenciais fatores associados como infecções e inflamações, alterações hormonais, traumas, comorbidades neurológicas centrais ou periféricas, iatrogenia, entre outras. Os sintomas relatados são principalmente dor/ardor, queimação ou coceira e podem surgir de forma espontânea ou provocada por contato.[10, 21] A prevalência da Vulvodínia está entre 10% e 28% das mulheres em idade reprodutiva. Estudo recente apontou que aproximadamente 8% das mulheres apresentaram sintomas condizentes com Vulvodínia por volta dos 40 anos de idade; sendo que as mulheres de origem latina foram mais propensas a tais sintomas e grande parte delas não procuraram tratamento, mesmo tendo acesso a serviços de saúde. Além disso, mais de 50% das mulheres que procuraram serviço de saúde não receberam diagnóstico.[22] Há ainda que salientar que a incontinência, urinária ou fecal, pode ocasionar extremo embaraço em ambos os parceiros, com consequências como hipertonia e dor à penetração, desinteresse e evitação sexual. A incontinência urinária ao coito pode ocorrer nas atividades preliminares, durante a penetração ou no orgasmo. Sua prevalência varia entre 10,6% e 36,2% das pacientes incontinentes, e é associada a pior escore de qualidade de vida em relação às mulheres incontinentes que não apresentam perda urinária na relação sexual.[23]

Mais recentemete, estudo apontou que 65,35% das mulheres com incontinência urinária de esforço apresentavam perda urinária também ao coito, com acentuado impacto negativo em sua saúde e qualidade de vida. Neste estudo, mulheres com maior severidade do componente esforço reportaram mais frequentemente perda de urina ao coito, e não foi encontrada diferença entre a penetração e o orgasmo.[23]

Outros autores não encontraram diferença significante em relação aos tipos de incontinência urinária. No entanto, nota-se que pacientes com incontinência urinária de esforço e com hiperatividade do detrusor apresentam pior função sexual e pior qualidade de vida. Ambas as condições provêm de diferentes processos fisiopatogênicos: enquanto a incontinência urinária de esforço está associada à hipermobilidade do colo vesical e incompetência esfincteriana, a hiperatividade do detrusor está associada à instabilidade. A diferença metodológica entre os estudos, com diferentes graus de severidade de incontinência, poderia explicar diferentes conclusões. Entretanto, esses autores também apontam a pressão máxima de fechamento uretral ≤ 30 cm H_2O associada à incontinência urinária ao coito, indicando a competência uretral como importante fator de continência durante o coito.[24, 25]

O sintoma perda de ar vaginal, com ou sem ruído, é muitas vezes manifestado para o fisioterapeuta. Ocorre no cotidiano, ao se abaixar, praticar esportes ou na relação sexual. As mulheres descrevem desconforto, vergonha, culpa, medo, fuga ao convívio social, disfunção e abstinência sexuais. Estudo populacional realizado na Holanda relatou a incidência de 12,8% e considerou que disfunções do assoalho pélvico constituem significativos fatores de risco para a sua ocorrência.[26, 27, 28] Dores musculoesqueléticas tendem a alterar o ciclo de resposta sexual por assimetrias de tônus e da ação muscular. Tanto a hipotonia inibe e dificulta a resposta sexual, como feixes hipertônicos podem ter sua ação reduzida ou originar contrações espasmódicas em áreas pélvicas de difícil localização. Tais condições podem ser causa ou agravar a dispareunia, aumentando o temor da dor e levando ao desinteresse e à diminuição da libido sexual.[29]

Dentre as disfunções sexuais ainda há que mencionar:

- *Aversão sexual:* Demasiada ansiedade e desgosto (aversão) a qualquer possibilidade ou tentativa de contato sexual e/ou genital. Mesmo uma avaliação médica ou fisioterapêutica é impossível. Avaliação ginecológica sob sedação é indicada ocasionalmente ou a própria mulher a solicita, imaginando uma anomalia física. Essa é uma condição em que a fisioterapia terá muito pouco a oferecer, dado que a paciente não consegue permitir a aproximação de seus genitais, embora manifeste desejo intenso de fazê-lo. Seu sofrimento é profundo e suas tentativas devem ser especialmente acolhidas. O encaminhamento a profissionais da psicologia e da psicanálise, ou ao psiquiatra, deve ser discutido com a paciente no devido tempo.[30]

- *Síndrome da excitação sexual persistente ou síndrome da congestão genital:* Excitação excessiva, persistente, na ausência de sensação erótica e que não é aliviada por orgasmo. A literatura a esse respeito é escassa e, nesses casos, todos os procedimentos de investigação e avaliação fisioterapêuticos serão necessários. Essa condição pode ou não estar associada à compressão vascular ou de inervação, desvios articulares pós-trauma ou gestação.[31]

É importante diferenciar a "Síndrome da Excitação Sexual Persistente" de "Desejo Sexual Hiperativo" – a mulher, como o homem, pode apresentar impulso sexual excessivo, o que inclui ninfomania e satirismo, em que há desejo sexual erótico intenso e constante, não acompanhado pelo relaxamento e satisfação da fase de resolução. Tal condição encontra-se no âmbito dos transtornos da sexualidade. O diagnóstico e tratamento são da alçada da psiquiatria, com base principalmente nos sintomas apresentados.

AVALIAÇÃO FISIOTERAPÊUTICA DA MULHER COM DISFUNÇÃO SEXUAL

A avaliação da mulher com disfunção sexual deverá ser ampla, sempre com abordagem biopsicossocial, anamnese completa, história sexual detalhada, parcerias sexuais, exame físico geral e específico. A colaboração profissional com outros especialistas contribui para a identificação de causas e tratamentos adequados.

Ao investigar as queixas de disfunção sexual, o fisioterapeuta deve obter detalhes sobre o aparecimento da dor ou desconforto em cada momento da atividade, quando e como a paciente e/ou sua parceria apresenta dificuldade, e quando e como é mais fácil e prazeroso. A seguir elencamos algumas informações importantes para a compreensão do quadro da paciente e adequada programação de tratamento fisioterapêutico:

- Identificar a posição em que a paciente apresenta queixa.
- Identificar se a queixa é de dor ou desconforto.
- Determinar a localização da dor.
- Verificar se a queixa é da paciente ou da parceria.
- Perguntar se as preferências ou o incômodo são verbalizados e comunicados à parceria.
- Questionar qual o conceito de intimidade que a mulher tem e se sente-se a vontade e íntima na relação sexual. O mesmo em relação à parceria.
- Identificar o nível de conhecimento da mulher sobre excitação e orgasmo e se sua parceria reconhece e valoriza o orgasmo. Questionar se a mulher se sente cobrada a sentir ou responder fisiologicamente ou emocionalmente de modo determinado.
- Perguntar se a parceria apresenta alguma disfunção sexual.
- Observar como a paciente reage a perguntas relacionadas à masturbação e questionar se ela realiza, em que posição e se sente prazer e orgasmo.
- Observar o modo como a paciente administra suas dificuldades pessoais e relacionais.

A seguir, o Quadro 7-1 contribui para a investigação adequada.

86 PARTE II • DISFUNÇÃO DOS MÚSCULOS DO ASSOALHO PÉLVICO

Quadro 7-1. Componentes do Modelo de Investigação Compreensivo, Médico e Psicossexual

	Biológico	Psicossocial	Sexual
Sintomas	Estabelecer o estado de saúde geral	Estabelecer o estado mental, com ênfase no humor	Queixas sexuais nas palavras do doente
Contexto atual	Investigar uso de drogas e medicações, a presença de fadiga, dor não sexual	Identificar a natureza e a duração do relacionamento Valores e crenças que influenciam os problemas sexuais	Pesquisar o tipo de estimulação sexual, os sentimentos no momento do ato, a segurança e a privacidade da situação
Contexto passado	Colher a história médica pregressa	Particularmente em disfunções de longa duração, buscar o histórico do desenvolvimento (relações com cuidadores, genitores, traumas e perdas)	Investigar experiências sexuais pregressas, sozinha ou acompanhada, desejadas ou por coerção e abuso
Contexto do desencadeamento	Pesquisar aspectos psiquiátricos presentes no desencadeamento	Investigar as circunstâncias, inclusive no momento do início dos problemas sexuais	Buscar como ocorreram as primeiras manifestações da dificuldade sexual
Quadro geral da resposta sexual	Condições mórbidas que estejam interferindo na resposta sexual	Pesquisar as características da personalidade (controle, possessividade), capacidade de expressar emoções não sexuais	Investigar as demais fases do ciclo de resposta sexual
Funcionamento da parceria	Pesquisar as condições gerais de saúde	Observar o estado mental e como reage ao problema sexual dela	Estabelecer o ciclo de resposta sexual da parceria
Desconforto/ angústia	Caracterizar o nível de angústia/desconforto referente às condições mórbidas	Caracterizar o nível de angústia/desconforto referente aos aspectos psicossociais	Caracterizar a reação frente às dificuldades sexuais, o grau de angústia e desconforto

Fonte: Scanavino, 2006[29]

A literatura nos traz alguns questionários que avaliam a função e/ou satisfação sexual por meio de instrumentos validados, como o brasileiro Quociente Sexual, em suas versões feminino e masculino – QS-F e QS-M,32-34 e outros validados para o português como o *Pelvic Organ Prolapse/Urinary Incontinence Sexual Questionnaire* (PISQ-12),35 ou *King's Health Questionnaire*, este mais especificamente para avaliar o impacto da incontinência urinária na qualidade de vida.[36]

A anamnese bem direcionada, a utilização de questionários específicos e a compreensão das disfunções sexuais são essenciais para determinar a conduta fisioterapêutica.

CAPÍTULO 7 ▪ RECURSOS FÍSICOS TERAPÊUTICOS PARA O TRATAMENTO DAS DISFUNÇÕES... **87**

Em relação à avaliação física, é importante considerar os vários aspectos musculoes-queléticos para desenvolver o raciocínio clínico e escolher as modalidades terapêuticas adequadas. A avaliação deve incluir a análise postural, a mobilidade dos segmentos corporais e a funcionalidade do assoalho pélvico.

AVALIAÇÃO POSTURAL E DE MOBILIDADE

Na avaliação postural, realizada em ortostatismo nos planos frontal e sagital, o objetivo é compreender o alinhamento dos segmentos corporais e a distribuição de carga no corpo, identificando se há um componente de sobrecarga muscular ou articular que contribui para o quadro de dor ou disfunção sexual. Posturas específicas como sedestação e decúbitos também devem ser analisadas.

A partir da avaliação postural elabora-se uma hipótese a ser testada na avaliação da mobilidade dos segmentos corporais, com especial atenção ao posicionamento e movimento da pelve e tronco. A mobilidade lombo-pélvica, lombossacral, amplitudes articulares (especialmente as articulações coxo-femorais) devem ser analisadas com atenção. Comprometimentos físicos não são impeditivos absolutos de atividade sexual, mas eventuais correções e tratamentos podem significar grande melhora e conforto para a paciente e casal.

AVALIAÇÃO DO ASSOALHO PÉLVICO

Pacientes podem apresentar alergia ao contato com o látex das luvas de procedimento (ou preservativo). Recomenda-se acesso fácil a luvas de vinil como opção, bem como a diferentes lubrificantes a fim de ser mais confortável para a paciente o procedimento de avaliação. Vale lembrar que o perfil de mulher com disfunção sexual tende a ser mais sensível à avaliação do assoalho pélvico.

- Inspeção e palpação de todo o pudendo feminino, faces externa e interna dos lábios maiores e menores e região perianal;
- Palpação do introito vaginal e vagina – divisão em 4 quadrantes: anterior e posterior, direito e esquerdo. Avaliar por terço distal, médio e profundo;
- Palpação do ânus – divisão em 4 quadrantes: anterior e posterior, direito e esquerdo. Avaliar por terço distal, médio e profundo.

A palpação intracavitária, quando possível, visa a detectar a largura e profundidade, se há passagem livre, a consistência, assimetrias de tecidos, de tônus e pontos dolorosos, tipo e intensidade de dor, se há contração súbita ou espasmo persistente. Em caso de dor observar e questionar a paciente se a dor é mais predominante na região do introito vaginal ou se é uma dor mais profunda.

Na avaliação da função contrátil voluntária do assoalho pélvico, verificar se a resposta da paciente ao comando verbal do fisioterapeuta ocorre adequadamente ou se há uma inversão de resposta. Inicialmente solicita-se a contração do assoalho pélvico para avaliar se a paciente realiza preensão e sucção (sentido craniano) ou somente a preensão (fechamento). Observar se a paciente realiza o movimento de expulsão no assoalho pélvico, o que é incorreto. Se a paciente contraiu corretamente, constatar se a contração é imediata, intermitente ou atrasada e quanto tempo (em segundos) a paciente sustenta a contração. Ao solicitar o relaxamento verificar se a paciente o faz imediatamente ou permanece contraída, se a descontração/relaxamento ocorre de modo suave ou abruptamente, se há assimetria na resposta motora e em qual quadrante. Incluir solicitação de tosse na avaliação do assoalho pélvico e observação de contrações em músculos acessórios como glúteos, adutores e abdutores da coxa, músculos abdominais e do tronco, incluindo tronco superior e padrão respiratório.

Proceder à avaliação funcional do assoalho pélvico de forma habitual, pelos diferentes métodos, como a Escala de Oxford Modificada e o Esquema PERFECT.[35,36]

TRATAMENTO FISIOTERAPÊUTICO DA MULHER COM DISFUNÇÃO SEXUAL

De modo geral, os recursos terapêuticos seguem uma ordem evolutiva que procura respeitar a familiarização da paciente com as questões genitais e sexuais. Assim, conversar a respeito de cada procedimento promove o estabelecimento do vínculo terapeuta/paciente. Em uma sessão de fisioterapia várias técnicas e recursos podem ser utilizados dependendo da programação e objetivo terapêutico, ressaltando que a sequência escolhida influencia no resultado obtido. Por razões didáticas os recursos e técnicas serão apresentados em subitens separadamente.

Autocuidado

Mulheres com sintomas na região genital podem apresentar piora em razão de higiene inadequada, excessiva ou deficiente. Essas questões devem ser consideradas e discutidas com a paciente e o ginecologista. De modo geral, sabonetes líquidos, especialmente os indicados para bebês, são mais indicados para manter a pele da vulva mais bem hidratada e flexível.

Deve-se orientar a paciente a enxaguar adequadamente os genitais. A hidratação ou proteção local pode ser obtida por meio de produtos naturais ou medicinais. Do mesmo modo, é importante ter à disposição materiais lubrificantes como géis à base de água de diferentes marcas, ou outros produtos. Os lubrificantes são utilizados para facilitar a relação sexual melhorando a lubrificação local, enquanto os produtos utilizados para hidratação tem o objetivo de melhorar a hidratação da mucosa vaginal e devem ser discutidos com o médico.

A paciente poderá experimentá-los também em seus contatos sexuais.[19,39] Na prática clínica as pacientes frequentemente comentam sobre seu maior conforto ao utilizarem tais opções. Esses materiais mostram-se úteis nas massagens perineais aprendidas na sessão de fisioterapia e praticadas em casa pela paciente e sua parceria, quando possível.

As pacientes que apresentam queixas e distúrbio genitopélvico de dor/penetração podem-se beneficiar do uso desses recursos também na penetração do dedo ou do pênis na atividade sexual.

Percepção e Autoexame

Quando em terapia, a paciente é ensinada a observar e examinar seu períneo e genitais externos. A posição semissentada com o dorso apoiado, pernas fletidas e afastadas e um espelho entre as pernas pode ser eficiente. Isso permite que a paciente estabeleça ligação entre a visualização e a coordenação de contração e relaxamento com o estímulo tátil, sendo um útil e acessível *biofeedback*. Algumas mulheres podem conseguir introduzir um dedo em sua vagina e sentir seu desempenho muscular, um eficiente estímulo proprioceptivo.

EDUCAÇÃO SEXUAL

Exercícios sexuais são comumente orientados por psicoterapeutas e psiquiatras sexólogos, o que diz respeito ao caráter multiprofissional do tratamento. Com a ressalva de que tais exercícios são apenas orientados verbalmente e que muitas mulheres apresentam dificuldade de compreensão e de percepção corporal, é valioso que os fisioterapeutas especializados em saúde da mulher conheçam tais procedimentos e possam auxiliar suas pacientes nessas práticas. Técnicas de estimulação erótica têm sua indicação para mulheres e casais com dificuldades sexuais. Com frequência, a parceria não tem noção do funcionamento do corpo da mulher e tampouco ela a informa sobre suas preferências ou dificuldades. Leituras especializadas podem assumir caráter não somente informativo como especialmente excitante.

Exercícios sexuais, ou terapia sexual, desenvolvidos por Helen Kaplan,[40] são experiências eróticas específicas para cada tipo de disfunção sexual, que a paciente e/ou o casal praticam em sua privacidade. Kaplan adotou desenhos para instruir seus pacientes, por constatar que a descrição verbal limitava a compreensão dos exercícios, principalmente quando precisava descrever técnicas mais elaboradas. O objetivo dos exercícios é melhorar o funcionamento sexual e a interação entre os parceiros, alterando padrões de comportamento que tenham produzido ansiedades sexualmente destrutivas e antieróticas. Assim, os exercícios sexuais são integrados à exploração psicoterapêutica dos conflitos psíquicos de cada parceiro, bem como da dinâmica de sua interação conjugal. Os exercícios de Kaplan nada têm de frios ou mecânicos. Ao contrário, interações eróticas e sensuais provocam respostas altamente emocionais em um ou nos dois parceiros, e o significado profundo dessas respostas é tratado nas sessões de psicoterapia.

O coito não exigente, técnica também descrita por Kaplan, é utilizado em casos de diminuição de desejo sexual feminino. Solicita-se que a técnica seja iniciada após ambos os parceiros estarem excitados sexualmente. A mulher realiza a penetração, por cima do parceiro, e apenas se preocupa com as próprias sensações.

Podem ser utilizados, concomitantemente à penetração, os exercícios de contração e descontração e a autoestimulação do clitóris, tendo o cuidado de não permitir o orgasmo. Nesse procedimento, o mais importante é o desenvolvimento da percepção e o registro das sensações, além do aprendizado do desempenho da ação corporal.

Já a manobra de ponte é utilizada por mulheres com dificuldade de obter o orgasmo durante a penetração. Consiste em estimular o clitóris durante o coito até que a mulher atinja o clímax, já independentemente da manipulação do clitóris.

O chamado exercício focossensorial, atribuído a Masters e Johnson,[39] tem o objetivo de enriquecer a relação do casal, enaltecendo a sensualidade, a troca de sensações eróticas, os sentidos em geral e a verbalização. Assim, vale questionar quantos casais, juntos há muito tempo, conhecem as preferências ou os desagrados um do outro e de si mesmos.

Educação Sexual do Profissional da Saúde

Um fator importante e que muitas vezes é desconsiderado é a dificuldade ou inadequação que profissionais de saúde têm para abordar questões que envolvam a sexualidade, incluindo deficiência de conhecimentos para o diagnóstico, para a condução de tratamentos e encaminhamento a outros profissionais.[40]

Além do fato de problemas sexuais serem comuns em homens e mulheres, também é frequente o desconhecimento da fisiologia normal e suas alterações, especialmente as sexuais, emocionais e culturais, em si mesmos e na sua parceria.

O profissional da saúde deve estar atento e evitar presumir que a paciente conheça aspectos anatômicos e fisiológicos, com base em seu nível social. Há que se considerar que a paciente, além do desconhecimento teórico e prático, está vulnerável, e pode apresentar aspectos psiquicamente regredidos. Medo, ansiedade ou mesmo pânico podem exacerbar seus sintomas e dificultar o exame físico ou comprometer as orientações.

Assim, a informação/educação sexual apresenta-se como etapa essencial do tratamento, obtendo-se a colaboração da paciente e seu engajamento no gerenciamento de seu próprio corpo e vida. No entanto, recomenda-se seguir um cronograma sequencial, evitando-se o excesso de informações que dificilmente serão absorvidas pela paciente.

CINESIOTERAPIA

A cinesioterapia deve enfatizar a funcionalidade da pelve e sua relação com o tronco, membros inferiores e abdome.[44] O alongamento muscular e exercícios que estimulem o sinergismo muscular correto podem ajudar na correção de situações em que há ação excessiva de músculos da região abdominal ou glúteos durante a contração do assoalho pélvico. Os movimentos artrocinemáticos também fazem parte da cinesioterapia e são importantes para a estabilidade articular.

O fortalecimento dos músculos do assoalho pélvico é efetivo para o tratamento da incontinência urinária e também para o tratamento das disfunções sexuais,[41] uma vez que a hipertrofia muscular resulta em melhor tônus e melhor capacidade de contração muscular. Uma revisão sistemática publicada em 2015 atribui incontinência urinária nível de evidência 2, grau B, ao treinamento dos músculos do assoalho pélvico na melhora de alguns aspectos da disfunção sexual feminina.[42]

Há correlação entre a força do assoalho pélvico e a função sexual avaliada por questionários demonstrando que a diminuição na capacidade de contração do assoalho pélvico implica em pior função sexual,[41,43] entretanto, é importante lembrar que a avaliação do assoalho pélvico será determinante para a eleição da técnica utilizada. Muitas mulheres têm aumento de tensão ou encurtamento dos músculos do assoalho pélvico e necessitam de manobras de alongamento e relaxamento muscular para adequação do tônus muscular antes de iniciar o programa de fortalecimento destes músculos.

Em casos de vaginismo ou dor genitopélvica de penetração, o tratamento deve ser iniciado por manobras para diminuir o excesso de sensibilidade na região e promover o relaxamento e alongamento muscular. A melhora da sinergia e da função contração e relaxamento é mais importante do que o aumento da força muscular.

TERAPIA MANUAL

Técnicas de dessensibilização, ou melhor, de modulação da sensibilidade são indicadas para o tratamento da dor pélvica crônica, dor perineal e distúrbio genitopélvico de dor/penetração. As técnicas manuais podem e devem ser utilizadas concomitantemente à eletroterapia e outros recursos.

Apesar de o assoalho pélvico ser parte da pelve e do corpo, muitas vezes o tratamento para a disfunção sexual é proposto centrado somente no sintoma perineal e não na biomecânica corporal e no conceito da disfunção, o que resulta em uma abordagem muito restrita da paciente.

A mobilização fascial nos remete à noção de globalidade, já que a fáscia é uma entidade funcional conectada a várias estruturas do sistema musculoesquelético. A técnica denominada *"pompage"*, que conserva seu nome no idioma francês, permite um primeiro contato que relaxa a paciente e a prepara para as abordagens seguintes.[44] Podemos iniciar o atendimento posicionando a paciente na mesa de trabalho e explicando os procedimentos antes de aplicá-los:

- *Pompage* Global: inicialmente em decúbito dorsal, com os membros inferiores em extensão, e depois disso com flexão das pernas e pés apoiados, o que pode facilitar o alcance facilitar o alcance da região lombar pela técnica. A *pompage* é realizada com as mãos do

CAPÍTULO 7 ▪ RECURSOS FÍSICOS TERAPÊUTICOS PARA O TRATAMENTO DAS DISFUNÇÕES... **91**

terapeuta posicionadas na parte inferior da cabeça da paciente, mãos na base do osso occipital e os dedos polegar e indicador controlando as apófises mastoides. As mãos do terapeuta devem estar relaxadas, mas firmes, e o tensionamento deve ser muito suave até que o fisioterapeuta sinta o limite desta tensão. O retorno da tração (relaxamento) deve ser ainda mais lento. A manobra é repetida de 12 a 15 vezes. Em seguida, a *pompage* dos músculos trapézios pode contribuir para maior flexibilidade e relaxamento. Posteriormente, associa-se a digitopressão (compressão isquêmica), especialmente nas regiões sacroilíacas, nos músculos iliopsoas, piriformes, obturadores, glúteos e isquiotibiais. Essa abordagem prepara e complementa o trabalho mais específico realizado no assoalho pélvico.

Terapia Manual para o Assoalho Pélvico

A terapia manual pode ser definida como técnicas que incluem alongamento, liberação miofascial, pressão, facilitação neuromuscular proprioceptiva, massagem aplicada externa ou internamente no períneo, manobras para diminuir a tensão muscular e os *trigger points* nos músculos do assoalho pélvico. Em estudo de metanálise e revisão sistemática, a terapia manual aparece como efetiva na melhora da disfunção sexual em mulheres.[45] Estas terapias também têm sido descritas para o tratamento da dor genitopélvica.

- *Digitopressão ou compressão isquêmica:* Nos casos de dor perineal ou de distúrbio genitopélvico de dor/penetração – vaginismo e dispareunia – as manobras miofasciais e/ou deslizamento nas regiões de pontos-gatilho (*trigger points*) tem como objetivo diminuir a dor e a tensão nos músculos do assoalho pélvico. A compressão nesses pontos, externa e internamente, promove diminuição do tônus aumentado e alívio dos sintomas referidos. Além disso, a terapia manual auxilia na autopercepção do assoalho pélvico e na melhora da tolerância da paciente ao toque, por meio digital ou pela introdução de dispositivos mais lisos como tubetes ou dilatadores, de diferentes diâmetros e comprimentos, para dilatar gradativa e suavemente a luz vaginal.[29,48]

  Compressão isquêmica em áreas com sintomas referidos:

- *Músculo puborretal:* Dor em pontadas na uretra e bexiga. Dor abdominal inferior. Aumento da frequência e urgência urinária;
- *Músculo pubococcígeo:* Ileococcígeo: Períneo e esfíncter anal;
- *Músculo obturador interno:* Pudendo, uretra, assoalho pélvico e sensação de queimação local;
- *Músculo reto abdominal:* Lombar e hiperatividade detrusora;
- *Massagem de Thiele:* Técnica de terapia manual intracavitária, de compressão isquêmica para dessensibilizar os pontos-gatilho. Uma série de movimentos digitais como varredura nos músculos do assoalho pélvico, quando alcançáveis, da origem à inserção, durante 5 minutos, com períodos estacionários de 10 a 15 segundos, quando os pontos são identificados.[49] Esta técnica melhora mialgia do assoalho pélvico, reduz níveis de dor e melhora a função sexual em indivíduos com dor pélvica crônica, cistite intersticial e dispareunia. Estudos comparando terapia manual intracavitária com uso de botox demonstram resultado satisfatório em ambos os tratamentos, mas com maior melhora da função sexual com a terapia manual.[50]
- *Liberação miofascial:* Uso de fricções profundas para melhorar a capacidade da fáscia em se deformar e se mover dentro do corpo.[50] O objetivo é obter relaxamento muscular com diminuição do espasmo e, consequente, aumento da circulação local, promovendo analgesia e melhora das funções fisiológicas.

TERMOTERAPIA

O calor local no períneo pode auxiliar na percepção dos genitais e preparar a região para a massagem perineal pelo efeito de analgesia e diminuição do tônus muscular. É de grande valia para que a paciente possa aplicá-lo em casa, antes de usar dilatadores e/ou antes da atividade sexual. A aplicação do calor no períneo por 15 minutos contribui para o relaxamento dos tecidos e conforto, antes e/ou após a atividade sexual. Pode ser utilizado bolsa de água quente (calor seco), compressa ou rolo quente (calor úmido), sempre com atenção para a temperatura.

A compressa úmida quente pode ser feita com uma pequena toalha dobrada em retângulo e umedecida com água quente, já o rolo quente é feito com a toalha enrolada como um rolo e a água quente é colocada no centro dele, de modo que a paciente possa desenrolar a toalha aos poucos e ter a sensação de calor por mais tempo.

Há também a utilização de tubete com água morna ou água gelada para introdução na vagina para relaxamento e diminuição da dor. Além da bolsa com água quente/morna, os banhos de assento também são uma opção e têm como vantagem envolver toda a região da pelve.

O frio é utilizado para diminuir edema local pela vasoconstrição e reduzir lesão tecidual.[50]

ELETROTERAPIA

A estimulação elétrica neuromuscular pode ser usada como tratamento adjuvante em diversas disfunções do assoalho pélvico, incluindo as disfunções sexuais. É possível a utilização da eletroterapia para promover sensibilização, analgesia, inibição ou ativação muscular.[51] Há muitas variáveis na aplicação da eletroterapia; como os tipos de corrente, tipos de aparelho, tipos e localização dos eletrodos, estimulação intracavitária (ou vaginal), sacral ou percutânea. Frente a tantas variáveis, incluindo a descrição dos parâmetros utilizados, fica mais difícil que as evidências científicas sejam plenamente conclusivas, porque a comparação entre os estudos é mais difícil.

A eletroterapia é o uso de potencial elétrico ou corrente elétrica para estimular uma resposta terapêutica e pode ser usada com o objetivo de ter uma resposta muscular ou nervosa. A estimulação elétrica muscular ou eletroestimulação muscular ou neuroestimulação elétrica é a aplicação de impulso elétrico diretamente no músculo estriado para facilitar a contração.[50]

Para que ocorra a contração muscular identificamos o limiar motor da paciente e ajustamos os parâmetros para que a estimulação do músculo seja o mais eficaz possível com maior conforto para a paciente. Antes do limiar motor identificamos o limiar sensorial, em que a paciente tem a sensibilidade, mas ainda não realiza a contração. Para algumas pacientes com disfunção sexual a eletroestimulação neste limiar sensitivo pode ser útil para modular sua sensação na região genital. O eletrodo pode ser posicionado na superfície da pele ou intracavitário na vagina. Uma possibilidade em casos de vaginismo ou dispareunia intensa é utilizar o eletrodo anal na vagina porque ele tem menor diâmetro.

Há pacientes que apresentam disfunção sexual e na avaliação funcional do assoalho pélvico exibem fraqueza e dificuldade de contração muscular. Nestes casos a estimulação elétrica neuromuscular é indicada para o fortalecimento do assoalho pélvico desde que a paciente suporte o procedimento sem dor. A terapia manual com massagem miofascial e alongamento muscular pode ser a abordagem inicial da paciente, seguida por eletroestimulação muscular e cinesioterapia para fortalecimento dos músculos do assoalho pélvico.

É importante que a eletroterapia seja inserida no tratamento de fisioterapia e não seja a única abordagem para o tratamento da disfunção sexual.

Os parâmetros para eletroestimulação muscular devem ser ajustados em função do objetivo terapêutico e do conforto da paciente.

A duração do pulso descrita em *us* ou *ms* deve ser determinada considerando que o seu aumento implica em maior recrutamento muscular, mas também em maior desconforto para a paciente, entretanto pulsos muito curtos não são eficazes.[52]

A frequência do pulso descrita em Hz ou pulsos por segundo deve ser ajustada de acordo com a paciente com atenção para não gerar fadiga.[52]

A eletroterapia tem como objetivo o restabelecimento da funcionalidade do tecido muscular, o que também vai refletir na qualidade do tecido conjuntivo do assoalho pélvico. Há técnicas atuais que focam na restauração da saúde do tecido conjuntivo, como o *laser* e a radiofrequência.[52]

Vale destacar que do ponto de vista funcional os tecidos atuam conjuntamente, fazendo com que a melhora do tecido muscular repercuta no tecido conjuntivo e vice-versa, mas o principal objetivo do fisioterapeuta é restabelecer a mecânica correta do assoalho pélvico a partir da musculatura.

A eletroestimulação nervosa transcutânea realizada no nervo tibial é descrita como uma possibilidade de neuromodulação e melhora da disfunção sexual, principalmente em relação à lubrificação, excitação e orgasmo, mas não em relação ao desejo, satisfação e dor.[53] O tema é abordado em um estudo piloto e há necessidade de mais estudos com casuística maior para afirmar a eficácia da técnica.

OUTROS RECURSOS

Os dilatadores vaginais são utilizados para aumento progressivo da luz vaginal, sobretudo em situações de estenose ou aderências decorrentes de outros procedimentos como cirurgias reparadoras, por exemplo, bem como em situações de dor vulvar/vaginal. Em dores na região do introito vaginal também pode ser útil.

O uso de vibradores interna ou externamente é relatado como favorável à melhora da função sexual, entretanto, sua prescrição tem que estar muito alinhada com o perfil da paciente.[50]

O *biofeedback* adiciona a vantagem da ação voluntária dos músculos do assoalho pélvico, propiciando verificar a presença ou não de atividade muscular espontânea, de incoordenações e sincinesias. É modalidade de tratamento refinada e se destina à conscientização e elaboração das funções musculares. Sua atuação fundamenta-se na capacidade de o sistema nervoso central integrar e transformar uma informação sensória em ação passível de ser executada ativamente. Tanto a modalidade pressórica como a eletromiográfica têm vantagens interessantes ao oferecer estímulo proprioceptivo, além do visual ou auditivo. Na possibilidade de aplicação intracavitária vaginal ou anal, o desempenho dos músculos do assoalho pélvico torna-se eficiente mais rapidamente.

O *biofeedback* por ultrassom vem ganhando espaço entre fisioterapeutas especializados em assoalho pélvico. A visualização em tempo real permite a apreensão do controle, com excelente melhora da habilidade motora. O ultrassom perineal em corte coronal evidencia duas bandas laterais do músculo levantador do ânus, o que possibilita o treinamento da coordenação e simetria da ação. A alocação na região abdominal permite o treinamento da ação dos músculos transverso do abdome e oblíquos, com frequência inadequadamente associados à atividade dos músculos do assoalho pélvico.[27,54-60]

Mulheres com vulvodínia provocada frequentemente apresentam aumento do tônus de repouso, com mínima alteração no períneo durante a contração máxima, observado em estudos por ultrassonografia 4D. Considera-se esse dado como indicativo de empobrecida atividade e controle dos músculos do assoalho pélvico. O *biofeedback* por ultrassom via perineal, quando possível, deve ser seguido de aplicação via vaginal, dado que a queixa principal dessas pacientes se dá na penetração.[61]

O agulhamento seco ou *dry needling* é uma técnica minimamente invasiva caracterizada pela inserção de uma agulha filamentar sólida, sem medicação, através da pele. É baseado em neurofisiologia e neuroanatomia com o objetivo de liberar e/ou inativar pontos-gatilhos e diminuir a dor musculoesquelética, neuropática ou articular, em casos refratários aos recursos de tratamento mais comumente empregados.[62,63]

CONSIDERAÇÕES FINAIS

Enfatizamos o caráter interdisciplinar do tratamento das disfunções sexuais. Se por um lado os aspectos psíquicos devem ser abordados pelo psiquiatra e pelo psicoterapeuta, por outro lado os aspectos essencialmente físicos do tratamento devem ser conduzidos pelo fisioterapeuta. O contato com o ginecologista, que atua em medicina sexual, é sempre de suma importância, destacando o papel dos hormônios e medicações para a saúde sexual. Todos devem conhecer os aspectos e saberes das outras especialidades que tratam as pacientes com disfunção sexual. A interlocução beneficia enormemente a paciente, além de contribuir para a atuação mais precisa do fisioterapeuta.

A fisioterapia utiliza recursos de cinesioterapia, eletroterapia, termoterapia e técnicas de terapia manual para o manejo e tratamento das disfunções sexuais.

REFERÊNCIAS BIBLIOGRÁFICAS

1. Organização Mundial de Saúde (OMS). Classificação de Transtornos Mentais e de Comportamento (CID-10). Descrições Clínicas e Diretrizes Diagnósticas. Porto Alegre: Artes Médicas; 1993.
2. Abdo CHN, Fleury HJ. Aspectos diagnósticos e terapêuticos das disfunções sexuais femininas. Rev Psiq Clin. 2006;33(3);162-7.
3. Basson R, Berman J, Burnett A, Derogatis L, Ferguson D, Fourcroy J, et al. Report of the international consensus development conference on female sexual dysfunction: Definitions and classifications. J Urol. 2000;163(3):888-93.
4. Basson R. Human sex-response cycles. J Sex Marital Ther. 2001;27(1):33-43.
5. Basson R, Wierman ME, Van Lankveld J, Brotto L. REPORTS: Summary of the recommendations on sexual dysfunctions in women. J Sex Med. 2010;7(1):314-26.
6. Basson R. Human sexual response. Handb Clin Neurol. 2015;130:11-8.
7. Kinsey A. Sexual behavior in the human female. Bloomington: Indiana Univerity Oress; 1953.
8. Masters WH, Johnson VE. Human sexual response. Boston: Little Brown and Co; 1966.
9. Kaplan H. A nova terapia do sexo. 3. ed. Rio de Janeiro: Nova Fronteira; 1977.
10. American Psychiatric Association. Manual Diagnóstico e Estatístico de Transtornos Mentais: DSM-5. 5. ed. Porto Alegre: Artmed; 2014.
11. Rosenbaum TY, Padoa A. Managing pregnancy and delivery in women with sexual pain disorders. J Sex Med. 2012;9(7):1726-35; quiz 1736.
12. Melles RJ, ter Kuile MM, Dewitte M, van Lankveld JJDM, Brauer M, de Jong PJ. Automatic and deliberate affective associations with sexual stimuli in women with lifelong vaginismus before and after therapist-aided exposure treatment. J Sex Med. 2014;11:786-99.
13. Glowacka M, Rosen N, Chorney J, Snelgrove–Clarke E, George RB. Prevalence and predictors of genito-pelvic pain in pregnancy and postpartum: the prospective impact of fear avoidance. J Sex Med. 2014;11:3021-34.
14. Binik YM. The DSM diagnostic criteria for vaginismus. Arch Sex Behav. 2010;39(2):278-91.

CAPÍTULO 7 • RECURSOS FÍSICOS TERAPÊUTICOS PARA O TRATAMENTO DAS DISFUNÇÕES... **95**

15. Binik YM. The DSM diagnostic criteria for dyspareunia. Arch Sex Behav. 2010;39(2):292-303.
16. Reissing ED, Borg C, Spoestra SK, ter Kuile MM, Both S, de Jong PJ, et al. Throwing the baby out with the bathwather: the demise of vaginismus in favor of genito-pelvic pain/penetration disorder. Arch Sex Behav. 2014;43:1209-13.
17. Lahaie MA, Amsel R, Khalifé S, Boyer S, Faaborg-Andersen M, Binik YM. Can fear, pain, and muscle tension discriminate vaginismus from dyspareunia/provoked vestibulodynia? Implications for the new DSM-5 diagnosis of genito-pelvic pain/penetration disorder. Arch Sex Behav. 2015;44(6):1537-50.
18. Conforti C. Genito-pelvic pain/penetration disorder (GPPPD): An overview of current terminology, etiology, and treatment. UOJM. Women's Health. 2017;7(2):48-53.
19. Rosenbaum T. Addressing anxiety in vivo in physiotherapy treatment of women with severe vaginismus: a clinical approach. J Sex Marital Ther. 2011;37(2):89-93.
20. Rosenbaum T. Physical therapy treatment of persistent genital arousal disorder during pregnancy: a case report. J Sex Med. 2010;7(3):1306-10.
21. Aschkenazi SO, Goldberg RP. Female sexual function and the pelvic floor. Expert Rev Obstet Gynecol. 2009;4(2):165-78.
22. Auge APF, Silva RSB, Leite AKN, Gouvêa ES, Genevcius RFF, Pinto RO, et al. Sintomas do trato urinário inferior e sexualidade: uma revisão. Arq Med Hosp Fac Cienc Med Santa Casa São Paulo. 2010;55:76-81.
23. Grzybowska ME, Wydra DG. Coital incontinence: a factor for deteriorated health-related quality of life and sexual function in women with urodynamic stress urinary incontinence. Int Urogynecol J. 2017; 28(5):697–704.
24. Hui-Hsuan Lau, Wen-Chu Huang, Tsung-Hsien Su. Urinary leakage during sexual intercourse among women with incontinence: Incidence and risk factors. PLoS One. 2017;12(5):1-8
25. El-Azab AS, Yousef HA, Seifeldein GS. Coital incontinence: relation to detrusor overactivity and stress incontinence. Neurourol Urodyn. 2011;30(4):520-4.
26. Slieker-ten Hove MC, Pool-Goudzwaard AL, Eijkemans MJ, Steegers-Theunissen RP, Burger CW, Vierhout ME. Vaginal noise: prevalence, bother and risk factors in a general female population aged 45-85 years. Int Urogynecol J Pelvic Floor Dysfunct. 2009;20(8):905-11.
27. Etienne MA. Incontinência urinária feminina: avaliação clínica e ultrassonográfica antes e após fisioterapia do assoalho pélvico. [Tese] Faculdade de Ciências Médicas da Santa Casa de São Paulo. São Paulo; 2010.
28. Miranne JM, Marek TM, Mete M, Iglesia CB. Prevalence and resolution of auditory passage of vaginal air in women with pelvic floor disorders. Obstet Gynecol. 2015;126(1):136-43.
29. Scanavino MT. Disfunção sexual feminina. In: Etienne MA, Waitman CM. Disfunções sexuais femininas: a fisioterapia como recurso terapêutico. São Paulo: Livraria Médica Paulista; 2006. p. 65-102.
30. Abdo CHN. Elaboração e validação do quociente sexual - Versão feminina: uma escala para avaliar a função sexual da mulher. Rev Bras Med. 2006;63(9):477-82.
31. Abdo CHN. Elaboração e validação do quociente sexual - Versão masculina: uma escala para avaliar a função sexual do homem. Rev Bras Med. 2006;63(1/2):42-6.
32. Pacagnella RC, Martinez EZ, Vieira EM. Validade de construto de uma versão em português do Female Sexual Function Index. Cad Saúde Pública. 2009;25(11):2333-44.
33. Santana GWM, Aoki T, Auge APF. The Portuguese validation of the short form of the Pelvic Organ Prolapse/Urinary Incontinence Sexual Questionnaire (PISQ-12). Int Urogynecol J. 2012;23(1):117:121.
34. Tamanini JTN, D'Ancona CAL, Botega NJ, Rodrigues Netto Jr N. Rev Saúde Pública. 2003;37(2):203-11.
35. Laycock J, Jerwood D. Pelvic floor muscle assessment: The PERFECT Scheme. Physiotherapy. 2001;87(12):631-642.
36. Bo K, Sherburn M. Evaluation of female pelvic floor muscle function and strength. Phys Ther. 2005;85:269-82.
37. Juraskova I, Jarvis S, Mok K, Peate M, Meiser B, Cheah BC, et al. The acceptability, feasibility, and efficacy (phase I/II study) of the OVERcome (Olive Oil, Vaginal Exercise, and MoisturizeR)

intervention to improve dyspareunia and alleviate sexual problems in women with breast cancer. J Sex Med. 2013;10(10):2549-58.

38. Kaplan H. Manual ilustrado de terapia manual. São Paulo: Manole; 1978.

39. Masters WH, Johnson VE. Human sexual inadequacy. Boston: Little Brown and Co; 1970.

40. Parish SJ, Rubio-Aurioles E. Education in sexual medicine: proceedings from the international consultation in sexual medicine. J Sex Med. 2010;7(10):3305-14.

41. Preda A, Moreira S. Stress urinary incontinence and female sexual dysfunction: the role of pelvic floor rehabilitation. Acta Med Port. 2019;32(11):721-6.

42. Ferreira CHJ, Dwyer PL, Davidson M, Souza A, Ugarte JA, Frawley HC. Does pelvic floor muscle training improve female sexual function?: a systematic review. Int Urogynecol J. 2015;26(12):1735-50.

43. Fusco HCSC. Avaliação da força do assoalho pélvico, perda urinária e desempenho sexual em mulheres com fibromialgia [dissertação]. São Paulo: Universidade de São Paulo, Faculdade de Medicina; 2017.

44. Bienfait M. Fascias e Pompages: Estudo e tratamento do esqueleto fibroso. 2. ed. São Paulo: Summus; 1999.

45. Rogers RG, Pauls RN. Thakar R, Morin M, Kuhn A, Petri E, et al. An international Urogynecological association (IUGA)/international continence society (ICS) joint report on the terminology for the assessment of sexual health of women with pelvic floor dysfunction. Int Urogynecol J. 2018 May;29(5):647-66.

46. Etienne MA, Waitman MC. Disfunções sexuais femininas: a fisioterapia como recurso terapêutico. São Paulo: Livraria Médica Paulista Editora; 2006. p. 65-102.

47. Itza F, Zarza D, Serra L, Gómez-Sancha F, Salinas J, Allona-Almagro A. Myofascial pain syndrome in the pelvic floor; acommon urological condition. Actas Urol Esp. 2010;34(4):318-26.

48. Oyama IA, Rejba A, Lukban JC, Fletcher E, Kellogg-Spadt S, Holzberg AS, et al. Modified Thiele massage as therapeutic intervention for female patients with interstitial cystitis and high-tone pelvic floor dysfunction. Urology. 2004;64(5):862-5.

49. Stein A, Sauder SK, Reale J. The role of physical therapy in sexual health in men and women: evaluation and treatment. Sex Med Rev. 2019;7(1):46-56.

50. Bo K, Frawley HC, Haylen BT, Abramov Y, Almeida FG, Berghmans B, et al. An International Urogynecological Association (IUGA)/International Continence Society (ICS) joint report on the terminology for the conservative and nonpharmacological management of female pelvic floor dysfunction. Int Urogynecol J. 2017;28(2):191-213.

51. Barbosa AMP, Parizotto NA, Pedroni CR, Avila MA, Liebano RE, Driusso P. How to report electrotherapy parameters and procedures for pelvic floor dysfunction. Int Urogynecol J. 2018;29(12):1747-55.

52. Lordelo P, Leal MR, Brasil CA, Santos JM, Lima MC, Sartori MG. Radiofrequency in female external genital cosmetics and sexual function; a randomized clinical trial. Int Urogynecol J. 2016;27(11):1681-7.

53. Zimmerman LL, Gupta P, O'Gara F, Langhals NB, Berger MB, Bruns TM. Transcutaneous electrical nerve stimulation to improve female sexual dysfunction symptoms: a pilot study. Neuromodulation. 2018;21(7):707-13.

54. Dietz HP, Wilson PD, Clarke B. The use of perineal ultrasound to quantify levator activity and teach pelvic floor muscle exercises. Int Urogynecol J. 2001;12:166-9.

55. Dietz HP, Clarke B. The influence of posture on perineal ultrasound imaging parameters. Int Urogynecol J. 2001;12:104-6.

56. Thompson JA, O'Sullivan PB, Briffa K, Neumann P, Court S. Assessment of pelvic floor movement using transabdominal and transperineal ultrasound. Int Urogynecol J. 2005;16:285-92.

57. Thompson JA, O'Sullivan P, Briffa K, Neumann P. Assessment of voluntary pelvic floor muscle contraction in continent and incontinent women using transperineal ultrasound, manual muscle testing and vaginal squeeze pressure measurements. Int Urogynecol J. 2006;17:624-30.

58. Etienne MA, Oliveira AL, Carramão SS, Macea JR, Aoki T, Auge APF. Pubococcygeal activity on perineal ultrasound in incontinent women. Int Urogynecol J. 2011;22:315-20.

CAPÍTULO 7 · RECURSOS FÍSICOS TERAPÊUTICOS PARA O TRATAMENTO DAS DISFUNÇÕES... **97**

59. Braekken IH, Majida M, Ellstrom-Engh M, Dietz HP, Umek W, Bo K. Test-retest and intra-observer repeatability of two- three- and four-dimensional perineal ultrasound of pelvic floor muscle anatomy and function. Int Urogynecol J. 2008;19:227-35.
60. Junginger B, Baessler K, Sapsford R, Hodges PW. Effect of abdominal and pelvic floor tasks on muscle activity, abdominal pressure and bladder neck. Int Urogynecol J. 2010;21:69-77.
61. Morin M, Carroll MS, Bergeron S. Systematic review of the effectiveness of physical therapy modalities in women with provoked vestibulodynia. Sex Med Rev. 2017;17:30012-4.
62. Moldwin RM, Fariello JY. Myofascial trigger points of the pelvic floor: associations with urological pain syndromes and treatment strategies including injection therapy. Curr Urol Rep. 2013;14(5):409-17.
63. Wiseman S, Cork University Hospital. Trans-perineal Trigger Point Dry Needling for Chronic Pelvic Pain. University College Cork. Identifier: NCT02795026. First Posted: June 9, 2016 Last Update Posted: July 20, 2018. Available in: https://clinicaltrials.gov/ct2/show/NCT02795026.

Parte III Dor Pélvica

RECURSOS FÍSICOS TERAPÊUTICOS PARA TRATAMENTO DA DOR PÉLVICA

CAPÍTULO 8

Michele Elisabete Rúbio Alem • Angélica Viana Ferrari
Amanda Garcia de Godoy

INTRODUÇÃO

A dor pélvica crônica, de forma geral, é uma dor não menstrual, localizada na região pélvica com duração de 6 meses ou mais.[1,2] Sua etiologia não está bem definida, podendo estar associada a muitos distúrbios de diferentes sistemas do trato reprodutivo, sistema gastrointestinal, órgãos urológicos, sistema musculoesquelético e sistema psiconeurológico.[3,4] Também pode estar associada a problemas cognitivos, comportamentais, sexuais ou emocionais,[1] conforme apresentados no Quadro 8-1.

Além de a possibilidade estar relacionada com distúrbios específicos como pontos-gatilho musculares e compressão nervosa, ela pode ser considerada como uma doença com uma fisiopatologia própria.[1,5,6]

Quadro 8-1. Possíveis Causas da Dor Pélvica Crônica em Mulheres

Sistema	Distúrbio específico
Reprodutivo	Alterações viscerais em útero, ovários, bexiga, uretra. Exemplos: dismenorreia, infecção, cistite, síndrome do ovário remanescente, adenomiose
	Alterações somáticas na pele, vulva, clitóris e canal vaginal. Exemplos: vulvite, vulvodínia, dispareunia
	Adesões, endometriose, salpingooforite. Exemplos: fibrose pélvica
Vascular	Veias pélvicas dilatadas
Musculocutâneo	Alterações nos ligamentos, alterações musculares. Exemplos: pontos-gatilho, espasmo/tensão da musculatura do assoalho pélvico, dor miofascial, fibromiosite, síndrome do piriforme, dor coccígea crônica
Espinhal	Doença articular degenerativa, hérnia discal, espondilose, neoplasia na medula espinal/nervo sacral, doença degenerativa
Neurológico	Neuralgia/aprisionamento cutâneo do nervo, herpes-zóster, compressão nervosa espinhal. Exemplos: neuralgia do nervo pudendo, aprisionamento cutâneo de nervo por cicatriz pós-cirúrgica

(Continua.)

101

Quadro 8-1. *(Cont.)* Possíveis Causas da Dor Pélvica Crônica em Mulheres

Sistema	Distúrbio específico
Gastrointestinal	Síndrome do intestino irritável, epilepsia e migrânea abdominal, obstrução recorrente do intestino delgado, hérnias
Urológico	Disfunções da bexiga
Psicológico (psicossocial/sexual)	Transtornos psiquiátricas como ansiedade e depressão, somatização, abuso físico ou sexual, dependência de drogas, dependência, problemas familiares, disfunção sexual

Adaptado de Hunter et al., 2018[4] e Howard, 2003.[3]

FISIOPATOLOGIA DA DOR PÉLVICA CRÔNICA

A dor pélvica crônica apresenta sensibilização central, desregulação autonômica e um componente simpático,[4] tornando a dor autoperpetuante, mesmo que o estímulo que inicie o quadro de dor seja periférico – como uma infecção ou inflamação pélvica, por exemplo.[1]

Há diversos fatores de risco para dor pélvica crônica, um estudo de revisão realizado por Latthe *et al.*[7] verificou mais de 60 fatores de risco e encontraram fortes e consistentes associações entre dor pélvica crônica e presença de doença pélvica inflamatória, histórico de abuso sexual e morbidade psicológica coexistente.

TRATAMENTOS PARA DOR PÉLVICA CRÔNICA

As abordagens de tratamento para a dor pélvica crônica devem ser baseadas no modelo biopsicossocial, com abordagens holísticas, e envolvimento ativo dos pacientes.[1] Intervenções pontuais raramente apresentam bons resultados, sendo necessário um conjunto de estratégias personalizadas para melhor manejo dessas condições.[1,8] Intervenções farmacológicas e não farmacológicas, como intervenção psicológica e fisioterapêutica devem ser consideradas. Os elementos de autogestão, como por exemplo conhecimento sobre sua condição de saúde e aspectos físicos e psicológicos relacionados, e informações sobre o uso adequado de medicamentos e tratamentos disponíveis para manejo de seus sintomas são aspectos importantes do tratamento.[1,8] Esses elementos garantem ao paciente as ferramentas necessárias para que ele possa ser um elemento ativo na tomada de decisão, junto à equipe de saúde, sobre qual a linha de tratamento que será seguida, aumentando assim a adesão à intervenção proposta.[1] No Quadro 8-2, elaborado a partir das principais recomendações da Associação Europeia de Urologia para manejo da dor pélvica crônica,[1] estão apresentadas as intervenções mais difundidas para o manejo conservador da dor pélvica crônica e os principais aspectos associados a elas.[1]

CAPÍTULO 8 ▪ RECURSOS FÍSICOS TERAPÊUTICOS PARA TRATAMENTO DA DOR PÉLVICA 103

Quadro 8-2. Principais Intervenções Associadas à Dor Pélvica Crônica

Intervenções/quadros específicos	Principais aspectos
Educação em dor pélvica crônica	Educar sobre as causas da dor pode reduzir a ansiedade e melhorar a autogestão, de forma que o paciente seja um elemento ativo, por meio de conhecimento quanto às condições de saúde e aspectos fundamentais para o tratamento, a fim de aumentar a adesão ao tratamento
Assistência fisioterapêutica nos sintomas musculoesqueléticos	Quando a causa da dor pélvica crônica não é ginecológica, em quase totalidade dos casos haverá envolvimento musculoesquelético. É recomendado, então, reeducações posturais, articulares e pélvicas, incluindo alongamento, fortalecimento e coordenação da ativação muscular, de acordo com a avaliação realizada. Nesse realinhamento, a cinesioterapia (alívio da dor e melhora da qualidade de vida – relaxamento, respiração, percepção corporal, correção de desvios posturais, correção das disfunções musculoesqueléticas – pelve, quadril e coluna lombar) e a terapia manual (Liberação Miofascial Global, Liberação Miofascial Perineal, Maitland, Reeducação Postural Global, e Trabalhos em Cadeias [GDS, ROLF]) têm-se mostrado importantes ferramentas
Assistência fisioterapêutica na dor muscular do assoalho pélvico	Conscientização e relaxamento da musculatura do assoalho pélvico, pois auxilia interrompendo o ciclo dor-espasmo-dor
Assistência fisioterapêutica na liberação de ponto-gatilho miofascial	Para liberação de pontos-gatilho miofasciais podem ser aplicadas intervenções como terapia manual (liberação miofascial global, liberação miofascial perineal)
Assistência fisioterapêutica nas alterações sensitivas	Alterações neuroplásticas podem ocorrer no corno posterior da medula a partir de um estímulo nocivo inicial, o que acarreta inflamação neurológica, fator intimamente ligado à cronicidade da dor pélvica. Eletroterapia, *laser* e *criotaping* são utilizados, então, para dessensibilizar a raiz nervosa dessa região lombar. Deve ser feito entre L1-L5. Evitar, nesses casos, bolsa de água quente, ondas curtas, e ultrassom para evitar exacerbação, por acentuação do quadro inflamatório
Assistência fisioterapêutica na síndrome da bexiga dolorosa	Exercícios gerais para assoalho pélvico (cinesioterapia) e terapia manual transvaginal podem ser benéficos (massagem terapêutica e liberação miofascial)
Assistência fisioterapêutica na síndrome da dor anal	Tratamentos com *biofeedback* têm demonstrado bons resultados em razão de a fisiopatologia da síndrome da dor anal crônica ser semelhante à da defecação dissinérgica, e, portanto, favorecer o papel dos músculos do assoalho pélvico na fisiopatologia de ambas as condições

(Continua.)

Quadro 8-2. *(Cont.)* Principais Intervenções Associadas à Dor Pélvica Crônica

Intervenções/quadros específicos	Principais aspectos
Assistência fisioterapêutica nas disfunções sexuais e dor pélvica crônica	Liberação miofascial, na região perineal e intróito vaginal, e massagem perineal podem oferecer alívio Terapias objetivando o relaxamento da musculatura do assoalho pélvico, com técnicas de mobilidade e relaxamento (percepção corporal, bolsa de água quente, entre outras) Eletroestimulação Aconselhamento para casais durante todo o tratamento têm-se mostrado eficaz. Assim como estratégias comportamentais específicas para mulheres, como explorar alternativas à relação sexual, diferentes posicionamentos e estimulação. Além disso, micção pré e pós-coital, aplicação de bolsas de gelo na região genital ou área suprapúbica e uso de dilatadores vaginais (ou recursos naturais, como os dedos) antes da penetração peniana, e uso de lubrificantes hipoalergênicos, também se mostram como alternativas
Assistência fisioterapêutica em varizes pélvicas	Podem ser controladas com técnicas de reposicionamento lombar e pélvico (RPG), liberação da fáscia abdominal, eletroterapia pontual, banho de contraste. Atenção com exercícios de mobilidade pélvica, pois podem agravar o caso
Assistência fisioterapêutica em aderências pélvicas	O principal recurso utilizado é terapia manual (Liberação Miofascial Global, Liberação Miofascial Perineal, Maitland, Reeducação Postural Global, e Trabalhos em Cadeias [GDS, ROLF]). Antes da execução da terapia manual, pode ser aplicado calor, com ultrassom ou bolsa de água quente, para aumentar a extensibilidade dos tecidos conjuntivos

TRATAMENTO DA DOR PÉLVICA CRÔNICA COM ELETROTERAPIA

Dentro das terapias disponíveis para o manejo da dor pélvica crônica, a neuromodulação, por eletroestimulação, tem-se destacado positivamente.[9-13] Não está claro como a neuromodulação atua nesses pacientes, acredita-se que o mecanismo de ação baseia-se na teoria das comportas da dor de *Melzack e Wall*,[9] que propõem que a dor é conduzida por fibras nervosas do tipo C e A delta, de condução mais lenta, enquanto os estímulos oriundos da eletroestimulação são conduzidos por fibras A beta, de condução mais rápida, por serem mais mielinizadas.[14] Por essa diferença de velocidade de condução, os impulsos da eletroestimulação chegam ao corno posterior da medula em maior quantidade, realizando uma sinapse excitatória com as células da substância gelatinosa, inibindo as fibras nociceptivas, impedindo, assim, a progressão do impulso doloroso para os níveis superiores do sistema nervoso.[14]

Atualmente, diversas formas de aplicação de eletroterapia têm sido indicadas como intervenção para dor pélvica crônica, entre elas: estimulação elétrica transcutânea, eletroestimulação do nervo tibial, eletroacupuntura, terapia eletromagnética, eletroestimulação parassacral, estimulação do nervo pudendo, estimulação da medula espinal e estimulação craniana.[9-13] Dentre as mais usuais em nossa aplicação prática, a eletroestimulação de nervo tibial apresenta-se como uma terapia não invasiva, que por meio do mecanismo de

CAPÍTULO 8 • RECURSOS FÍSICOS TERAPÊUTICOS PARA TRATAMENTO DA DOR PÉLVICA **105**

neuromodulação pode promover redução nos níveis de dor.[9] A literatura científica mostra que os seguintes parâmetros – frequência: 20 Hz; largura de pulso: 200 µs; intensidade: 0,5 a 10 mA; e tempo: 30 minutos, 1 vez por semana, por 12 semanas – demonstraram efeitos positivos na melhora da dor em indivíduos com dor pélvica crônica.[9-13]

Porém, uma revisão sistemática de 2018 mostrou que apesar dos resultados promissores, a evidência científica ainda não é confiável, uma vez que os estudos apresentam falhas metodológicas.[8] Os novos estudos devem apresentar *follow-ups* mais longos e medidas funcionais, além de garantir uma descrição acurada do tratamento utilizado.[8] Desta forma, a eletroterapia deve ser utilizada com cautela, considerando que pode apresentar benefícios para as pessoas com essa condição e não apresentar riscos importantes quando utilizada adequadamente.

CONSIDERAÇÕES FINAIS

A dor pélvica crônica caracteriza-se por sua inespecificidade, o que dificulta seu diagnóstico, especialmente quando baseado na determinação da causa e, consequentemente, estabelecimento do melhor tipo de tratamento. No entanto, é fundamental destacar que as abordagens devem ser baseadas no modelo biopsicossocial, voltadas ao manejo da dor propriamente dito e nos principais aspectos a ela relacionados. Neste contexto, a intervenção fisioterapêutica é fundamental, dispondo de vários recursos, como educação em saúde, cinesioterapia, terapia manual e eletroestimulação para atuar de forma efetiva junto aos demais profissionais da saúde, na melhora da qualidade de vida desses indivíduos.

REFERÊNCIAS BIBLIOGRÁFICAS

1. Engeler D, Baranowski AP, Borovicka J, Cottrell AM, Dinis-Oliveira P, Elneil S, et al. EAU Guidelines on Chronic Pelvic Pain. Eur Assoc Urol. 2018.
2. Wozniak S. Chronic pelvic pain. Ann Agric Environ Med. 2016 June 2;23(2):223-6.
3. Howard FM. Chronic pelvic pain. Obstet Gynecol. 2003;101(3):594-611.
4. Hunter CW, Stoval B, Chen G, Carlson J, Levy R. Anatomy, pathophysiology and interventional therapies for chronic pelvic pain: a review. Pain Physician. 2018;21:147-67.
5. Ploteau S, Labat JJ, Riant T, Levesque A, et al. New concepts on functional chronic pelvic and perineal pain: pathophysiology and multidisciplinary management. Discov Med. 2015;19(104):185-92.
6. Nogueira AA, Reis FJC, Neto OBP. Abordagem da dor pélvica crônica em mulheres. Rev Bras Ginecol Obstet. 2006;28(12):733-40.
7. Latthe P, Mignini L, Gray R, Hills R, Khan K. Factors predisposing women to chronic pelvic pain: systematic review. BMJ. 2006;332(7544):749-55.
8. Fuentes-Márquez P, Cabrera-Martos I, Valenza MC. Physiotherapy interventions for patients with chronic pelvic pain: A systematic review of the literature. Physiother Theory Pract. 2019;35(12):1131-8.
9. Tam J, Loeb C, Grajower D, Kim J, Weissbart S. Neuromodulation for chronic pelvic pain. Curr Urol Rep. 2018;19(5):1-9.
10. Kabay S, Kabay SC, Yucel M, Ozden H. Efficiency of posterior tibial nerve stimulation in category IIIB chronic prostatitis/chronic pelvic pain: A sham-controlled comparative study. Urol Int. 2009;83(1):33-8.
11. Istek A, Gungor Ugurlucan F, Yasa C, Gokyildiz S, Yalcin O. Randomized trial of long-term effects of percutaneous tibial nerve stimulation on chronic pelvic pain. Arch Gynecol Obstet. 2014;290(2):291-8.

12. Gokyildiz S, Kizilkaya Beji N, Yalcin O, Istek A. Effects of percutaneous tibial nerve stimulation therapy on chronic pelvic pain. Gynecol Obstet Invest. 2012;73(2):99-105.
13. Van Balken MR, Vandoninck V, Messelink BJ, Vergunst H, Heesakkers JPFA, Debruyne FMJ, et al. Percutaneous Tibial Nerve Stimulation as neuromodulative treatment of chronic pelvic pain. Eur Urol. 2003;43(2):158-63.
14. Melzack R, Wall PD. Pain mechanisms: a new theory. Science. 1965;150(3699):971-9.

RECURSOS FÍSICOS TERAPÊUTICOS PARA TRATAMENTO DA DISMENORREIA

CAPÍTULO 9

Aline Fernanda Perez Machado ▪ Richard Eloin Liebano

DEFINIÇÃO

A dismenorreia é a desordem ginecológica mais comum durante a menacme. Ela é uma dor por cólica menstrual, localizada na região inferior do abdome, que pode se estender até a região lombar da coluna vertebral e irradiar-se até a região medial das coxas. A dor tem duração de cerca de 8 a 72 horas, se inicia alguns dias antes ou durante período menstrual, e cessa em cerca de 2 dias após o início ou com o fim da menstruação.[1-4] A dismenorreia pode estar associada a sintomas como náusea, vômito, fadiga, cefaleia, insônia, dor nas costas e nas coxas, tontura e/ou diarreia.[1,2,5-8]

EPIDEMIOLOGIA

É difícil estimar a prevalência acurada da dismenorreia pela variedade de critérios diagnósticos existentes, pela subjetividade dos sintomas e, por muitas vezes, ser considerada como algo comum durante a menstruação; portanto, acredita-se que muitos dados acabam sendo perdidos em função da dificuldade de documentação destas pacientes.[4] Além disso, estudos populacionais com enfoque na dismenorreia são escassos. Inclusive, não há estudos que caracterizam a prevalência de dismenorreia na população brasileira. Entretanto, acredita-se que a dismenorreia afete em torno de 45 a 90% das mulheres em idade reprodutiva. Destas, sabe-se que entre 10 e 25% a presença de dor é suficientemente forte para interferir nas atividades de vida diária, caracterizando dismenorreia severa, com duração que varia em torno de 1 a 3 dias por mês.[2,4,7,9,10] Nos Estados Unidos, a dismenorreia tem sido o principal motivo de absenteísmo escolar e laboral.[7,11] No Reino Unido, 45 a 97% da população feminina relata dismenorreia.[12]

Apesar da falta de estudos envolvendo as mulheres brasileiras, esse fenômeno é observado mundialmente com presença de dor e taxas de absenteísmo similares ou maiores.[11,13] As pacientes demonstram diminuição na avaliação da saúde geral, da qualidade de vida e da qualidade do sono, provando o real impacto dos sintomas menstruais na vida das pacientes.[4,14] Em função da sua alta prevalência e interferência negativa nos diversos âmbitos da vida da mulher, a dismenorreia é considerada um problema de saúde pública que gera gastos significativos, e assim requer grande destaque.[4]

CLASSIFICAÇÃO DA DISMENORREIA

Pode-se classificar a dismenorreia entre dois tipos: primária e secundária. A dismenorreia primária (DP) é caracterizada pela dor associada à menstruação, na ausência de qualquer disfunção pélvica. É mais comum em adolescentes do que em mulheres na fase adulta, acometendo de 16 a 93% das adolescentes, sendo que 45% delas apresentam dor em todos os ciclos menstruais, com início entre 6 a 24 meses após a menarca.[3,4,7,13,15] A DP é uma condição crônica que melhora em torno da terceira década de vida e/ou tende a reduzir após o primeiro parto.[1,7,15-17] Já a dismenorreia secundária é causada por alguma doença pélvica, que é mais comum em mulheres que tiveram menarca tardia e estão na fase adulta, em razão de a causa estar relacionada com doenças ginecológicas.[1]

ETIOLOGIA E FISIOPATOLOGIA

A etiologia da dismenorreia depende da sua classificação. A dor na DP ocorre na ausência de doenças ginecológicas, ainda não é bem elucidada, sendo considerada, prioritariamente, de causa desconhecida. Sabe-se que alguns fatores de risco favorecem seu desenvolvimento, dentre eles: mulheres com menos de 30 anos de idade, menarca precoce, história familiar de dismenorreia, fluxo menstrual intenso, síndrome pré-menstrual, tabagismo, consumo de álcool, abuso sexual, estresse e distúrbios emocionais.[2,4,18] Já a etiologia da dismenorreia secundária está relacionada com doenças ginecológicas, sendo as mais comuns: endometriose e adenomiose.[4] Assim, a dor na dismenorreia secundária é dependente da fisiopatologia da doença ginecológica que a paciente apresenta.[3]

A DP é mais intensa durante o período menstrual. A menstruação ocorre pela diminuição da concentração sanguínea de progesterona e estradiol que inicia o aumento das colagenases endometriais, das metaloproteinases e de citoquinas inflamatórias, que induzem a síntese de prostaglandinas, prostaciclinas e tromboxano via ciclo-oxigenase (COX)-1 e COX-2. Assim, acredita-se que, na maior parte das mulheres, o principal mecanismo causador da dor menstrual na DP é pela excessiva produção e liberação de prostaglandinas pelo endométrio durante a menstruação derivada, principalmente, da atividade da COX-2. As prostaglandinas causam, indiretamente, a dor de cólica menstrual por estimular os nociceptores, promovendo aumento da contratilidade uterina gerando dor visceral e podendo aumentar a pressão uterina. Ainda, a contração uterina pode induzir a hipóxia e a isquemia local, causando espasmos musculares, o que aumenta a dor.[2-4,6,16,19-23] A Figura 9-1 demonstra um esquema sobre os fatores de risco e a etiologia da dismenorreia primária.

DIAGNÓSTICO CLÍNICO

Em função da variabilidade dos mecanismos etiológicos e da fisiopatologia incerta, a dismenorreia é um distúrbio de difícil diagnóstico. Normalmente, o diagnóstico clínico é baseado na história clínica, relatada pela paciente, e pelo exame físico, realizado pelo médico; além da realização de exames complementares para confirmação ou exclusão de doenças ginecológicas.[3,4] A Figura 9-2 apresenta um fluxograma para facilitação da determinação do diagnóstico clínico da dismenorreia, incluindo a sua classificação entre primária e secundária.

TRATAMENTO

O controle da dismenorreia tem como foco o alívio da dor e dos seus sintomas associados. Apesar de amplas possibilidades terapêuticas, observa-se certo índice de falha dos tratamentos, indicando possibilidades diversas para a mesma disfunção.[17]

CAPÍTULO 9 • RECURSOS FÍSICOS TERAPÊUTICOS PARA TRATAMENTO DA DISMENORREIA

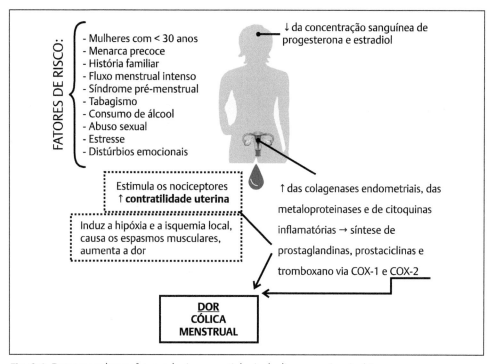

Fig. 9-1. Esquema sobre os fatores de risco e a etiologia da dismenorreia primária.

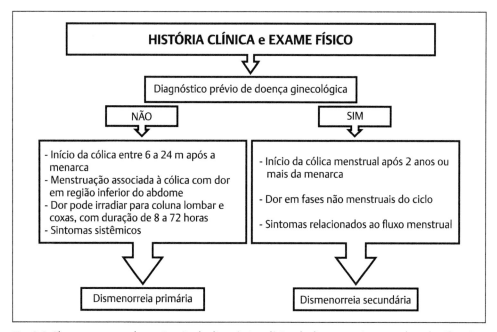

Fig. 9-2. Fluxograma para determinação do diagnóstico clínico da dismenorreia, segundo a classificação.

Tratamento Farmacológico

O uso de anti-inflamatórios não esteroidais e analgésicos é recomendado por promover redução da atividade da COX-2, que inibem a produção de prostaglandinas e, consequentemente, por relaxarem o miométrio. Como segunda opção terapêutica são recomendados os anticoncepcionais hormonais. Os hormônios sintéticos suprimem a ovulação e reduzem a espessura do endométrio, reduzindo o volume do fluxo menstrual e da síntese de prostaglandinas.[2-4,17,20] Porém, a utilização de terapia medicamentosa pode ser contraindicada pela presença de condições específicas e/ou gerar efeitos adversos, como: náuseas, mastalgia, hemorragia intermenstrual e distúrbios visuais, em cerca de 20 a 25% das mulheres. Além disso, no geral, cerca de 10 a 20% das mulheres não respondem ao tratamento medicamentoso.[2,4,17]

Fisioterapia

Avaliação Fisioterapêutica

A avaliação fisioterapêutica inclui anamnese e exame físico, realizado por meio de inspeção, palpação e testes especiais. A investigação de sua rotina e suas atividades de vida diárias é importante na correlação de achados que envolvam prejuízos à coluna vertebral, podendo agravar o quadro de dor durante a menstruação. Portanto, o fisioterapeuta deve realizar a inspeção na busca por assimetrias corporais, alterações posturais, presença de cicatrizes, edemas e alterações de coloração da pele. O exame físico deve compor a palpação de pontos dolorosos na região de coluna vertebral e pelve, a realização do teste de força muscular em tronco e pelve, testes especiais ortopédicos em tronco, pelve e membros inferiores, e testes neurológicos.

A dor é um fenômeno multidimensional e precisa ser avaliada de forma ampla. A escala visual numérica (EVN) é a forma mais utilizada para mensuração da intensidade da dor. A EVN avalia os níveis de intensidade da dor percebida pela paciente utilizando uma escala que varia de 0 (zero) a 10 (dez), sendo 0 como "sem dor" e 10 como pior dor que se possa imaginar. A paciente deve avaliar e determinar a intensidade de sua dor, e o fisioterapeuta deve fazer o registro.[5,9,24-32] O Questionário de dor McGill (Br-MPQ)[5,9,25-27,29,30,32-35] foi desenvolvido por Melzack[36] e adaptado para a língua portuguesa por Pimenta e Teixeira (1996).[37] Ele é formado por 78 descritores que descrevem qualidade da experiência dolorosa e caracterizam a dor em 20 grupos de palavras, divididas em 4 categorias, que são: sensorial, afetiva, avaliativa e mista. Cada grupo de palavras contém de 2 a 5 descritores, que são classificados de 1 a 5 conforme a intensidade da dor. Ele possui 2 índices: número de palavras escolhidas (*Number of Words Chosen, NWC*) e o índice de dor (*Pain Rating Index, PRI*). O NWC é obtido por meio da soma do número de palavras escolhidas com pontuação variando de 0 a 20 pontos. Já o PRI consiste na soma dos valores das palavras escolhidas pela paciente obtendo pontuação separada para cada categoria e pontuação total. O cálculo do PRI é feito de acordo com a categoria de palavras, sendo assim, a "sensorial" é a soma dos grupos 1 a 10, podendo a pontuação variar de 0 a 41; a "afetiva" é a soma de 11 a 15, com pontuação de 0 a 14; "avaliativa" é o grupo 16, com pontuação de 0 a 5; e a "mista" é a soma de 17 a 20, variando de 0 a 18; e "total" sendo a soma dos 20 grupos com a pontuação total de 0 a 78. Para ambos, PRI e NWC, quanto mais elevado o escore, maior a dor.[37] A EVN e o Questionário de dor McGill são medidas simples e que demonstram resultados objetivos, que são importantes parâmetros para avaliar a eficácia do tratamento proposto.

Tratamento Fisioterapêutico

O uso de terapias complementares, não farmacológicas e minimamente invasivas tem sido recomendado no tratamento dos sintomas da DP, sendo a psicoterapia e a

CAPÍTULO 9 • RECURSOS FÍSICOS TERAPÊUTICOS PARA TRATAMENTO DA DISMENORREIA **111**

fisioterapia.[2,4,6,17,20,23,27,32] Dentre as possibilidades terapêuticas utilizadas pela fisioterapia, destacam-se o uso de acupuntura,[38-42] massagens,[43,44] exercícios físicos,[44-54] termoterapia[25,32,33,35,55-59] e estimulação elétrica nervosa transcutânea (*Transcutaneous Electrical Nerve Stimulation*, TENS).[4-6,9,21,23-30,32,34,55,60] A revisão sistemática de Kannan and Claydon[20] aponta que o fisioterapeuta deve considerar o uso da termoterapia e da TENS para tratar a DP.

Acupuntura

A acupuntura e a eletroacupuntura podem levar à diminuição dos sintomas da DP. A acupuntura reduz a dor e os sintomas associados à DP pela diminuição da transmissão de estímulos nociceptivos no corno dorsal da medula, conduzidos pelas fibras C. Já a eletroacupuntura promove analgesia por induzir a liberação de endorfinas e diminui a intensidade de pulsação em artérias uterinas, apresentando eficácia na diminuição da dor, mas não melhorando os sintomas associados.[42]

O embasamento científico ainda é insuficiente, mas a técnica de agulhamento seco (*dry needling*) pode ser uma técnica promissora no tratamento de *trigger points* no músculo reto abdominal em pacientes com DP.[61]

Massagens

As técnicas de massagens que já foram estudadas em pacientes com DP são: massagem clássica,[44] reflexologia podal[43] e massagem do tecido conjuntivo.[43] A massagem melhora o fluxo sanguíneo e linfático, reduz o estresse e promove relaxamento dos músculos. Além disso, os efeitos analgésicos promovidos pela massagem podem ser justificados pela teoria das comportas, proposta por Melzack e Wall (1965),[62] que ao massagear uma região ocorre estimulação das fibras nervosas de maior diâmetro, promovendo alívio da dor.

Especialmente, a reflexologia podal é uma técnica de massagem que é aplicada com pressão diretamente em pontos e áreas específicas da planta dos pés, que correspondem a órgãos somáticos. O mecanismo de ação desta técnica ainda não é bem conhecido, mas acredita-se que a vasodilatação periférica remove o acúmulo de toxinas locais, e vias neurais relacionadas com a teoria das comportas promovem redução da percepção da dor. A massagem do tecido conjuntivo tem por objetivo a manipulação das fáscias musculares, que promove relaxamento corporal global, diminui os espasmos musculares e a sensibilidade do tecido conjuntivo, aumenta o fluxo sanguíneo local e a liberação de endorfinas.[43]

Exercícios Físicos

A prática de exercícios físicos tem contribuído para uma diminuição da dor e melhora da qualidade de vida de pacientes com DP, pois melhora o fluxo sanguíneo e o equilíbrio hidreletrolítico, auxilia no funcionamento dos órgãos pélvicos, promove a liberação de neurotransmissores e diminui os níveis de prostaglandinas endógenas. Esses efeitos promovem aumento no limiar de dor, redução da intensidade das contrações uterinas e diminuição do estresse e fadiga.[63]

O programa de exercícios deve ser realizado ao longo do ciclo menstrual com frequência e duração dependentes do tipo de atividade escolhida. Os exercícios físicos são uma alternativa de baixo custo, de fácil execução e ampla aplicabilidade. Dentre as possibilidades terapêuticas dos exercícios físicos, destacam-se: cinesioterapia específica: alongamentos, fortalecimento muscular e mobilizações pélvicas; alongamentos, fortalecimentos musculares e mobilizações pélvicas;[52-54] Pilates®, exercícios aeróbicos,[46-48,52] e ioga. [49-51]

Termoterapia

A termoterapia consiste na utilização terapêutica do calor que pode ser aplicada por meio de calor superficial e profundo. Na termoterapia superficial, o aquecimento tecidual a níveis terapêuticos varia entre 39 e 45°C para tratar tecidos localizados à cerca de 1 centímetro (cm) de profundidade, pois a técnica possui efeitos limitados pelo fato de não produzir modificações vasculares e metabólicas, de forma significativa, nas estruturas mais profundas. As várias formas de aplicação do calor promovem vasodilatação e aumentam o fluxo sanguíneo local, podendo influenciar na transmissão de impulsos dolorosos e reduzir o nível da estimulação nociceptiva.[25,33,35,55-57] A termoterapia superficial tem sido usada de diversas formas para promover alívio da dor, dentre estas: compressas úmidas e quentes, toalhas quentes, cinta de infravermelho e adesivo térmico.[1,25,33,35,55-57] Sabe-se que a termoterapia superficial demonstra efeitos similares ou superiores quando comparada com anti-inflamatórios e analgésicos, e exercícios de alongamento e fortalecimento muscular no alívio da dor.[1,33,35,56,57] A aplicabilidade destes recursos depende da modalidade escolhida. Geralmente a aplicação do recurso é feita durante a presença de dor menstrual aguda na região infra-abdominal e/ou lombar com variação do tempo de 20 minutos, no caso de compressas, até 8 horas, quando utilizados os adesivos; sendo o posicionamento da paciente variável conforme a modalidade.

A maior parte das modalidades de termoterapia superficial pode ser de uso domiciliar, permitindo que o paciente faça o autocontrole da dor. O uso de adesivo térmico parece ser uma opção vantajosa, pois dispensa a necessidade de o paciente ter que, frequentemente, readequar a intensidade de calor emitida, uma vez que a liberação de calor é constante por aproximadamente 8 horas contínuas. Além disso, é uma opção terapêutica de fácil aplicação e manuseio, que é colocada em contato com a pele da região infra-abdominal, permitindo que a paciente vista roupas e cumpra com sua rotina escolar e/ou profissional.

A termoterapia profunda consiste na utilização terapêutica de modalidades que causam aquecimento tecidual, podendo chegar entre 2 e 5 cm de profundidade, sendo a diatermia por micro-ondas (MO) já testada em pacientes com DP.[31,32,58,59] A diatermia por MO também deve ser utilizada durante a dor menstrual, aplicada na região infra-abdominal com a paciente em decúbito dorsal com o refletor direcionado paralelamente à região, com 5 a

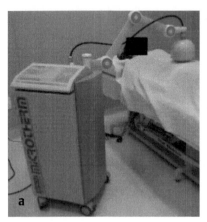
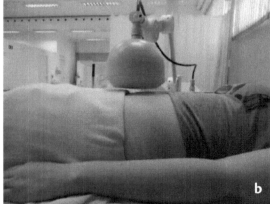

Fig. 9-3. (a, b) Demonstração da aplicação da diatermia por micro-ondas em região infra-abdominal.

CAPÍTULO 9 • RECURSOS FÍSICOS TERAPÊUTICOS PARA TRATAMENTO DA DISMENORREIA **113**

15 cm de distância da superfície da pele, por 20 minutos[31,32,58,59] (Fig. 9-3). É importante considerar as contraindicações antes de eleger a diatermia por MO como recurso terapêutico.

Estimulação Elétrica Nervosa Transcutânea (TENS)

A TENS consiste na aplicação genérica de correntes elétricas pulsadas transmitidas por eletrodos pela superfície intacta da pele para estimular os nervos periféricos produzindo diversos efeitos fisiológicos. Ela é amplamente usada na prática clínica para promover alívio de dor aguda e crônica.[64-66] Destaca-se por ser considerada um recurso terapêutico não farmacológico, não invasivo, de baixo custo e de fácil manuseio.[20,55] As primeiras unidades de TENS foram desenvolvidas e tornaram-se populares após a publicação da Teoria das Comportas proposta por Melzack and Wall.[62] Desde então, a TENS tornou-se amplamente conhecida e é um dos recursos mais utilizados na prática clínica pelos fisioterapeutas para promover analgesia.

O uso da TENS é recomendado com forte nível de evidência para promover efeitos benéficos no alívio da dor na DP.[4-6,9,20,21,23,25-30,32,34,55,60] O mecanismo de ação para obtenção do alívio da dor na DP é baseado na Teoria das Comportas, que causa inibição pela estimulação das fibras aferentes de grande calibre; na ativação de receptores opioides no sistema nervoso central e periférico; e acredita-se que a estimulação elétrica da pele cause uma vasodilatação na área do dermátomo via reflexo axonal, o que sugere uma diminuição na isquemia muscular uterina pelo aumento do fluxo sanguíneo na área correspondente. Portanto, a vasodilatação, o aumento do fluxo sanguíneo e a diminuição das prostaglandinas podem ser alterados pelo uso da TENS, causando efeitos analgésicos.[4,23,27,55,62] A diminuição da dor promovida pela TENS é maior quando comparada com o tratamento medicamentoso utilizando ibuprofeno, porém, a associação da TENS com o ibuprofeno parece ser vantajosa.[21] Além disso, o uso da TENS diminui a ingestão de medicamentos para alívio da dor na DP.[24]

O Quadro 9-1 propõe os parâmetros para uso da TENS na DP. Sugere-se que sejam utilizados os seguintes parâmetros da TENS convencional: alta frequência (f) de 100 Hz, duração de pulso (T) de 200 μs, amplitude (i) ajustada conforme a sensibilidade da paciente, sendo que esta deverá referir uma sensação de formigamento forte, mas confortável, devendo ser constantemente ajustada durante, pelo menos, 30 minutos. Os eletrodos podem ser autoadesivos e devem ser posicionados na região infra-abdominal, bilateralmente, na região lombar, bilateralmente, em nível de T10-T11 ou em ambas as regiões.

Quadro 9-1. Parâmetros para Uso da TENS na Dismenorreia Primária

Parâmetros	Valores
Frequência do pulso	50 a 120 Hz, sendo 100 Hz mais utilizada
Duração de pulso	100 a 200 μs
Amplitude da corrente	Conforme a sensibilidade da paciente, sendo uma sensação de formigamento forte, mas confortável
Tempo de aplicação	Pelo menos 30 minutos, sem determinação de tempo máximo
Tipo de eletrodo	Eletrodo autoadesivo, preferencialmente
Posicionamento dos eletrodos	Região infra-abdominal, bilateralmente, na região lombar, bilateralmente, em nível de T10-T11, ou em ambas as regiões

A posição da paciente depende do tipo de aparelho usado para aplicação da TENS, podendo estar em repouso ou durante suas atividades de vida diária, em casos de equipamentos de TENS portátil.

Assim como mencionado sobre o uso domiciliar da termoterapia superficial, a TENS também pode ser recomendada desta forma para que a paciente faça o controle da própria dor. No Brasil existem dispositivos de TENS com bateria para serem utilizados embaixo da roupa da paciente, tornando desnecessário que a paciente fique parada próxima a uma tomada, com emissão contínua em torno de 10 horas. Assim como o adesivo térmico, o dispositivo da TENS permite que a paciente vista roupas e cumpra sua rotina escolar e/ou profissional.

CONSIDERAÇÕES FINAIS

A dismenorreia primária é a disfunção ginecológica mais comum durante a menacme, sendo considerada sério problema econômico e de saúde pública. Sua etiologia ainda não é bem elucidada e seu diagnóstico é difícil, necessitando de profunda investigação para exclusão de outras doenças. O tratamento clínico da dismenorreia primária possui diversas possibilidades terapêuticas, sendo essas o uso de medicamentos e as terapias não farmacológicas. Dentre as opções de terapias não farmacológicas destacam-se a fisioterapia, feita por meio de acupuntura, massagens, exercícios físicos, termoterapia e estimulação elétrica nervosa transcutânea. As melhores evidências científicas até o momento apontam para a recomendação do uso de termoterapia e estimulação elétrica nervosa transcutânea.

REFERÊNCIAS BIBLIOGRÁFICAS

1. Latthe PM, Champaneria R, Khan KS. Dysmenorrhoea. BMJ Clin Evid. 2011;2011.
2. Proctor M, Farquhar C. Diagnosis and management of dysmenorrhoea. BMJ. 2006;332(7550):1134-8.
3. Dawood MY. Primary dysmenorrhea: advances in pathogenesis and management. Obstet Gynecol. 2006;108(2):428-41.
4. Iacovides S, Avidon I, Baker FC. What we know about primary dysmenorrhea today: a critical review. Hum Reprod Update. 2015;21(6):762-78.
5. Tugay N, Akbayrak T, Demirturk F, Karakaya IC, Kocaacar O, Tugay U, et al. Effectiveness of transcutaneous electrical nerve stimulation and interferential current in primary dysmenorrhea. Pain Med. 2007;8(4):295-300.
6. Proctor ML, Smith CA, Farquhar CM, Stones RW. Transcutaneous electrical nerve stimulation and acupuncture for primary dysmenorrhoea. Cochrane Database Sist Rev. 2002(1):CD002123.
7. De Sanctis V, Soliman A, Bernasconi S, Bianchin L, Bona G, Bozzola M, et al. Primary dysmenorrhea in adolescents: prevalence, impact and recent knowledge. Pediatr Endocrinol Rev. 2015;13(2):512-20.
8. Low I, Wei SY, Lee PS, Li WC, Lee LC, Hsieh JC, et al. Neuroimaging Studies of Primary Dysmenorrhea. Adv Exp Med Biol. 2018;1099:179-99.
9. Lewers D, Clelland JA, Jackson JR, Varner RE, Bergman J. Transcutaneous electrical nerve stimulation in the relief of primary dysmenorrhea. Phys Ther. 1989;69(1):3-9.
10. Harlow SD, Campbell OM. Epidemiology of menstrual disorders in developing countries: a systematic review. BJOG. 2004;111(1):6-16.
11. Hillen TI, Grbavac SL, Johnston PJ, Straton JA, Keogh JM. Primary dysmenorrhea in young Western Australian women: prevalence, impact, and knowledge of treatment. J Adolesc Health. 1999;25(1):40-5.
12. Latthe P, Latthe M, Say L, Gulmezoglu M, Khan KS. WHO systematic review of prevalence of chronic pelvic pain: a neglected reproductive health morbidity. BMC Public Health. 2006;6:177.

CAPÍTULO 9 • RECURSOS FÍSICOS TERAPÊUTICOS PARA TRATAMENTO DA DISMENORREIA **115**

13. Ortiz MI. Primary dysmenorrhea among Mexican university students: prevalence, impact and treatment. Eur J Obstet Gynecol Reprod Biol. 2010;152(1):73-7.
14. Barnard K, Frayne SM, Skinner KM, Sullivan LM. Health status among women with menstrual symptoms. J Womens Health (Larchmt). 2003 Nov;12(9):911-9.
15. Sundell G, Milsom I, Andersch B. Factors influencing the prevalence and severity of dysmenorrhoea in young women. Br J Obstet Gynaecol. 1990;97(7):588-94.
16. Polat A, Celik H, Gurates B, Kaya D, Nalbant M, Kavak E, et al. Prevalence of primary dysmenorrhea in young adult female university students. Arch Gynecol Obstet. 2009;279(4):527-32.
17. Oladosu FA, Tu FF, Hellman KM. Nonsteroidal antiinflammatory drug resistance in dysmenorrhea: epidemiology, causes, and treatment. Am J Obstet Gynecol. 2017.
18. Latthe P, Mignini L, Gray R, Hills R, Khan K. Factors predisposing women to chronic pelvic pain: systematic review. BMJ. 2006;332(7544):749-55.
19. Daniels SE, Talwalker S, Torri S, Snabes MC, Recker DP, Verburg KM. Valdecoxib, a cyclooxygenase-2-specific inhibitor, is effective in treating primary dysmenorrhea. Obstet Gynecol. 2002;100(2):350-8.
20. Kannan P, Claydon LS. Some physiotherapy treatments may relieve menstrual pain in women with primary dysmenorrhea: a systematic review. J Physiother. 2014;60(1):13-21.
21. Dawood MY, Ramos J. Transcutaneous electrical nerve stimulation (TENS) for the treatment of primary dysmenorrhea: a randomized crossover comparison with placebo TENS and ibuprofen. Obstet Gynecol. 1990;75(4):656-60.
22. Maia J, Hugo, Maltez A, Studard E, Zausner B, Athayde C, Coutinho E. Effect of the menstrual cycle and oral contraceptives on cyclooxygenase-2 expression in the endometrium. Gynecol Endocrinol. 2005;21(1):57-61.
23. Elboim-Gabyzon M, Kalichman L. Transcutaneous Electrical Nerve Stimulation (TENS) for Primary Dysmenorrhea: An Overview. Int J Womens Health. 2020;12:1-10.
24. Schiøtz HA, Jettestad M, Al-Heeti D. Treatment of dysmenorrhoea with a new TENS device (OVA). J Obstet Gynaecol. 2007;27(7):726-8.
25. Lee B, Hong SH, Kim K, Kang WC, No JH, Lee JR, et al. Efficacy of the device combining high-frequency transcutaneous electrical nerve stimulation and thermotherapy for relieving primary dysmenorrhea: a randomized, single-blind, placebo-controlled trial. Eur J Obstet Gynecol Reprod Biol. 2015;194:58-63.
26. Lauretti GR, Oliveira R, Parada F, Mattos AL. The new portable transcutaneous electrical nerve stimulation device was efficacious in the control of primary dysmenorrhea cramp pain. Neuromodulation. 2015;18(6):522-6; discussion -7.
27. Milsom I, Hedner N, Mannheimer C. A comparative study of the effect of high-intensity transcutaneous nerve stimulation and oral naproxen on intrauterine pressure and menstrual pain in patients with primary dysmenorrhea. Am J Obstet Gynecol. 1994;170(1 Pt 1):123-9.
28. Kaplan B, Rabinerson D, Pardo J, Krieser RU, Neri A. Transcutaneous electrical nerve stimulation (TENS) as a pain-relief device in obstetrics and gynecology. Clin Exp Obstet Gynecol. 1997;24(3):123-6.
29. Wang SF, Lee JP, Hwa HL. Effect of transcutaneous electrical nerve stimulation on primary dysmenorrhea. Neuromodulation. 2009;12(4):302-9.
30. Lundeberg T, Bondesson L, Lundstrom V. Relief of primary dysmenorrhea by transcutaneous electrical nerve stimulation. Acta Obstet Gynecol Scand. 1985;64(6):491-7.
31. Perez Machado AF, Perracini MR, Cruz Saraiva de Morais AD, da Silva BO, Driusso P, Liebano RE. Microwave diathermy and transcutaneous electrical nerve stimulation effects in primary dysmenorrhea: clinical trial protocol. Pain Manag. 2017;7(5):359-66.
32. Machado AFP, Perracini MR, Rampazo EP, Driusso P, Liebano RE. Effects of thermotherapy and transcutaneous electrical nerve stimulation on patients with primary dysmenorrhea: A randomized, placebo-controlled, double-blind clinical trial. Complement Ther Med. 2019;47:102188.

33. Akin M, Price W, Rodriguez G Jr, Erasala G, Hurley G, Smith RP. Continuous, low-level, topical heat wrap therapy as compared to acetaminophen for primary dysmenorrhea. J Reprod Med. 2004;49(9):739-45.
34. Bai HY, Bai HY, Yang ZQ. Effect of transcutaneous electrical nerve stimulation therapy for the treatment of primary dysmenorrheal. Medicine. 2017;96(36):e7959.
35. Potur DC, Komurcu N. The effects of local low-dose heat application on dysmenorrhea. J Pediatr Adolesc Gynecol. 2014;27(4):216-21.
36. Melzack R. The McGill Pain Questionnaire: major properties and scoring methods. Pain. 1975;1(3):277-99.
37. Pimenta CAM, Teixeira MJ. Questionário de Dor McGill: Proposta de Adaptação para a Língua Portuguesa. Rev Esc Enferm USP. [Online] 1996;30(3):10.
38. Shi GX, Liu CZ, Zhu J, Guan LP, Wang DJ, Wu MM. Effects of acupuncture at Sanyinjiao (SP6) on prostaglandin levels in primary dysmenorrhea patients. Clin J Pain. 2011;27(3):258-61.
39. Choi EM, Jiang F, Longhurst JC. Point specificity in acupuncture. Chin Med. 2012;7:4.
40. Smith CA, Armour M, Zhu X, Li X, Lu ZY, Song J. Acupuncture for dysmenorrhoea. Cochrane Database Syst Rev. 2016;4:CD007854.
41. Smith CA, Crowther CA, Petrucco O, Beilby J, Dent H. Acupuncture to treat primary dysmenorrhea in women: a randomized controlled trial. Evid Based Complement Alternat Med. 2011;2011:612464.
42. Woo HL, Ji HR, Pak YK, Lee H, Heo SJ, Lee JM, et al. The efficacy and safety of acupuncture in women with primary dysmenorrhea: A systematic review and meta-analysis. Medicine. 2018;97(23):e11007.
43. Demirturk F, Erkek ZY, Alparslan O, Demirturk F, Demir O, Inanir A. Comparison of Reflexology and Connective Tissue Manipulation in Participants with Primary Dysmenorrhea. J Altern Complement Med. 2016;22(1):38-44.
44. Azima S, Bakhshayesh HR, Kaviani M, Abbasnia K, Sayadi M. Comparison of the Effect of Massage Therapy and Isometric Exercises on Primary Dysmenorrhea: A Randomized Controlled Clinical Trial. J Pediatr Adolesc Gynecol. 2015;28(6):486-91.
45. Motahari-Tabari N, Shirvani MA, Alipour A. Comparison of the Effect of Stretching Exercises and Mefenamic Acid on the Reduction of Pain and Menstruation Characteristics in Primary Dysmenorrhea: A Randomized Clinical Trial. Oman Med J. 2017;32(1):47-53.
46. Geneen LJ, Moore RA, Clarke C, Martin D, Colvin LA, Smith BH. Physical activity and exercise for chronic pain in adults: an overview of Cochrane Reviews. Cochrane Database Sist Rev. 2017;4:CD011279.
47. Brown J, Brown S. Exercise for dysmenorrhoea. Cochrane Database Syst Rev. 2010 Feb 17;(2):CD004142.
48. Dehnavi ZM, Jafarnejad F, Kamali Z. The Effect of aerobic exercise on primary dysmenorrhea: A clinical trial study. J Educ Health Promot. 2018 Jan 10;7:3.
49. Yang NY, Kim SD. Effects of a Yoga Program on Menstrual Cramps and Menstrual Distress in Undergraduate Students with Primary Dysmenorrhea: A Single-Blind, Randomized Controlled Trial. J Altern Complement Med. 2016;22(9):732-8.
50. Yonglitthipagon P, Muansiangsai S, Wongkhumngern W, Donpunha W, Chanavirut R, Siritaratiwat W, et al. Effect of yoga on the menstrual pain, physical fitness, and quality of life of young women with primary dysmenorrhea. J Bodyw Mov Ther. 2017;21(4):840-6.
51. Rakhshaee Z. Effect of three yoga poses (cobra, cat and fish poses) in women with primary dysmenorrhea: a randomized clinical trial. J Pediatr Adolesc Gynecol. 2011;24(4):192-6.
52. Kannan P, Chapple CM, Miller D, Claydon LS, Baxter GD. Menstrual pain and quality of life in women with primary dysmenorrhea: Rationale, design, and interventions of a randomized controlled trial of effects of a treadmill-based exercise intervention. Contemp Clin Trials. 2015;42:81-9.
53. Ortiz MI, Cortes-Marquez SK, Romero-Quezada LC, Murguia-Canovas G, Jaramillo-Diaz AP. Effect of a physiotherapy program in women with primary dysmenorrhea. Eur J Obstet Gynecol Reprod Biol. 2015;194:24-9.

CAPÍTULO 9 • RECURSOS FÍSICOS TERAPÊUTICOS PARA TRATAMENTO DA DISMENORREIA **117**

54. Vaziri F, Hoseini A, Kamali F, Abdali K, Hadianfard M, Sayadi M. Comparing the effects of aerobic and stretching exercises on the intensity of primary dysmenorrhea in the students of universities of bushehr. J Family Reprod Health. 2015;9(1):23-8.
55. Igwea SE, Tabansi-Ochuogu CS, Abaraogu UO. TENS and heat therapy for pain relief and quality of life improvement in individuals with primary dysmenorrhea: A systematic review. Complement Ther Clin Pract. 2016;24:86-91.
56. Chaudhuri A, Singh A, Dhaliwal L. A randomised controlled trial of exercise and hot water bottle in the management of dysmenorrhoea in school girls of Chandigarh, India. Indian J Physiol Pharmacol. 2013;57(2):114-22.
57. Navvabi Rigi S, Kermansaravi F, Navidian A, Safabakhsh L, Safarzadeh A, Khazaian S, et al. Comparing the analgesic effect of heat patch containing iron chip and ibuprofen for primary dysmenorrhea: a randomized controlled trial. BMC Women's Health. 2012;12:25.
58. Vance AR, Hayes SH, Spielholz NI. Microwave diathermy treatment for primary dysmenorrhea. Phys Ther. 1996;76(9):1003-8.
59. Sindole NM, Hande D. Effect of microwave diathermy and aerobic exercise in females with primary dysmenorrhea. Imp J Interdisciplin Res. 2017;3(2).
60. Kaplan B, Peled Y, Pardo J, Rabinerson D, Hirsh M, Ovadia J, et al. Transcutaneous electrical nerve stimulation (TENS) as a relief for dysmenorrhea. Clin Exp Obstet Gynecol. 1994;21(2):87-90.
61. Gaubeca-Gilarranz A, Fernandez-de-Las-Penas C, Medina-Torres JR, Seoane-Ruiz JM, Company-Palones A, Cleland JA, et al. Effectiveness of dry needling of rectus abdominis trigger points for the treatment of primary dysmenorrhoea: a randomised parallel-group trial. Acupunct Med. 2018;36(5):302-10.
62. Melzack R, Wall PD. Pain mechanisms: a new theory. Science. 1965;150(3699):971-9.
63. Matthewman G, Lee A, Kaur JG, Daley AJ. Physical activity for primary dysmenorrhea: a systematic review and meta-analysis of randomized controlled trials. Am J Obstet Gynecol. 2018;219(3):255.e1-255.e20.
64. Nnoaham KE, Kumbang J. WITHDRAWN: Transcutaneous electrical nerve stimulation (TENS) for chronic pain. Cochrane Database Syst Rev. 2014(7):CD003222.
65. Johnson MI, Paley CA, Howe TE, Sluka KA. Transcutaneous electrical nerve stimulation for acute pain. Cochrane Database Syst Rev. 2015(6):CD006142.
66. Johnson MI, Jones G. Transcutaneous electrical nerve stimulation: current status of evidence. Pain Manage. 2017;7(1):1-4.

Parte IV Gestação, Parto e Puerpério

DISFUNÇÕES MUSCULOESQUELÉTICAS DURANTE A GESTAÇÃO E O PÓS-PARTO

CAPÍTULO 10

Ana Carolina Sartorato Beleza ▪ Mariana Arias Avila

INTRODUÇÃO

O ciclo gravídico-puerperal é marcado por intensas modificações na fisiologia materna e estas têm como objetivo garantir o ambiente ideal para o desenvolvimento fetal e, após o nascimento, possibilitar a amamentação. As alterações hormonais irão medicar as modificações nos sistemas corporais maternos. O sistema musculoesquelético sofre a ação destes hormônios e adapta o corpo da mulher para o momento do parto. Entretanto, tais alterações podem repercutir com dor e limitação na realização de algumas atividades de vida diária, como por exemplo a dor lombar.[1] Após o parto, as demandas do cuidado com o bebê e as adaptações impostas pela gestação e pelo parto podem promover desconfortos e disfunções principalmente em membros superiores, coluna vertebral e pelve.

O tratamento fisioterapêutico dos desconfortos musculoesqueléticos gestacionais e puerperais pode envolver uma gama de recursos, dentre eles os agentes eletrofísicos. Entretanto, a utilização destes recursos na gestação é pouco recomendada pois sabe-se pouco sobre os efeitos promovidos na mãe e no feto.[2] Um estudo piloto com mulher não grávida, identificou efeitos sobre a atividade miometrial, por exemplo.[3] Sugere-se ao fisioterapeuta realizar sempre uma busca prévia na literatura científica acerca do recurso que pretende utilizar. Isso pode minimizar dúvidas e reduzir os riscos tanto para gestante quanto para o feto. Vale destacar que é possível encontrar no *site* eletrotherapy.org uma tabela com os agentes eletrofísicos contraindicados durante a gestação, conforme Figura 10-1.

Diante disso, o presente capítulo pretende discorrer sobre as principais disfunções musculoesqueléticas da gestação e do pós-parto, considerando os recursos terapêuticos que podem ser utilizados para alívio e tratamento dos desconfortos.

ADAPTAÇÕES MUSCULOESQUELÉTICAS DURANTE A GESTAÇÃO

Os hormônios estrógeno, progesterona e relaxina são os principais responsáveis pelas adaptações fisiológicas ocorridas no corpo materno.[8] A relaxina, em especial, atua no tecido conjuntivo e promove frouxidão ligamentar; este hormônio aumenta a quantidade de água no tecido e a síntese de colágeno pela ação dos fibroblastos, o que repercute na função das articulações, especialmente da cintura pélvica.[9,10]

As principais alterações musculoesqueléticas da gravidez são:[8]

- Deslocamento anterior do centro de gravidade pelo aumento do útero gravídico;
- Estresse mecânico articular pelo ganho de peso progressivo;

121

Modalidade	Sobre o útero (LOCAL)				Em outra região			
	CSP[5]	Can[6]	Aus[7]	Cons.	CSP	Can	Aus	Cons.
Ultrassom — Pulsado (atérmico)	Contraindicado	Contraindicado	Contraindicado	Contraindicado	Sem efeitos adversos	Sem efeitos adversos	Sem efeitos adversos	Sem efeitos adversos
Ultrassom — Contínuo (térmico)	Contraindicado	Contraindicado	Contraindicado	Contraindicado	Sem efeitos adversos	Sem efeitos adversos	Sem efeitos adversos	Sem efeitos adversos
Ultrassom — *Laser*	Contraindicado	Contraindicado	Contraindicado	Contraindicado	Sem efeitos adversos	Sem efeitos adversos	Sem efeitos adversos	Sem efeitos adversos
Diatermias — Ondas curtas (contínuo)	Contraindicado	Contraindicado	Contraindicado	Contraindicado	Contraindicado	Contraindicado	Contraindicado	Contraindicado
Diatermias — Ondas curtas (pulsado)	Contraindicado	Contraindicado	Contraindicado	Contraindicado	Contraindicado	Contraindicado	Contraindicado	Contraindicado
Diatermias — Micro-ondas	Contraindicado	Contraindicado	Contraindicado	Contraindicado	Contraindicado	Contraindicado	Contraindicado	Contraindicado
Estimulação elétrica	Contraindicado	Contraindicado	Contraindicado	Contraindicado	Sem efeitos adversos	Sem efeitos adversos	Sem efeitos adversos	Sem efeitos adversos
Calor / frio superficial — Infravermelho	Sem efeitos adversos	Sem informação	Sem informação	Sem efeitos adversos	Sem efeitos adversos	Sem informação	Sem informação	Sem efeitos adversos
Calor / frio superficial — Bolsa quente	Sem efeitos adversos	Precaução	Sem efeitos adversos	Sem efeitos adversos	Sem efeitos adversos	Sem efeitos adversos	Sem efeitos adversos	Sem efeitos adversos
Calor / frio superficial — Crioterapia	Precaução	Sem efeitos adversos	Sem efeitos adversos	Sem efeitos adversos	Sem efeitos adversos	Sem efeitos adversos	Sem efeitos adversos	Sem efeitos adversos
Outras — Biofeedback (sem estimulação)	Sem efeitos adversos	Sem informação	Sem informação	Sem efeitos adversos	Sem efeitos adversos	Sem informação	Sem informação	Sem efeitos adversos
Outras — Radiação ultravioleta	Precaução	Sem informação	Sem efeitos adversos	Precaução	Precaução	Sem informação	Sem efeitos adversos	Precaução

(tabela reproduzida de www.electrotherapy.org com permissão). CSP: Chattered Society of Physiotherapy (Londres); Can (Canadian Physiotherapy Journal); Aus: Australian Physiotherapy Association; Cons.: Consenso dos especialistas; CI = Contraindicado; OK = sem efeitos adversos conhecidos; Prec = precaução; NI = não há informação.

Fig. 10-1. Agentes Eletrofísicos e as Contraindicações para Utilização durante o Período Gestacional.[4] CSP: Chattered Society of Physiotherapy (Londres); Can: Canadian Physiotherapy Journal; Aus: Australian Physiotherapy Association; Cons: Consenso dos especialistas; CI: Contraindicado; OK: sem efeitos adversos conhecidos; Prec: precaução; NI: não há informação. (Figura reproduzida de www.electrotherapy.org com permissão.)

- Hiperlordose lombar;
- Aumento da cifose torácica;
- Diástase do reto abdominal;
- Diminuição do arco plantar;
- Modificação da marcha, com aumento da base de sustentação e passos oscilantes.

Diversas das alterações descritas anteriormente são analisadas criticamente pela literatura científica mais recente, em que se indica que cada gestante pode criar adaptações específicas e individuais durante esse período.

DISFUNÇÕES MUSCULOESQUELÉTICAS DA GESTAÇÃO E DO PÓS-PARTO
Membros Superiores

As disfunções do punho e da mão na gestação podem ser caracterizadas em dois tipos:[11] específicas (epicondilite, síndrome do túnel do carpo e tendinites) e inespecíficas (desordens inespecíficas no punho que têm como queixa principal a dor). Neste capítulo trataremos das disfunções mais comumente encontradas durante o ciclo gravídico-puerperal: síndrome do túnel do carpo e a tenossinovite de De Quervain.

Síndrome do Túnel do Carpo

A síndrome do túnel do carpo é uma neuropatia causada pelo aprisionamento do nervo mediano na região do canal do carpo, região delimitada pelos ossos do carpo e pelo ligamento transverso do carpo; pode chegar a acometer até 62% das mulheres grávidas.[12]

Não se conhece a causa específica da ocorrência da síndrome do túnel do carpo na gestação. Provavelmente uma série de fatores pode causar a compressão do nervo mediano, como aumento do volume fluido e retenção hídrica ocasionados pelas modificações hormonais.[13] Os sintomas relacionados a esta síndrome são: parestesia uni ou bilateral nos primeiros 3 dedos do lado radial, dor e edema na região do punho.[12,14]

O diagnóstico pode ser realizado clinicamente na maioria dos casos e deve incluir história e exame físico. Os principais testes realizados para a confirmação dos sintomas são: sinel de Tinel (parestesia referida no trajeto do nervo mediando quando o examinador realiza a percussão na região medial do punho) e o teste de Phalen (parestesia no trajeto do nervo mediano quando a paciente realiza flexão do punho a 90 graus, por 60 segundos).[15] A eletroneuromiografia também pode ser utilizada para o diagnóstico, mas acaba por ser um teste não muito bem tolerado pelas pacientes.[12,14,15]

O tratamento fisioterapêutico deve incluir medidas de alívio da dor, diminuição do edema, bem como orientações sobre a realização das atividades de vida diária. Técnicas de mobilização neural, como exercícios de deslizamento de nervos e tendões, técnicas de mobilização dos ossos do carpo ou de tecidos (por exemplo, massagem) ou mobilização de corpo todo, são também opções de tratamento conservador.[16]

O uso de talas pode ser indicado para o período noturno para que a gestante permaneça com a articulação em posição neutra enquanto dorme. O profissional também deve orientar sobre a realização correta dos movimentos do punho, como por exemplo, evitar flexão e extensão em amplitudes máximas.[17]

A literatura avançou pouco a respeito da utilização de agentes eletrofísicos em gestantes com síndrome do túnel do carpo. É possível encontrar atualmente apenas dois estudos. Dimitrios e Stasinopoulos[18] buscaram investigar a eficácia da luz não coerente policromática polarizada (luz Bioptron) na síndrome do túnel do carpo na gestação. Foi realizado um ensaio clínico não controlado com apenas um grupo de 46 gestantes com sintomas de síndrome do túnel do carpo. A luz Bioptron foi administrada na área do túnel do carpo duas vezes por dia, cinco dias por semana, durante duas semanas. A dor e a parestesia foram avaliadas por meio da escala analógica visual (EVA), bem como a força de pinça dos dedos. Os autores referem que a dor e a parestesia foram induzidas e a força de pinça dos dedos aumentou no final do tratamento e no primeiro mês de acompanhamento. Entretanto, vale destacar que não se trata de um ensaio clínico randomizado e controlado, o que pode gerar dúvidas sobre os resultados encontrados, não sendo base para tomadas de decisão clínica na população de gestantes.

O outro estudo publicado é um ensaio clínico, randomizado, controlado e duplo-cego realizado por Kamel *et al.*[19] Os autores compararam os efeitos da magnetoterapia *versus* ultrassom em puérperas egípcias com síndrome do túnel do carpo. Quarenta mulheres foram distribuídas em dois grupos. Um grupo recebeu magnetoterapia com exercícios de deslizamento de nervos e tendões do punho, três vezes por semana por quatro semanas. O outro grupo recebeu ultrassom pulsado e o mesmo protocolo de exercícios para o punho.

Os autores avaliaram a intensidade da dor, latência sensorial e motora distal e velocidade de condução do nervo mediano. Ambos os grupos obtiveram melhora nos sintomas, mas a magnetoterapia obteve melhora mais significativa que o ultrassom.

Diante das lacunas encontradas, ainda não se pode afirmar quais agentes eletrofísicos são seguros e efetivos para serem utilizados em gestantes com síndrome do túnel do carpo.

Tenossinovite Estenosante de De Quervain

A tenossinovite estenosante de De Quervain refere-se à inflamação dos tendões dos músculos abdutor longo e extensor curto do polegar.[20,21] Pode ocorrer durante a gestação, mas também é frequente durante o período pós-parto devido ao excessivo movimento do polegar nas atividades de cuidado com o bebê, como dar banho, trocar a fralda e oferecer a mama durante o período de amamentação. Os movimentos de abdução e extensão do polegar se tornam frequentes e podem predispor ao aparecimento da inflamação.

Não há estudos sobre a prevalência desta tenossinovite em gestantes ou em mulheres no pós-parto. A literatura reporta que 1,3% das mulheres economicamente ativas apresentam esta disfunção.[22]

O sintoma referido pela mulher geralmente é dor durante o movimento do polegar que pode irradiar para o lado radial do punho. O teste diagnóstico que provoca o sintoma é o teste de Finkelstein: a mulher realiza o desvio ulnar com o polegar em flexão e punho fechado e este movimento reproduz a dor.[8]

Não foi encontrado na literatura evidências científicas consistentes sobre o tratamento da tenossinovite de De Quervain. Somente dois ensaios clínicos controlados e aleatorizados estão publicados sobre tema. Tabinda e Mahmood[23] investigaram a eficácia terapêutica da fonoforese com cetoprofeno em gestantes. Um grupo recebeu a fonoforese juntamente com exercícios supervisionados de alongamento e fortalecimento dos músculos do polegar associado ao uso de tala por 30 dias, e outro grupo recebeu apenas a aplicação do ultrassom sem o cetoprofeno junto com exercícios supervisionados de alongamento e fortalecimento dos músculos do polegar e uso de tala por 30 dias. Os autores observaram melhora na dor e na função dos movimentos do punho no grupo que recebeu a fonoforese.[23] Porém, vale destacar que o referido estudo recebeu nota 5 na escala Pedro e que os resultados devem ser analisados com cautela.

Outro estudo encontrado na literatura foi desenvolvido em 2002 por Avci, Yilmaz e Sayli.[20] Este estudo recebeu nota 1 na escala Pedro. Os autores realizaram um estudo prospectivo randomizado com 18 mulheres (gestantes e puérperas) distribuídas em 2 grupos: um grupo recebeu injeção de cortisona e o outro utilizou tala de imobilização do polegar. As participantes que utilizaram a medicação tiveram alívio total da dor, enquanto no grupo que usou a tala nenhuma das mulheres apresentou melhora.

Membros Inferiores

A adaptação do corpo das mulheres à gestação ocorre por meio de alterações no sistema musculoesquelético, que acarretam em compensações para a realização de atividades de vida diária. Um exemplo dessas alterações relaciona-se com a marcha, que sofre alterações ao longo do segundo e terceiro trimestres,[24] e que podem se prolongar por até 8 semanas após o parto.[25] Essas alterações ocorrem por adaptações musculoesqueléticas frente à mudança do centro de massa do corpo. As evidências sugerem que a anteriorização do centro de massa pode causar sobrecarga nos músculos flexores plantares.[26] Essa sobrecarga pode levar a desconfortos na região.

CAPÍTULO 10 • DISFUNÇÕES MUSCULOESQUELÉTICAS DURANTE A GESTAÇÃO E...

Algumas das queixas mais comuns de gestantes referem-se justamente a desconfortos em membros inferiores, como por exemplo, dores, que chegam a ser relatadas por 82% das gestantes no segundo e terceiro trimestres.[27] Outro desconforto associado à gestação é a meralgia parestésica (vide Quadro 10-1), condição em que há compressão do nervo cutâneo femoral lateral, e que causa dor, parestesia, hipoestesia e dormência na região lateral da coxa.[28] Para tais queixas, o manejo farmacológico pode não ser indicado, ou pode não ser suficiente, trazendo consequências como diminuição da qualidade de vida e sono. Assim, o fisioterapeuta pode atuar nestes casos, realizando o manejo não farmacológico, com a estimulação elétrica nervosa transcutânea (TENS) usada localmente com parâmetros adequados para produção de analgesia (intensidade forte não dolorosa).[29] O posicionamento dos eletrodos e o número de canais utilizados dependerão da área sintomática, da intensidade da dor e o período (gestacional ou pós-parto) em que a mulher se encontra.

Coluna Vertebral e Pelve
Dor Lombar
Talvez o problema mais conhecido relacionado com a gestação seja a dor lombar, que pode ocorrer em dois padrões: dor pélvica e dor lombar propriamente dita,[30] sendo que as duas entidades podem-se apresentar de forma concomitante (Quadro 10-2).

A dor lombar associada à gestação pode afetar cerca de 50% das gestantes,[32] sendo que até 37% delas podem continuar com sintomas após o período pós-parto,[33] um ônus físico e psicológico importante para essas mulheres.[34] São fatores de risco para a ocorrência de dor lombar gestacional trauma pélvico, dor lombar associada à gestação prévia, dor lombar anterior à gestação, depressão, ansiedade, dor lombar durante período menstrual, sedentarismo pré-gestacional, feto de sexo masculino.[32] Outros fatores que podem predizer a persistência de dor lombar no período pós-parto incluem baixa resistência muscular dos flexores de tronco, idade mais avançada e dor no início da gestação,[35] sendo que a via de nascimento parece não ter influência sobre a persistência da dor após o parto.[36]

Uma coleta de história e a avaliação física completa devem ser realizadas para descartar doenças mais sérias e para permitir diferenciação entre dor lombar e dor pélvica.

Quadro 10-1. Meralgia Parestésica

Nervo	Nervo cutâneo femoral lateral
Função	Nervo sensitivo, sem função motora, que inerva a região anterolateral da coxa
Etiologia	Aprisionamento do nervo, que passa sob o ligamento inguinal
Condições associadas	Obesidade, *diabetes mellitus*, idade avançada
Condições associadas durante a gravidez	Ganho de peso excessivo, diabetes gestacional e crescimento fetal excessivo
Condições associadas durante o parto	Segundo estágio excessivamente longo, posição de litotomia por tempo prolongado
Avaliação clínica	Excluir hipóteses: estenose lombar, hérnia de disco, radiculopatia Teste: compressão da pelve (lado sintomático) por 45 s: se o sintoma alivia, é positivo para meralgia parestésica

126 · PARTE IV · GESTAÇÃO, PARTO E PUERPÉRIO

Quadro 10-2. Definição e Terminologia para Dor Lombar[31]

Dor lombar (termo "guarda-chuva")		
Dor e desconforto localizados abaixo da margem costal e acima das pregas glúteas, com ou sem irradiação para a perna		
Dor pélvica	**Dor lombar propriamente dita**	**Dor lombopélvica**
Dor na região entre a crista ilíaca posterior e a prega glútea, especialmente próxima das articulações sacroilíacas	Dor na região limitada superiormente pelo processo espinhoso de T12, inferiormente pelo processo espinhoso de S1, e lateralmente pelas bordas laterais do músculo eretor lombar da espinha	Quando não há distinção clara se o quadro é de dor pélvica ou de dor lombar propriamente dita
A dor pode irradiar para a região posterior da coxa	Normalmente não há irradiação para os pés	
Ocorre mais comumente nos segundo e terceiro trimestres da gestação, até 24-48 horas pós-parto	Mais severa no período pós-parto, exacerbada por atividade postural, menos incapacitante que a dor pélvica	

O diagnóstico diferencial deve englobar avaliações que descartem quadros como infecção do trato urinário, trabalho de parto prematuro, osteoartrite, síndrome da cauda equina, trombose da veia femoral, ruptura da sínfise púbica, entre outros.[31] Embora não haja um padrão ouro para a realização do diagnóstico de dor pélvica, a avaliação deve englobar alguns testes provocativos, como por exemplo, o teste de Patrick Faber e Menell, que, para mulheres com dor lombar, é negativo. Os testes provocativos estão descritos no Quadro 10-3.

Uma vez determinada a origem da dor, deve-se traçar um plano para atendimento. Uma possível complicação para o tratamento não farmacológico com agentes eletrofísi-

Quadro 10-3. Testes Provocativos de Dor para Avaliação de Dor Lombar[28]

Nome do teste	Descrição
Teste de provocação de dor pélvica posterior (P4)	Paciente em supino com quadris a 90° de flexão. Pressão direcionada à maca é aplicada sobre o joelho no eixo do joelho
	Avalia dor pélvica (articulação sacroilíaca)[34]
	Positivo: dor relatada na região glútea
	Sensibilidade: 80[37] a 81%;[38] Especificidade: 80[38] a 81%[37]
Teste de Patrick FABERE	Paciente em supino com flexão de quadril; uma perna é abduzida e rodada externamente, de forma que o calcanhar da perna toque o joelho contralateral
	Avalia dor pélvica (articulação sacroilíaca)[34]
	Positivo: dor provocada nas articulações pélvicas ipsilaterais ao teste
	Sensibilidade: 40 a 70%;[37] Especificidade: 99%[37]

(Continua.)

CAPÍTULO 10 ▪ DISFUNÇÕES MUSCULOESQUELÉTICAS DURANTE A GESTAÇÃO E... **127**

Quadro 10-3. *(Cont.)* Testes Provocativos de Dor para Avaliação de Dor Lombar[28]

Nome do teste	Descrição
Palpação do ligamento sacroilíaco posterior	Paciente em decúbito lateral, examinador posiciona dedos sobre o ligamento sacroilíaco posterior (entre a crista sacral na altura de S3 e S4 e a espinha ilíaca posterossuperior e ao lábio interno da crista ilíaca)[39] e mantém pressão
	Avalia dor pélvica (articulação sacroilíaca)[34]
	Positivo: dor persiste por mais de 5 s após o examinador remover o estímulo (palpação)
	Sensibilidade: 35%;[38] Especificidade: 98%[38]
Teste de elevação ativa da perna reta	Paciente em supino; solicita-se elevação da perna a 20 cm da maca, com joelho em extensão
	Avalia dor lombar (teste de Laségue)
	Positivo: reprodução da dor em região lombar; quanto mais difícil, maior a severidade da dor
	Sensibilidade: 87%;[40] Especificidade: 94%[40]
Dor à palpação da sínfise púbica	Paciente em supino; examinador palpa a sínfise púbica
	Avalia dor pélvica (sínfise púbica)[34]
	Positivo: dor persiste por mais de 5 s após o examinador remover o estímulo (palpação)
	Sensibilidade: 60 a 81%;[35] Especificidade: 99%[35]
Teste de Trendelenburg modificado	Paciente em pé, equilibra-se em uma perna e realiza flexão de quadril e joelho a 90°
	Avalia dor pélvica (sínfise púbica)[34]
	Positivo: dor na região da sínfise púbica ao finalizar a flexão de quadril e joelho
	Sensibilidade: 60 a 62%;[37] Especificidade: 99%[37]
Teste de Menell	Paciente em supino, examinador posiciona quadril em 30° de abdução e 10° de flexão; examinador realiza tração da perna e, em seguida, compressão (resultando em movimento sagital)
	Avalia dor pélvica (articulação sacroilíaca)[34]
	Positivo: reprodução da dor familiar
	Sensibilidade: 54 a 70%;[37] Especificidade: 100%[37]

cos é que, durante a gestação, há contraindicação da sua utilização na região próxima ao útero, o que inclui a região lombar.[6] Uma revisão sistemática[41] mostra que as evidências para utilização de agentes eletrofísicos durante a gestação são poucas e de baixa qualidade metodológica entretanto, a utilização de calor superficial, gelo e correntes, não deve ser desconsiderada pelo clínicos,[42] visto que, nos estudos com TENS, não há relatos de efeitos adversos, maternos ou fetais, com a sua utilização.[43,44]

128 PARTE IV • GESTAÇÃO, PARTO E PUERPÉRIO

Já no período pós-parto foi encontrado apenas um estudo[45] que utilizou a estimulação elétrica neuromuscular para dor, incapacidade e qualidade de vida em mulheres (n = 67) antes (2 meses após o parto) e depois de 4 semanas de tratamento (sessões diárias de 30 minutos, com frequência de estimulação de 2 a 100 Hz, eletrodos colocados próximos a L2, sem especificações sobre intensidade, duração de pulso e outro parâmetro da corrente). Dor, incapacidade e qualidade de vida não foram significativamente afetados pelo uso da corrente.

CONSIDERAÇÕES FINAIS

Ainda existem muitas lacunas na literatura sobre a utilização de agentes eletrofísicos nos distúrbios musculoesqueléticos relacionados à gestação e ao período pós-parto, especialmente em relação ao problema mais comum, a dor lombar. Assim, deve-se considerar estudos sobre dor lombar e pélvica e a utilização de agentes eletrofísicos com a finalidade de melhora sintomática nas gestantes e puérperas.

REFERÊNCIAS BIBLIOGRÁFICAS

1. Physical Activity and Exercise During Pregnancy and the Postpartum Period. Obstet Gynecol. 2020;135(4):e178-e188.
2. Mahran A, Soriano A, Safwat AS, et al. The effect of sacral neuromodulation on pregnancy: a systematic review. Int Urogynecol J. 2017;28(9):1357-1365. doi:10.1007/s00192-017-3272-0
3. Govaert B, Melenhorst J, Link G, Hoogland H, van Gemert W, Baeten C. The Effect of sacral nerve stimulation on uterine activity: a pilot study. Color Dis. 2010;12(5):448-451.
4. Watson T. Key Concepts in Electrotherapy.; 2017. www.electrotherapy.org
5. CSP. Chartered Society of Physiotherapy. https://www.csp.org.uk/
6. Houghton PPE, Nussbaum ELE, Hoens AMA. Electrophysical Agents - Contraindications And Precautions: An Evidence-Based Approach To Clinical Decision Making In Physical Therapy. Physiother Canada. 2010;62(5):1-80. doi:10.3138/ptc.62.5
7. Robertson VJ, Chipchase LS, Laakso EL, Whelan K, McKenna LJ. Guidelines for the Clinical Use of Electrophysical Agents; 2001.
8. Thabah M, Ravindran V. Musculoskeletal problems in pregnancy. Rheumatol Int. 2015;35(4):581-587.
9. Heckman JD, Sassard R. Musculoskeletal considerations in pregnancy. J Bone Jt Surg. 1994;76(11):1720-1730.
10. Mann L, Kleinpaul JF, Mota CB, Santos SG dos. Alterações biomecânicas durante o período gestacional: uma revisão. Motriz Rev Educ Física UNESP. 2010;16(3).
11. Balık G, Sabri Balık M, Üstüner I, Kağıtcı M, Şahin FK, Güven ESG. Hand and wrist complaints in pregnancy. Arch Gynecol Obstet. 2014;290(3):479-483.
12. Padua L, Aprile I, Caliandro P, et al. Symptoms and neurophysiological picture of carpal tunnel syndrome in pregnancy. Clin Neurophysiol. 2001;112(10):1946-1951.
13. Osterman M, Ilyas AM, Matzon JL. Carpal Tunnel Syndrome in Pregnancy. Orthop Clin North Am. 2012;43(4):515-520.
14. Meems M, Truijens S, Spek V, Visser L, Pop V. Prevalence, course and determinants of carpal tunnel syndrome symptoms during pregnancy: a prospective study. BJOG An Int J Obstet Gynaecol. 2015;122(8):1112-1118.
15. LeBlanc KE, Cestia W. Carpal tunnel syndrome. Am Fam Physician. 2011;83(8):952-958.
16. Page MJ, O'Connor D, Pitt V, Massy-Westropp N. Exercise and mobilisation interventions for carpal tunnel syndrome. Cochrane Database Syst Rev. Published online June 13, 2012.
17. Shah S, Banh ET, Koury K, Bhatia G, Nandi R, Gulur P. Pain Management in Pregnancy: Multimodal Approaches. Pain Res Treat. 2015;2015:1-15. doi:10.1155/2015/987483

18. Dimitrios S, Stasinopoulos L. Treatment of Carpal Tunnel Syndrome in pregnancy with Polarized Polychromatic Non-coherent Light (Bioptron Light): A Preliminary, Prospective, Open Clinical Trial. LASER Ther. 2017;26(4):289-295.
19. Kamel DM, Hamed NS, Abdel Raoof NA, Tantawy SA. Pulsed magnetic field versus ultrasound in the treatment of postnatal carpal tunnel syndrome: A randomized controlled trial in the women of an Egyptian population. J Adv Res. 2017;8(1):45-53.
20. Avci S, Yilmaz C, Sayli U. Comparison of nonsurgical treatment measures for de Quervain's disease of pregnancy and lactation. J Hand Surg Am. 2002;27(2):322-324.
21. Huisstede BMA, Coert JH, Fridén J, Hoogvliet P. Consensus on a Multidisciplinary Treatment Guideline for de Quervain Disease: Results From the European HANDGUIDE Study. Phys Ther. 2014;94(8):1095-1110.
22. Walker-Bone K, Palmer KT, Reading I, Coggon D, Cooper C. Prevalence and impact of musculoskeletal disorders of the upper limb in the general population. Arthritis Care Res (Hoboken). 2004;51(4):642-651.
23. Hasan T, Fauzi M. De Quervain's Tenosynovitis and Phonophoresis: A Randomised Controlled Trial in Pregnant Females. J Orthop Trauma Rehabil. 2015;19(1):2-6.
24. Albino MAS, Moccellin AS, Firmento B da S, Driusso P. Modificações da força de propulsão da marcha durante a gravidez: das alterações nas dimensões dos pés. Rev Bras Ginecol e Obs. 2011;33(7):164-169.
25. Gilleard WL. Trunk motion and gait characteristics of pregnant women when walking: report of a longitudinal study with a control group. BMC Pregnancy Childbirth. 2013;13(1):71.
26. Anselmo DS, Love E, Tango DN, Robinson L. Musculoskeletal Effects of Pregnancy on the Lower Extremity. J Am Podiatr Med Assoc. 2017;107(1):60-64.
27. Vullo VJ, Richardson JK, Hurvitz EA. Hip, knee, and foot pain during pregnancy and the postpartum period. J Fam Pract. 1996;43(1):63-68.
28. Gooding MS, Evangelista V, Pereira L. Carpal Tunnel Syndrome and Meralgia Paresthetica in Pregnancy. Obstet Gynecol Surv. 2020;75(2):121-126.
29. Vance CG, Dailey DL, Rakel BA, Sluka KA. Using TENS for pain control: the state of the evidence. Pain Manag. 2014;4(3):197-209.
30. Bastiaanssen JM, de Bie RA, Bastiaenen CHG, Essed GGM, van den Brandt PA. A historical perspective on pregnancy-related low back and/or pelvic girdle pain. Eur J Obstet Gynecol Reprod Biol. 2005;120(1):3-14.
31. Bhardwaj A, Nagandla K. Musculoskeletal symptoms and orthopaedic complications in pregnancy: pathophysiology, diagnostic approaches and modern management. Postgrad Med J. 2014;90(1066):450-460.
32. Borg-Stein J, Dugan SA. Musculoskeletal Disorders of Pregnancy, Delivery and Postpartum. Phys Med Rehabil Clin N Am. 2007;18(3):459-476. doi:10.1016/j.pmr.2007.05.005
33. Ronchetti I, Vleeming A, van Wingerden JP. Physical Characteristics of Women With Severe Pelvic Girdle Pain After Pregnancy. Spine (Phila Pa 1976). 2008;33(5):E145-E151.
34. Vleeming A, Albert HB, Östgaard HC, Sturesson B, Stuge B. European guidelines for the diagnosis and treatment of pelvic girdle pain. Eur Spine J. 2008;17(6):794-819.
35. Gutke A, Östgaard HC, Öberg B. Predicting Persistent Pregnancy-Related Low Back Pain. Spine (Phila Pa 1976). 2008;33(12):E386-E393.
36. Wang CH, Cheng KW, Neoh CA, Tang S, Jawan B, Lee JH. Comparison of the incidence of postpartum low back pain in natural childbirth and cesarean section with spinal anesthesia. Acta Anaesthesiol Sin. 1994;32(4):243-246.
37. Albert H, Godskesen M, Westergaard J. Evaluation of clinical tests used in classification procedures in pregnancy-related pelvic joint pain. Eur Spine J. 2000;9(2):161-166.
38. Östgaard HC, Zetherström G, Roos-Hansson E. The posterior pelvic pain provocation test in pregnant women. Eur Spine J. 1994;3(5):258-260.
39. Vleeming A, Pool-Goudzwaard AL, Hammudoghlu D, Stoeckart R, Snijders CJ, Mens JMA. The Function of the Long Dorsal Sacroiliac Ligament. Spine (Phila Pa 1976). 1996;21(5):556-562.

40. Mens JMA, Vleeming A, Snijders CJ, Koes BW, Stam HJ. Reliability and Validity of the Active Straight Leg Raise Test in Posterior Pelvic Pain Since Pregnancy. Spine (Phila Pa 1976). 2001;26(10):1167-1171.
41. Liddle SD, Pennick V. Interventions for preventing and treating low-back and pelvic pain during pregnancy. Cochrane Database Syst Rev. Published online September 30, 2015.
42. Vermani E, Mittal R, Weeks A. Pelvic Girdle Pain and Low Back Pain in Pregnancy: A Review. Pain Pract. 2010;10(1):60-71.
43. Keskin EA, Onur O, Keskin HL, Gumus II, Kafali H, Turhan N. Transcutaneous Electrical Nerve Stimulation Improves Low Back Pain during Pregnancy. Gynecol Obstet Invest. 2012;74(1):76-83.
44. Crothers E, Coldron Y, Cook T, Watson T, Notcutt W. Safe use of transcutaneous electrical nerve stimulation for musculoskeletal pain during pregnancy. J Assoc Chart Physiother Women's Heal. Published online 2012.
45. Li Y, Cui X, Liu S, Zhang S, Zhao Y. Neuromuscular electrical stimulation for treating postpartum low back pain. Medicine (Baltimore). 2018;97(28):e11426.

ANALGESIA NÃO FARMACOLÓGICA DURANTE O TRABALHO DE PARTO E PARTO

CAPÍTULO 11

Bianca Manzan Reis ▪ Patricia Driusso

INTRODUÇÃO

Diversos mecanismos e adaptações acontecem no corpo materno desde os primeiros sinais que precedem o trabalho de parto até a sua finalização. Nesse contexto, a utilização de métodos não farmacológicos que podem ser utilizados será descrita a seguir, neste capítulo.

O início do trabalho de parto é multifatorial, podendo ser desencadeado por alterações uterinas ou pelo feto.[1] O parto é caracterizado por contrações da musculatura lisa miometrial com o objetivo de promover a dilatação do colo uterino e a expulsão do feto pelo canal do parto.[2,3] O feto não é meramente o receptor passivo dessas forças. A passagem do feto pela pelve com sucesso depende da complexa interação de três variáveis: a força, o passageiro (feto) e a passagem (estruturas ósseas e tecidos moles).

ESTÁGIOS DO TRABALHO DE PARTO

O primeiro estágio do trabalho de parto é definido como a presença de contrações uterinas dolorosas regulares com dilatação cervical progressiva ou ruptura de membranas,[4] que promoverá a modificação da cérvice e finalizará com a dilatação total do colo uterino. A dilatação cervical é representada por duas fases: latente e ativa.[5] A fase latente é caracterizada pela atividade uterina aumentada e contrações irregulares e descoordenadas, também pelas alterações cervicais iniciais.[6] À medida que a fase latente progride as contrações uterinas tornam-se regulares e coordenadas, levando à fase ativa do trabalho de parto. A fase ativa inicia-se a partir de 6 cm de dilatação cervical.[7-9] Nessa fase as contrações acontecem com intervalos regulares, empurrando o feto contra o colo uterino até atingir os 10 cm de dilatação.

O segundo estágio refere-se ao intervalo entre a dilatação cervical completa e o parto; caracteriza-se pela descida do feto pelo canal vaginal e finaliza com sua expulsão. Com a progressão do trabalho de parto e contrações cada vez mais intensas e regulares, o feto passa pelo canal vaginal distendendo os tecidos das paredes vaginais, proporcionando o reflexo de empurrar ou os chamados puxos, contribuindo para a expulsão do feto.[10]

O terceiro estágio refere-se ao tempo desde o nascimento do bebê até o descolamento e expulsão da placenta (dequitação) e das membranas fetais.[3] O quarto estágio caracteriza-se pela primeira hora após a dequitação, período este fundamental para identificação de riscos maternos. O útero neste momento encontra-se com o tônus aumentado a fim de conter o sangramento no local da implantação placentária. A principal complicação associada a esse período é a hemorragia (importante causa de morbidade e mortalidade materna).[11]

DOR NO TRABALHO DE PARTO

O processo fisiológico do trabalho de parto é caracterizado por alterações mecânicas e hormonais com o intuito de promover as contrações uterinas, dilatação do colo uterino e expulsão do feto. Em consequência a todas essas alterações, muitas mulheres podem presenciar momentos dolorosos durante este período.[12]

A dor é decorrente da distensão dos tecidos uterinos e dilatação do colo do útero. No primeiro estágio do trabalho de parto, a dor é transmitida pelos nervos espinais T10-L1, causada pela ativação de quimiorreceptores no útero que são estimulados pela liberação de neurotransmissores em resposta às contrações uterinas.[13] A dor uterina e cervical é transmitida por meio de nervos aferentes nos plexos hipogástricos inferiores, hipogástricos médios, aórticos e pélvicos superiores, que fazem sinapse no corno dorsal da medula espinal através destas raízes nervosas, podendo ser referida à parede abdominal, região lombossacra, cristas ilíacas, áreas glúteas e coxas. No segundo estágio do trabalho de parto, a dor ocorre pela distensão da vagina e musculatura do assoalho pélvico, sendo transmitida pelo nervo pudendo, entrando na medula espinal pelas raízes nervosas S2-S4. A dor neste estágio é caracterizada por uma combinação de dor visceral das contrações uterinas e alongamento cervical e dor somática da distensão dos tecidos vaginal e perineal.[14]

Focar sobre a natureza da dor no trabalho de parto, mudando a conceitualização da dor do parto para uma dor intencional (para dar à luz ao bebê) e produtiva (processo do mecanismo para a meta desejada – nascimento do bebê), pode auxiliar na melhor compreensão das mulheres, melhorar suas experiências e reduzir a necessidade de intervenções para o alívio da dor.[15]

MÉTODOS FARMACOLÓGICOS PARA O ALÍVIO DE DOR NO TRABALHO DE PARTO

Diversas técnicas de métodos farmacológicos para o alívio de dor no trabalho de parto são utilizadas, dentre eles: administração de opioides parenterais, anestesia intravenosa controlada pela parturiente, analgesia inalatória, analgesia neuroaxial (analgesia epidural, analgesia combinada (raqui-peridural) e analgesia espinhal contínua (raquianestesia), bloqueio paracervical, bloqueio do nervo pudendo.[16] Algumas dessas técnicas apresentam como vantagens o alívio efetivo da dor, com baixa dose anestésica sem bloqueio motor significativo,[17] permitindo a mobilidade materna durante o trabalho de parto.

Entretanto, o uso de métodos farmacológicos no trabalho de parto exige cautela, pois pode influenciar desfechos natais e puerperais, como: mais propensão a partos instrumentais, menos chances de manter a amamentação por mais de 6 semanas e aumento nas chances de o bebê necessitar de internação em um berçário de cuidados especiais.[18]

Diante disso, muito se discute sobre a utilização de métodos não farmacológicos para o alívio de dor no trabalho de parto e parto, principalmente pela autonomia e participação ativa da mulher, poucas contraindicações e efeitos colaterais.[12]

MÉTODOS NÃO FARMACOLÓGICOS PARA ALÍVIO DA DOR

Os recursos não farmacológicos mais comuns e utilizados são: suporte contínuo,[19,20] mobilidade durante o trabalho de parto,[21] uso da bola,[22] termoterapia[23] (banho de aspersão e banho de imersão),[24] Estimulação Elétrica Nervosa Transcutânea (TENS)[25] e massagens.[26]

Suporte Contínuo

O suporte contínuo é considerado uma combinação de medidas de conforto e apoio emocional, além do fornecimento de informações em nome da mulher, iniciados antes do trabalho de parto ativo (ou dentro de uma hora após internação hospitalar, até pelo menos o nascimento).

O Ministério da Saúde/Brasil reconhece a importância do suporte contínuo no trabalho de parto,[27] sendo considerados cuidados não médicos, que são aplicados às mulheres em trabalho de parto; dessa maneira são ofertados conforto físico como: massagem, aplicação de recursos quentes e frios,[28] além do apoio psicológico, emocional, informativo e prático à parturiente.[29]

O suporte contínuo durante o trabalho de parto e parto melhora a fisiologia do trabalho e os sentimentos de controle das mães, reduzindo a dependência de intervenções médicas.[20] Promove aumento do número de partos vaginal espontâneo, menor duração do trabalho de parto, redução de cesárea e parto vaginal instrumental, redução do uso de analgesia farmacológica e melhora dos sentimentos sobre experiências de parto.[20] Além disso, pode reduzir os fatores de estresses decorrentes de situações em que a parturiente se sinta vulnerável, depressão pós-parto pode ser menor, bebês podem ter menos probabilidade de ter baixos índices de Apgar de 5 minutos.[20] Sendo assim, esta medida pode reduzir a ansiedade, o medo e os efeitos adversos associados durante o trabalho de parto.[30]

Mobilidade durante o Trabalho de Parto

A participação ativa da mulher durante o trabalho de parto tem sido recomendada para auxiliar na diminuição do tempo da dilatação cervical, para o alívio da dor e descida fetal. Ao se movimentarem as parturientes podem aumentar a sensação de controle do trabalho de parto,[31] como consequência disso, pode ocorrer a diminuição da necessidade de analgesia farmacológica.[20,31]

Os autores de uma revisão sistemática[21] identificaram que a duração do primeiro estágio do trabalho de parto das parturientes que adotaram posições verticais ou realizaram a deambulação foi aproximadamente 1 hora e 20 minutos mais curtos comparadas às parturientes que não realizaram estes posicionamentos. Além disso, essas mulheres foram menos propensas a ter uma cirurgia cesariana, tiveram menos dor, foram menos propensas a usarem analgesia epidural e seus bebês foram menos propensos à necessidade de Unidade de Terapia Intensiva neonatal. As posições consideradas verticais englobam: sentada (cadeira ou bola suíça), em pé (com ou sem inclinação de tronco), de cócoras (ou agachadas), ajoelhada (ou de quatro apoios), ou deambulando (com ou sem variações nas angulações dos quadris e joelhos (escadas). A Figura 11-1 mostra alguns exemplos de posições consideradas eretas ou verticais.

Além da deambulação durante o trabalho de parto, há também uma variedade de movimentos da pelve que podem ser associados, como: anteversão (movimento anteriormente e para baixo das espinhas ilíacas anterossuperiores), retroversão (movimento posteriormente e para cima das espinhas ilíacas anterossuperiores), inclinação lateral, rotação do quadril, além de movimentos discretos nas articulações sacroilíacas (nutação e contranutação).[32] Esses movimentos podem ser alcançados com auxílio de dispositivos como: bola, banquetas ou cadeiras, em locais que proporcionam alívio dos desconfortos musculoesqueléticos (chuveiro, banheiras), associados à termoterapia, ou às próprias alterações de posturas durante o trabalho de parto e deambulação.

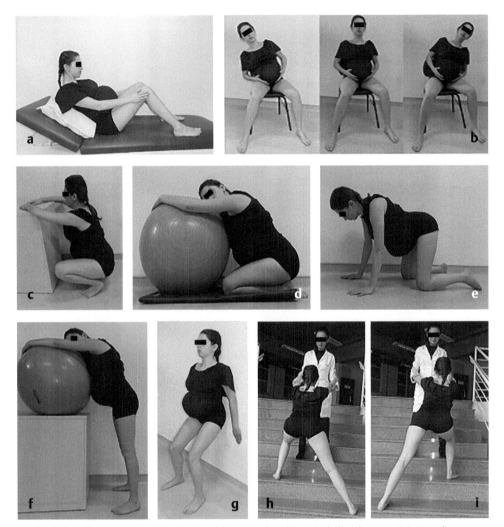

Fig. 11-1. Posições eretas ou verticais que podem ser adotadas no trabalho de parto. (**a**) Sentada; (**b**) sentada com inclinação; (**c**) agachada; (**d**) ajoelhada; (**e**) quatro apoios; (**f**) de pé com inclinação de tronco; (**g**) de pé sem inclinação de tronco; (**h, i**) posicionamento em escadas. *(Continua.)*

CAPÍTULO 11 • ANALGESIA NÃO FARMACOLÓGICA DURANTE O TRABALHO DE PARTO E PARTO **135**

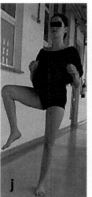 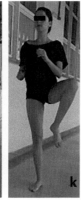 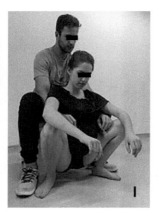 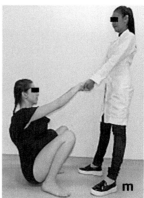

Fig. 11-1. *(Cont.)* (**j, k**) deambulação com rotação externa dos quadris; (**l, m**) cócoras.

Uso da Bola

O posicionamento na postura vertical adotado com o uso da bola é um dos benefícios que pode auxiliar a mulher durante o trabalho de parto,[33] podendo proporcionar redução da dor,[34] redução do nível de ansiedade, maior facilidade na descida e rotação da cabeça fetal, menor duração do primeiro estágio e maior satisfação e bem-estar materno.[35]

Um estudo de revisão sistemática identificou que ao utilizar a bola durante o trabalho de parto a dor pode reduzir entre 1,46 e 1,95 pontos na Escala Analógica Visual, quando comparadas aos cuidados hospitalares convencionais de alívio de dor (qualidade moderada de evidência).[22]

Diversas posições podem ser realizadas, desde sentadas sobre a bola e realizar movimentos da pelve para frente e para trás, até posições mais elaboradas (posição lateral, posição flexionada e posição semissentada).[36] As bolas em formatos de amendoim ou feijão podem ser colocadas entre as pernas de parturientes em trabalho de parto. O uso da bola também pode ser utilizado em casos de analgesia epidural.[36] A Figura 11-2 apresenta

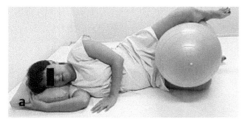 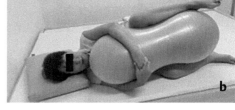

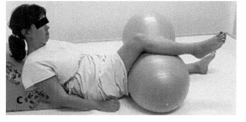

Fig. 11-2. Posicionamento com uso da bola durante o período de analgesia.[36] (**a**) Posição lateral; (**b**) posição flexionada; (**c**) posição semissentada.

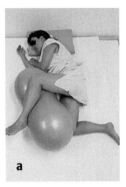
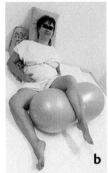
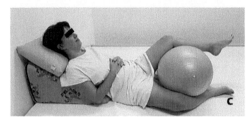

Fig. 11-3. Variações de posicionamentos com o uso da bola feijão no trabalho de parto. (**a**) Variação da posição lateral; (**b**, **c**) variações da posição semissentada.

alguns exemplos de posições em que a bola em formato de amendoim ou feijão pode ser utilizada e a Figura 11-3 apresenta variações de posicionamentos com uso da bola feijão durante o trabalho de parto.

Termoterapia e Crioterapia

A termoterapia (aplicação de calor) e a crioterapia (aplicação de frio) em regiões dolorosas são considerados métodos não farmacológicos que pode auxiliar no alívio de dor durante o trabalho de parto. Para aplicação de ambas as técnicas, pode-se ofertar compressas, bolsas de gel, toalhas úmidas, banhos, e para a aplicação de gelo, pode-se utilizar gelo triturado e criomassagem.

A utilização do frio pode promover diminuição da dor por meio da indução recíproca de dormência, impedindo a percepção da dor, pois haverá alteração da velocidade de transmissão neural, desaceleração da transmissão do sinal nociceptivo no sistema nervoso, além da distração da dor.[12,37] O efeito do frio é prolongado e aumenta o limiar de dor após 5 a 10 minutos.[38] A crioterapia pode reduzir significativamente a intensidade da dor durante a fase ativa do trabalho de parto,[39] com aplicação de bolsas de gelo na região sacral por 10 minutos na fase ativa do trabalho de parto, repetida a cada 30 minutos, até o início da segunda etapa do trabalho de parto.

O calor tem um efeito curto e imediato no alívio da dor e em pelo menos 20 minutos já é possível perceber os efeitos fisiológicos.[40]

Banho de Aspersão e Imersão

O banho de chuveiro (aspersão) e de imersão pode ser utilizado como método não farmacológico no alívio da dor durante o trabalho de parto. A água quente, ao atingir os tecidos-alvo, altera o estado dos receptores irritantes e reduz a percepção de dor,[41] por meio de interações neuro-humorais.[42,43] Dessa maneira, o calor da água, pode induzir o relaxamento muscular, reduzir a ansiedade, diminuir a liberação de catecolaminas (que inibem a oxitocina e o progresso do trabalho de parto),[44] estimular a liberação de endorfina e levar à melhora da perfusão uterina com contrações menos dolorosas,[45,46] isso tudo em decorrência da redistribuição do fluxo sanguíneo gerado pela influência da água aquecida.[42] O efeito da água quente na musculatura promove, também, o relaxamento e a elasticidade do canal vaginal e da musculatura do assoalho pélvico.[47]

Embora alguns estudos apontem que a imersão reduz o tempo da primeira fase do trabalho de parto,[48] esse achado não foi encontrado em estudos mais recentes.[49,50] Entretanto, estudos mostram que pode haver redução da segunda e terceira fase do trabalho de parto com a imersão na água,[50-53] somado a isso, o uso de analgesia e anestesia durante a primeira fase do trabalho de parto foi sensitivamente menor nas mulheres que utilizaram o método de imersão,[49,54,55] reduzindo a necessidade de analgesia adicional.[50] Contudo, antes da utilização da imersão é importante estar atento a algumas contraindicações: infecções maternas (hepatite C, herpes – em atividade no momento do parto), sangramento vaginal excessivo e condições que necessitem de monitorização cardíaca fetal contínua.[56]

ESTIMULAÇÃO ELÉTRICA NERVOSA TRANSCUTÂNEA

A Estimulação Elétrica Nervosa Transcutânea (TENS) é um método não farmacológico de alívio de dor (pela estimulação de nervos periféricos, por meio de eletrodos que são fixados na pele), não invasivo e de fácil manejo.[57] A TENS é uma técnica que envolve o fornecimento de correntes elétricas leves, pulsadas pela superfície intacta da pele para estimular os mecanorreceptores de baixo limiar, promovendo o alívio a dor.[58] As mulheres, ao utilizarem a TENS, experimentarão uma sensação de formigamento ou zumbido no local dos eletrodos. Em baixas voltagens, essas sensações não são dolorosas.[25]

O mecanismo exato para o alívio de dor durante o trabalho de parto com o uso do TENS ainda não está bem estabelecido. Uma das teorias mais citadas é a teoria do controle do portão de dor,[59] em que se acredita que a dor é inibida pela estimulação de fibras nervosas aferentes que transmitem impulsos ao sistema nervoso central. Nesse sentido, a estimulação dos nervos aferentes fecha o caminho nociceptivo na medula espinal que controla as transmissões para o cérebro. A aplicação durante o trabalho de parto estimulará os nervos aferentes e promoverá a inibição dos estímulos dolorosos do útero, vagina e musculatura do assoalho pélvico.[60] Outra teoria seria que os estímulos dolorosos resultam em mudanças químicas no cérebro e promove a liberação de endorfinas.[61]

O *National Institute for Health and Clinical Excellence guidelines* (NICE) recomenda que a técnica da TENS não seja utilizada durante o trabalho de parto, pois em uma revisão sistemática foi identificado que o método não promove benefícios para a parturiente.[62] Entretanto, estudos demonstram que a TENS pode diminuir ou atrasar a solicitação de analgesia farmacológica.[63] Outra revisão sistemática[25] concluiu que a utilização da TENS na redução da dor não causa impacto positivo ou negativo nos desfechos maternos e fetais, dessa forma, por se tratar de um método amplamente utilizado, e pela percepção subjetiva em relação à sensação dolorosa, algumas mulheres relatam alívio com a técnica, sendo assim, as mulheres devem ter a opção de usá-lo em trabalho de parto.

O posicionamento dos eletrodos obedece às áreas dos dermátomos responsáveis pela inervação nociceptiva do útero, canal do parto e períneo de T10-L1 e S2-S4[64] (Fig. 11-4). Apesar de não haver um consenso sobre os parâmetros para utilização da TENS para alcançar a ativação do sistema de opioides, os parâmetros sugeridos são baixas frequências e altas intensidades e, para bloqueio neural, alta frequência e baixa intensidade,[65] podendo ainda aumentar a frequência no momento da contração e reduzir entre o intervalo de contrações.[66] A técnica administrada no início da fase ativa do trabalho de parto produz uma diminuição significativa da dor e adia a necessidade de analgesia farmacológica sem efeitos deletérios maternos e perinatais.[63]

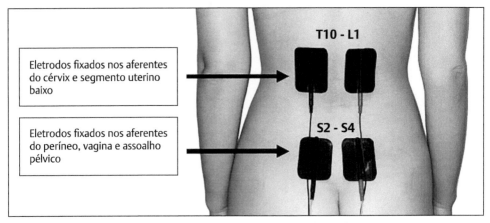

Fig. 11-4. Posicionamento dos eletrodos para analgesia com estimulação elétrica nervosa transcutânea, no trabalho de parto.

MASSAGENS

A massagem é uma técnica alternativa de tratamento da dor que pode ser realizada em diversas posições (sentada, deitada, de pé)[67] e apresenta boa relação de custo-benefício, além de permitir o envolvimento do acompanhante durante o trabalho de parto[68] (Fig. 11-5). No trabalho de parto a massagem pode diminuir a intensidade da dor, aliviar espasmos musculares, reduzir a fadiga muscular, ansiedade,[69] depressão pós-parto,[70] proporcionar relato de experiências positivas do parto[71] e reduzir as intervenções médicas. O local de aplicação da massagem pode variar em diferentes partes do corpo (cabeça, ombro/costas, mãos e pés,[70] abdome e região sacral).[69] Para sua realização recomenda-se que a técnica seja aplicada com movimentos longos, lentos e firmes.[72] Além disso, outros recursos podem ser utilizados para a realização da massagem, como: rolinhos e bolinhas (Fig. 11-5).

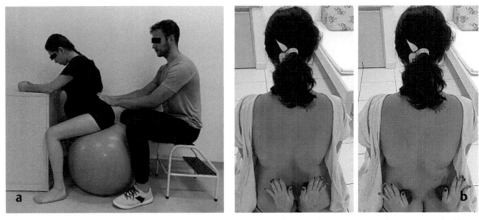

Fig. 11-5. Exemplos de posicionamentos e recursos para a realização de massagens durante o trabalho de parto. (**a**) Posicionamento para parturiente e acompanhante durante a massagem; (**b**) exemplo de recurso para a massagem (bolinhas).

Chang, Chen e Huang (2006)[72] desenvolveram um estudo com 60 primíparas em trabalho de parto com o intuito de descrever as características da dor durante o trabalho de parto com e sem massagem. As parturientes foram divididas de acordo com as fases de dilatação cervical, sendo primeira (3 a 4 cm), segunda (5 a 7 cm) e terceira (8 a 10 cm), e divididas entre grupo-controle e grupo-massagem. Ao final do estudo identificaram que a massagem pode diminuir efetivamente a intensidade da dor de parto na primeira e segunda fase da dilatação cervical.

Algumas variações das técnicas de massagens clássicas podem auxiliar no alívio de desconfortos. A técnica de contrapressão sacral, dupla pressão sacral e o rebozo são alternativas possíveis de serem utilizadas.[73]

Na contrapressão sacral a parturiente pode permanecer apoiada na cama ou em alguma superfície firme e confortável, a mão da pessoa que for realizar a manobra ficará aberta no centro do sacro com os dedos apontados para os pés, nesse momento aplique uma pressão (para baixo e para dentro, em direção ao cóccix) diretamente no sacro durante as contrações (Fig. 11-6).

A dupla pressão nos quadris promove a redução de pressão dos ligamentos sacroilíacos decorrente da posição da cabeça do feto. Nesta técnica realiza-se uma pressão bilateral e simultânea das estruturas ósseas do quadril. Variações desta técnica de dupla pressão também podem ocorrer quando posicionamos a parturiente na posição de pé e realizamos uma pressão nas espinhas ilíacas (na região das estruturas (lateralmente)), podendo auxiliar ainda na abertura do estreito inferior da pelve[74] e facilitar a passagem do bebê.

Diante do apresentado, a literatura aponta que existem evidências (ainda que limitadas) de que a imersão em água, TENS, massagem e o uso da bola podem auxiliar no tratamento da dor no trabalho de parto. Poucos efeitos adversos são relatados. As evidências dos principais recursos utilizados como métodos não farmacológicos para o alívio de dor no trabalho de parto ainda são variadas (Quadro 11-1).

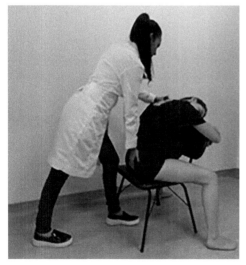

Fig. 11-6. Demonstração do posicionamento para a realização da contrapressão sacral.

PARTE IV · GESTAÇÃO, PARTO E PUERPÉRIO

Quadro 11-1. Recursos Utilizados como Métodos Não Farmacológicos no Alívio de Dor no Trabalho de Parto e suas Evidências

Conclusão das revisões sistemáticas	
Recurso	**Evidência**
Imersão em água	A imersão em água durante o primeiro estágio do trabalho de parto promove redução da dor e aumento da satisfação com a experiência do parto, podendo diminuir a solicitação de analgesia farmacológica. Entretanto, os resultados para as medidas de intensidade da dor são limitadas[75]
Estimulação Elétrica Nervosa Transcutânea (TENS)	Estudos que realizaram a aplicação da TENS apresentaram pouca diferença nas comparações que examinaram a intensidade da dor, a satisfação com o alívio da dor ou o parto vaginal assistido, comparado com mulheres em cuidados considerados como "padrão". Apresentando evidência limitada,[75] entretanto, estudos demonstram que a TENS pode diminuir ou atrasar a solicitação de analgesia farmacológica[63]
Terapia manual/ massagem	A literatura apresenta evidência moderada para a utilização da massagem no primeiro estágio do trabalho de parto na redução da intensidade da dor neste período. Já no segundo estágio foi identificada de muito baixa evidência[26,75]
Bola	Os resultados abrangentes do uso da bola no trabalho de parto apresentam evidência moderada para o alívio de dor (avaliado pela Escala Visual Analógica – EVA). Entretanto, quando abordadas com os desfechos maternos e neonatais foi identificada evidência limitada com níveis baixos e muito baixos[22]
Suporte contínuo	Não foram encontradas evidências de danos ao apoio contínuo[20]

CONSIDERAÇÕES FINAIS

Existem métodos e posicionamentos não farmacológicos de fácil acesso e sem riscos maternos e neonatal que podem ser utilizados durante o trabalho de parto e parto. Embora alguns desses ainda necessitem de estudos mais aprofundados, podemos identificar que existem evidências positivas para a continuidade de pesquisas e utilização na prática clínica das técnicas citadas neste capítulo.

REFERÊNCIAS BIBLIOGRÁFICAS

1. Wolfs GM, van Leeuwen M. Electromyographic observations on the human uterus during labour. Acta Obstet Gynecol Scand Suppl. 1979;90:1-61.
2. Norwitz ER, Robinson JN, Challis JR. The control of labor. N Engl J Med. 1999;341(9):660-6.
3. Liao JB, Buhimschi CS, Norwitz ER. Normal labor: mechanism and duration. Obstet Gynecol Clin North Am. 2005;32(2):145-64, vii.
4. Grant N, Strevens H, Thornton J. Physiology of Labor. Epidural labor analgesia: childbirth without pain. 2015;1-10.
5. Peisner DB, Rosen MG. Transition from latent to active labor. Obstet Gynecol. 1986;68(4):448-51.
6. Overview | Intrapartum care for healthy women and babies | Guidance | NICE [Online] Acesso em 28 July 2019. Available in: https://www.nice.org.uk/guidance/cg190.
7. Studd J. Partograms and nomograms of cervical dilatation in management of primigravid labour. Br Med J. [Online] 1973;4(5890):451-5.
8. Philpott RH, Castle WM. Cervicographs in the management of labour in primigravidae. I. The alert line for detecting abnormal labour. J Obstet Gynaecol Br Commonw. 1972;79(7):592-8.

CAPÍTULO 11 ▪ ANALGESIA NÃO FARMACOLÓGICA DURANTE O TRABALHO DE PARTO E PARTO **141**

9. Friedman E. The graphic analysis of labor. Am J Obstet Gynecol. 1954;68(6):1568-75.
10. Committee on Practice Bulletins-Obstetrics, American College of Obstetricians and Gynecologists. Dystocia and augmentation of labor. Int J Gynaecol Obstet. 2004;85(3):315-24.
11. Begley CM, Gyte GM, Devane D, McGuire W, Weeks A, Biesty LM. Active versus expectant management for women in the third stage of labour. Cochrane Database Syst Rev. [Online] 2019;(2):CD007412.
12. Simkin P, Bolding A. Update on nonpharmacologic approaches to relieve labor pain and prevent suffering. J Midwifery Womens Health. 2004;49(6):489-504.
13. Jurna I. [Labor pain-causes, pathways and issues]. Schmerz. 1993;7(2):79-84.
14. Ward ME. Acute pain and the obstetric patient: recent developments in analgesia for labor and delivery. Int Anesthesiol Clin. 1997;35(2):83-103.
15. Whitburn LY, Jones LE, Davey M-A, McDonald S. The nature of labour pain: An updated review of the literature. Women Birth. 2019;32(1):28-38.
16. Freitas JF de, Meinberg S. Analgesia de parto: bloqueios locorregionais e analgesia sistêmica. 2009;19(3 Suppl 1):7-14. Acesso em 28 July 2019.
17. Schrock SD, Harraway-Smith C. Labor Analgesia. AFP. [Online] 2012;85(5):447-54.
18. Adams J, Frawley J, Steel A, Broom A, Sibbritt D. Use of pharmacological and non-pharmacological labour pain management techniques and their relationship to maternal and infant birth outcomes: examination of a nationally representative sample of 1835 pregnant women. Midwifery. 2015;31(4):458-63.
19. Gallo RBS, Santana LS, Marcolin AC, Ferreira CHJ, Duarte G, Quintana SM. Recursos não-farmacológicos no trabalho de parto: protocolo assistencial. Femina. [Online] 2011;39(1):41-8.
20. Bohren MA, Hofmeyr GJ, Sakala C, Fukuzawa RK, Cuthbert A. Continuous support for women during childbirth. Cochrane Database Syst Rev. [Online] 2017;(7):CD003766.
21. Lawrence A, Lewis L, Hofmeyr GJ, Styles C. Maternal positions and mobility during first stage labour. Cochrane Database Syst Rev. [Online] 2013;(10):CD003934.
22. Delgado A, Maia T, Melo RS, Lemos A. Birth ball use for women in labor: A systematic review and meta-analysis. Complementary Therapies in Clinical Practice. [Online] 2019;35:92–101.
23. Fahami F, Behmanesh F, Valiani M, Ashouri E. Effect of heat therapy on pain severity in primigravida women. Iran J Nurs Midwifery Res. [Online] 2011;16(1):113-6.
24. Simkin PP, O'Hara M. Nonpharmacologic relief of pain during labor: Systematic reviews of five methods. American Journal of Obstetrics and Gynecology [Online] 2002;186(5, Supplement):S131-59.
25. Dowswell T, Bedwell C, Lavender T, Neilson JP. Transcutaneous electrical nerve stimulation (TENS) for pain management in labour. Cochrane Database Syst Rev. [Online] 2009;(2):CD007214.
26. Smith CA, Levett KM, Collins CT, Jones L. Massage, reflexology and other manual methods for pain management in labour. Cochrane Database Syst Rev. [Online] 2012;(2).
27. Brasil. Ministério da Saúde. Secretaria de Políticas da Saúde, FEBRASGO, ABENFO. Parto, aborto e puerpério: assistência humanizada à mulher. Brasília: Ministério da Saúde: FEBRASGO: ABENFO; 2003.
28. Teshome M, Abdella A, Kumbi S. Parturients' need of continuous labor support in labor wards. The Ethiopian Journal of Health Development. Dec 2016.
29. Kabakian-Khasholian T, El-Nemer A, Bashour H. Perceptions about labor companionship at public teaching hospitals in three Arab countries. Int J Gynaecol Obstet. 2015;129(3):223-6.
30. Hodnett ED. Pain and women's satisfaction with the experience of childbirth: a systematic review. Am J Obstet Gynecol. 2002;186(5 Suppl Nature):S160-172.
31. Albers LL, Anderson D, Cragin L, Daniels SM, Hunter C, Sedler KD, et al. The relationship of ambulation in labor to operative delivery. J Nurse Midwifery. 1997;42(1):4-8.
32. Lemos A. Fisioterapia Obstétrica Baseada Em Evidências. Medbook; 2014.
33. Bio E, Bittar RE, Zugaib M. Influência da mobilidade materna na duração da fase ativa do trabalho de parto. Rev Bras Ginecol Obstet. [Online] 2006;28(11):671-9.

34. Makvandi S, Latifnejad Roudsari R, Sadeghi R, Karimi L. Effect of birth ball on labor pain relief: A systematic review and meta-analysis. J Obstet Gynaecol Res. 2015;41(11):1679-86.
35. Zwelling E, Johnson K, Allen J. How to implement complementary therapies for laboring women. MCN Am J Matern Child Nurs. 2006;31(6):364-70; quiz 371-2.
36. Stulz V, Campbell D, Yin B, Al Omari W, Burr R, Reilly H, et al. Using a peanut ball during labour versus not using a peanut ball during labour for women using an epidural: study protocol for a randomised controlled pilot study. Pilot Feasibility Stud. 2018;4:156.
37. Ernst E, Fialka V. Ice freezes pain? A review of the clinical effectiveness of analgesic cold therapy. J Pain Symptom Manage. 1994;9(1):56-9.
38. McCaffery M. Using superficial cooling for pain relief. Am J Nurs. 1999;99(3):24.
39. Rahimikian F, Shahbazi S, Mohammadi S, Haghani S. The effects of ice pack application on pain intensity in the active phase of labor and on birth satisfaction among primiparous women. Nursing Practice Today. [Online] 2018;5(3):355-62.
40. Moneta J, Oknińska A, Wielgoś M, Przyboś A, Chrostowska J, Marianowski L. The influence of water immersion on the course of labor. Ginekol Pol. 2001;72(12):1031-6.
41. Benfield RD, Hortobágyi T, Tanner CJ, Swanson M, Heitkemper MM, Newton ER. The effects of hydrotherapy on anxiety, pain, neuroendocrine responses, and contraction dynamics during labor. Biol Res Nurs. 2010;12(1):28-36.
42. Ginesi L, Niescierowicz R. Neuroendocrinology and birth 2: the role of oxytocin. BJM. [Online] 1998;6(12):791-6.
43. Ginesi L, Niescierowicz R. Neuroendocrinology and birth 1: stress. BJM. [Online] 1998;6(10):659-63.
44. Cluett ER, Burns E, Cuthbert A. Immersion in water during labour and birth. Cochrane Database Syst Rev. [Online] 2018;(5):CD000111.
45. Schorn MN, McAllister JL, Blanco JD. Water immersion and the effect on labor. J Nurse Midwifery. 1993;38(6):336-42.
46. Geissbühler V, Eberhard J. Waterbirths: a comparative study. A prospective study on more than 2,000 waterbirths. Fetal Diagn Ther. 2000;15(5):291-300.
47. Alderdice F, Renfrew M, Marchant S, Ashurst H, Hughes P, Berridge G, et al. Labour and birth in water in England and Wales. BMJ. [Online] 1995;310(6983):837.
48. Odent M. Birth under water. Lancet. 1983;2(8365-66):1476-7.
49. Woodward J, Kelly SM. A pilot study for a randomised controlled trial of waterbirth versus land birth. BJOG. 2004;111(6):537–45.
50. Mollamahmutoğlu L, Moraloğlu Ö, Özyer Ş, Su FA, Karayalçın R, Hançerlioğlu N, et al. The effects of immersion in water on labor, birth and newborn and comparison with epidural analgesia and conventional vaginal delivery. J Turk Ger Gynecol Assoc. [Online] 2012;13(1):45-9.
51. Chaichian S, Akhlaghi A, Rousta F, Safavi M. Experience of water birth delivery in Iran. Arch Iran Med. 2009;12(5):468-71.
52. Otigbah CM, Dhanjal MK, Harmsworth G, Chard T. A retrospective comparison of water births and conventional vaginal deliveries. Eur J Obstet Gynecol Reprod Biol. 2000;91(1):15-20.
53. Ohlsson G, Buchhave P, Leandersson U, Nordström L, Rydhström H, Sjölin I. Warm tub bathing during labor: maternal and neonatal effects. Acta Obstet Gynecol Scand. 2001;80(4):311-4.
54. Cammu H, Clasen K, Van Wettere L, Derde MP. "To bathe or not to bathe" during the first stage of labor. Acta Obstet Gynecol Scand. 1994;73(6):468-72.
55. Eckert K, Turnbull D, MacLennan A. Immersion in water in the first stage of labor: a randomized controlled trial. Birth. 2001;28(2):84-93.
56. Mackey MM. Use of water in labor and birth. Clin Obstet Gynecol. 2001 Dec;44(4):733-49.
57. Melo de Paula G, Molinero de Paula VR, Dias RO, Mattei K. Estimulação elétrica nervosa transcutânea (TENS) no pós-operatório de cesariana. Rev Bras Fisioter. [Online] 2006;10(2):219-24.
58. Johnson MI, Jones G. Transcutaneous electrical nerve stimulation: current status of evidence. Pain Manag. 2017;7(1):1-4.
59. Melzack R, Wall PD. Pain mechanisms: a new theory. Science. 1965;150(3699):971-9.

CAPÍTULO 11 · ANALGESIA NÃO FARMACOLÓGICA DURANTE O TRABALHO DE PARTO E PARTO **143**

60. Augustinsson LE, Bohlin P, Bundsen P, Carlsson CA, Forssman L, Sjöberg P, et al. Pain relief during delivery by transcutaneous electrical nerve stimulation. Pain. 1977;4(1):59-65.
61. Lechner W, Jarosch E, Sölder E, Waitz-Penz A, Mitterschiffthaler G. Beta-endorphins during childbirth under transcutaneous electric nerve stimulation. Zentralbl Gynakol. 1991;113(8):439-42.
62. National Collaborating Centre for Women's and Children's Health (UK). Intrapartum Care: Care of Healthy Women and Their Babies During Childbirth. [Online] London: RCOG Press; 2007. (National Institute for Health and Clinical Excellence: Guidance).
63. Santana LS, Gallo RBS, Ferreira CHJ, Duarte G, Quintana SM, Marcolin AC. Transcutaneous electrical nerve stimulation (TENS) reduces pain and postpones the need for pharmacological analgesia during labour: a randomised trial. J Physiother. 2016;62(1):29-34.
64. Lowe NK. The nature of labor pain. Am J Obstet Gynecol. 2002;186(5 Suppl Nature):S16-24.
65. van der Spank JT, Cambier DC, De Paepe HM, Danneels LA, Witvrouw EE, Beerens L. Pain relief in labour by transcutaneous electrical nerve stimulation (TENS). Arch Gynecol Obstet. 2000;264(3):131-6.
66. Bavaresco GZ, Souza RSO de, Almeica B, Sabatino JH, Dias M. O fisioterapeuta como profissional de suporte à parturiente. Ciência & Saúde Coletiva [Online] 2011;16(7):3259-66.
67. Organização Mundial da Saúde. Saúde Reprodutiva e da Família. Unidade de Maternidade Segura. Saúde Materna e Neonatal. Maternidade segura: assistência ao parto normal: um guia prático: relatório de um grupo técnico. Brasília: Ministério da Saúde; 1996. 53 p.
68. Donovan MI. Book Review - Pain: Clinical manual for nursing practice: By Margo McCaffery and Alexandra Beebe Published by the C.V. Mosby Company, St. Louis, Missouri 1989, 353 p. JPSM [Online] 1990;5(5):338-9.
69. Chang MY, Wang SY, Chen CH. Effects of massage on pain and anxiety during labour: a randomized controlled trial in Taiwan. J Adv Nurs. 2002;38(1):68-73.
70. Field T, Hernandez-Reif M, Taylor S, Quintino O, Burman I. Labor pain is reduced by massage therapy. J Psychosom Obstet Gynaecol. 1997;18(4):286-91.
71. Yildirim G, Sahin NH. The effect of breathing and skin stimulation techniques on labour pain perception of Turkish women. Pain Res Manag. 2004;9(4):183-7.
72. Chang MY, Chen CH, Huang KF. A comparison of massage effects on labor pain using the McGill Pain Questionnaire. J Nurs Res. 2006;14(3):190-7.
73. Stager L. Nurturing Massage for Pregnancy: A Practical Guide to Bodywork for the Perinatal Cycle. Pap/Psc edition. Philadelphia: LWW; 2008.
74. Calais-Germain B, Parés NV. A Pelve Feminina e o Parto: Compreendendo a importância do movimento pélvico durante o trabalho de parto. Manole; 2013.
75. Jones L, Othman M, Dowswell T, Alfirevic Z, Gates S, Newburn M, et al. Pain management for women in labour: an overview of systematic reviews. Cochrane Database Syst Rev. 2012;2012(3):CD009234.

USO DE RECURSOS FÍSICOS NO PÓS-PARTO

CAPÍTULO 12

Ana Carolina Sartorato Beleza

Ana Carolina Nociti Lopes Fernandes ▪ Paola Marini Valerio

Cristine Homsi Jorge

PERÍODO PÓS-PARTO

O período pós-parto, puerpério, ou ainda sobreparto, é o período onde ocorrem intensas adaptações e modificações fisiológicas. Marcam essa fase o processo de retorno dos órgãos e sistemas corporais ao estado pré-gravídico, intensas alterações emocionais e o estabelecimento da lactação.[1] Neste momento as mulheres necessitam de assistência interprofissional e cuidados específicos voltados à sua saúde, o que vai muito além dos cuidados prestados somente ao recém-nascido. As mulheres devem receber atenção especial da equipe de saúde diante da ocorrência de condições dolorosas que podem interferir em suas atividades diárias funcionais e, portanto, em sua qualidade de vida.[2]

Didaticamente, o puerpério tem início após a dequitação da placenta e é dividido em diferentes períodos com modificações específicas em cada um deles.[1]

- *Puerpério imediato*: até o 10º dia após o parto; período que predomina a involução das estruturas que se desenvolveram de forma hipertrófica ou hiperplasiada na gravidez e fenômenos catabólicos.
- *Puerpério tardio*: do 10º até o 45º dia após o parto; fase de transição com recuperação genital em velocidade menor e influência da lactação no organismo materno.
- *Puerpério remoto*: a partir do 45º dia até o fim do período puerperal que tem duração imprecisa; os órgãos que sofreram modificações durante a gravidez retornam ao estado pré-gravídico.

Diante das modificações fisiológicas que envolvem cada via de nascimento e das particularidades que envolvem cada serviço de assistência à mulher em processo de parturição, os sinais e sintomas do período puerperal podem repercutir de forma distinta em cada mulher. Mulheres em pós-parto vaginal podem não referir nenhum desconforto, enquanto outras podem se queixar de dor perineal em virtude da episiorrafia. Mulheres em pós-parto cesárea podem referir aumento de flatos ou, ainda, apresentar dificuldade em sair do leito diante da dor ocasionada pelo parto cirúrgico. Assim, a abordagem fisioterapêutica deve ser individualizada e considerar o emprego de recursos adequados para cada queixa, dor ou desconforto apresentado pela mulher.

Um recurso comumente utilizado na prática clínica do fisioterapeuta é a Eletroestimulação Nervosa Transcutânea. Na área da Fisioterapia na Saúde da Mulher este recurso tem sido utilizado tanto no período pré- como no período pós-parto vaginal e cesariana. No período pós-parto vaginal este recurso tem sido utilizado para alívio da dor perineal após o trauma vaginal, parecendo ser seguro, com baixo custo e bem-aceito pelas mulheres.[12]

O mecanismo de ação em relação ao efeito analgésico pode ser explicado por meio da Teoria da Comporta, bem como a liberação de opioides endógenos. Existem poucos estudos na literatura que investigaram a efetividade da Eletroestimulação Nervosa Transcutânea no alívio da dor perineal no pós-parto. Podem-se encontrar estudos que testaram os efeitos da Eletroestimulação Nervosa Transcutânea tanto de alta quanto de baixa frequência.[11,12]

Os estudos sugerem a colocação de quatro eletrodos na região que corresponde aos nervos pudendo e genitofemoral que suprem a área perineal, sendo dois eletrodos na região inguinal e dois eletrodos próximos à prega glútea (Fig. 12-2). O tempo de aplicação foi 30 a 60 minutos em ambos os estudos e a intensidade varia de acordo com a tolerância da puérpera, sem causar contração muscular. Os parâmetros utilizados nos estudos foram: 100 Hertz de frequência e duração de pulso de 75 microssegundos e também 5 Hertz e 100 microssegundos de duração de pulso.[11,12]

Outro recurso eletrofísico utilizado na prática clínica do fisioterapeuta é o *laser* de baixa intensidade. É um recurso promissor e tem sido investigado tanto para melhorar o reparo tecidual bem como para aliviar a dor em diversas condições de saúde. Na área da Saúde da Mulher já é possível encontrar três estudos realizados por um grupo de pesquisadoras brasileiras sobre os efeitos do *laser* nas repercussões do trauma perineal. Entretanto, tais ensaios clínicos randomizados e controlados não conseguiram demonstrar o efeito analgésico do *laser* em mulheres que sofreram episiotomia. Ao analisar os parâmetros utilizados pelos autores foi possível verificar que a energia utilizada e a potência do aparelho foram baixas, o que poderia explicar a ausência do efeito analgésico.[14,15,17]

O *laser* poderia ser aplicado na incisão cirúrgica para melhorar o reparo tecidual e também como recurso analgésico na dor perineal. Os estudos citados anteriormente investigaram, além da dor, o reparo tecidual. Vale destacar a necessidade da higienização correta do aparelho, respeito às regras de proteção, como o uso obrigatório dos óculos,

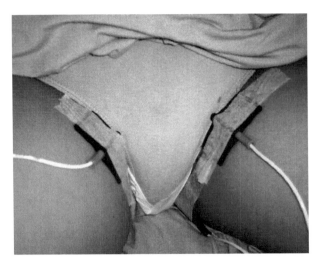

Fig. 12-2. Posicionamento dos eletrodos da eletroestimulação nervosa transcutânea para alívio da dor perineal.[12]

CAPÍTULO 12 • USO DE RECURSOS FÍSICOS NO PÓS-PARTO

bem como atender as especificidades da aplicação do recurso (distância mínima entre os pontos, dose, possíveis efeitos adversos entre outros).

Considerando o potencial dos diversos recursos eletrofísicos que promovam o alívio da dor perineal no pós-parto vaginal e as lacunas ainda encontradas na literatura científica e que impactam na utilização dos mesmos na prática clínica do fisioterapeuta, o desenvolvimento de ensaios clínicos randomizados e controlados se faz necessário.

DOR PÓS-CESÁREA E TRATAMENTO FISIOTERAPÊUTICO

No Brasil temos altas taxas de cesárea. Enquanto a Organização Mundial da Saúde (1985)[18] recomenda que taxas inferiores a 15% são benéficas para a saúde materno-fetal, no Brasil esse percentual gira em torno de 53%.[19]

A queixa de dor relatada pelas puérperas após a cesariana dificulta a recuperação e interfere o vínculo das mães com os recém-nascidos, além de atrapalhar o autocuidado, a amamentação, atividades de vida diária e afetando a qualidade de vida.[20] A cesárea pode levar a alterações como: náusea, vômito, ansiedade, problemas intestinais, dores incisionais, depressão e mastite.[21] Esta dor está relacionada com as reações inflamatórias advindas de um dano causado ao tecido pelo procedimento cirúrgico. Sendo pessoal e subjetiva, a dor possui características multidimensionais,[22] o que torna importante a abordagem humanizada e interprofissional tratando-a de maneira segura e eficaz.

Estudos demonstram que um programa de fisioterapia no período pós-cesárea aumenta a qualidade e a resolubilidade dos cuidados pós-natais, desta forma melhorando o bem-estar da mulher após o parto.[23] Promover a consciência postural no pós-parto poderá evitar possíveis dores musculoesqueléticas pós-natais; ainda, o fisioterapeuta pode orientar sobre a mecânica corporal durante os cuidados com o bebê, a realização de exercícios respiratórios para melhorar a cinesia do diafragma, bem como exercícios metabólicos para estimular a circulação periférica evitando a estase sanguínea.[23] Recursos eletrofísicos também podem ser indicados para tratar os desconfortos específicos de mulheres em pós-parto operatório.

É possível encontrar estudos que utilizam métodos não farmacológicos para o alívio de dor no período pós-cesariana que envolvam a eletroestimulação nervosa transcutânea, o *laser* de baixa potência[24] e acupressão.[21]

A eletroestimulação nervosa transcutânea é amplamente utilizada para manejo da dor pós-operatória; isto se deve pela atenuação da percepção da dor por meio da aplicação de eletrodos cutâneos superficiais que emitem uma corrente elétrica com diferentes frequências e intensidade.[25] Esta estimulação pode ser utilizada após a cesárea, diminuindo a necessidade da administração de medicação para o controle da dor.[26] Os eletrodos podem ser posicionados acima e abaixo da incisão cirúrgica, conforme demonstrado na Figura 12-3.

A eletroestimulação nervosa transcutânea reduz a hiperalgesia por meio da ativação de mecanismos periféricos e centrais. Ela ativa fibras aferentes[28,29] de grande diâmetro, que são enviadas ao sistema nervoso central ativando os sistemas inibitórios descendentes e reduzindo a dor.[30,31] A eletroestimulação nervosa transcutânea também pode restaurar a modulação central da dor com uma medida da inibição central.[32] Pode haver tolerância analgésica feita pela eletroestimulação nervosa transcutânea, sendo que esta pode ser evitada aumentando a intensidade diária[33] ou modulando-a dentro de uma sessão de tratamento.[34] Para o sucesso do efeito analgésico esperado, a intensidade da corrente deve ser analisada. O uso de intensidades mais baixas é ineficaz, ao passo que a intensidade mais forte, em um limiar confortável, produz a diminuição do estímulo da dor.[35]

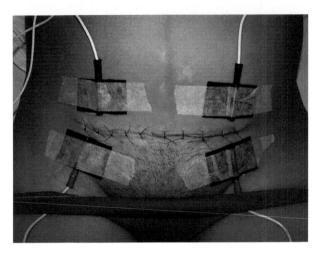

Fig. 12-3. Posicionamento dos eletrodos.[27]

Um estudo utilizou uma frequência de 100 Hertz, mantendo a intensidade da corrente em um parâmetro em que a puérpera sentia a corrente sem nenhum desconforto, por 30 minutos, com os eletrodos colocados acima e abaixo da cicatriz, sem descrever a duração de pulso.[36] Outro estudo mostra que a frequência de 100 Hertz tem efeito redutor na dor perdurando até uma hora, o que não acontece em frequência mais baixa (4 Hertz), quando a duração de pulso foi padronizada a 100 microssegundos por 30 minutos.[37] Outro ensaio clínico utilizou a frequência de 100 Hertz, mas 50 microssegundos por 50 minutos com 4 eletrodos cruzados e dispersos nos dermátomos de T11 e T12, situados na região de baixo ventre.[38] A grande lacuna refere-se à falta de estudos de alta qualidade além da divergência dos parâmetros utilizados e posicionamento de eletrodos.[39]

O *laser* de baixa potência também é um recurso eletrofísico que pode ser utilizado tanto para o alívio da dor da incisão cirúrgica quanto na melhora do reparo tecidual. Este tipo de *laser* provoca reações fotoquímicas, gerando modificações da permeabilidade da membrana e aumento da proliferação celular, assim como aumento da síntese de ácido ribonucleico mensageiro,[40] além de induzir a produção de trifosfato de adenosina e estimular o ciclo respiratório nas mitocôndrias, o que reduz ainda mais a dor e o edema.[41,42]

A literatura mostra que o *laser* GaAlAs, com comprimento de onda de 804 manômetros[43,44] e *laser* GaAlInp, com comprimento de onda de 650 nanômetros,[24,45] podem reduzir a dor pós-operatória e o consumo de analgésicos após a operação. Um estudo associou as duas potências com uma combinação de 808 nanômetros (200 miliWatts, densidade de potência 0,2 Watts por centímetro quadrado); e 650 nanômetros (100 miliWatts, densidade de potência 0,1 Watts por centímetro quadrado) tratando a área da cicatriz e o tecido que a envolvia.[24] Entretanto, são necessários mais estudos, em especial os ensaios clínicos randomizados e controlados para que se possa afirmar os efeitos benéficos deste recurso no alívio da dor após a cesárea. Em relação ao reparo tecidual, ainda não é possível encontrar estudos que avaliaram mulheres nesta fase do ciclo vital.

É possível encontrar na literatura um estudo que realizou a acupressão com o objetivo de promover o alívio da dor. O ponto estimulado foi o ponto Neiguan (PC-6), na noite anterior à cesárea, entre 2 e 4 horas e entre 8 e 10 horas após o parto cesárea. A força de acupressão de 6 kg feita com o polegar por 6 segundos, que foi seguida por uma liberação

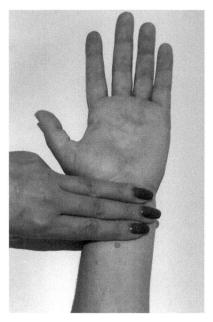

Fig. 12-4. Localização do ponto PC-6.

de pressão de 2 segundos e depois restabelecido, durante 5 minutos, sendo realizado nos dois membros superiores. O procedimento foi repetido quatro vezes em cada membro superior, aumentando o tempo total de tratamento em cada membro para 20 minutos. Houve melhora do quadro da dor, da ansiedade, náusea e vômito (Fig. 12-4).[21]

Diante do exposto, pode-se verificar que é necessário ampliar o conhecimento acerca do tratamento fisioterapêutico realizado nas queixas de dor e desconforto relacionadas com a realização da cesárea. O fisioterapeuta deve ter cautela ao aplicar os recursos aqui descritos, uma vez que ainda não existem evidências suficientes que sustentem a aplicação de tais terapêuticas.

AMAMENTAÇÃO E SUAS INTERCORRÊNCIAS: POSSIBILIDADES DE TRATAMENTO FISIOTERAPÊUTICO

A amamentação é uma prática que não se relaciona somente a aspectos biológicos e, portanto, não é tão simples como imaginado por muitos. Não se trata de uma ação meramente instintiva nos seres humanos e contém significados sociais e históricos mais amplos. No mundo todo parece ter ocorrido um declínio da amamentação por diversos fatores, entretanto, apesar de haver consenso acerca dos benefícios da amamentação, atualmente existe também amplo reconhecimento da necessidade de oferecimento de orientações para que a mesma seja estabelecida e mantida com sucesso. Dentre os benefícios da amamentação para criança podemos citar:[46]

- Proteção imunológica;
- Melhor desenvolvimento dos músculos orofaciais e da arcada dentária;
- Diminuição das taxas de desnutrição e obesidade;
- Melhor digestão;

PARTE IV · GESTAÇÃO, PARTO E PUERPÉRIO

- Melhora do vínculo do bebê com a mãe e auxilia o desenvolvimento físico e da inteligência do bebê;
- Diminuição de alergias.

Destacamos as seguintes vantagens para mãe:

- Prevenção de hemorragia pós-parto decorrente do aumento dos níveis de ocitocina e involução uterina mais rápida;
- Favorecimento do retorno do peso pré-gestacional;
- Diminuição do risco de câncer de mama e ovário;
- Melhora da remineralização óssea;
- Melhora o vínculo da mãe com o bebê.

Apesar de as vantagens elencadas acima serem extensivas à sociedade e trazerem benefícios econômicos, existem relatos das dificuldades associadas à amamentação especialmente considerando a visão idealizada de que se trata de ato estritamente biológico e instintivo. Tal visão dificulta a consideração das inúmeras outras variáveis que influenciam a amamentação e adoção de medidas amplas para auxiliar a mulher neste período. As principais intercorrências relacionadas com a amamentação são: dor e fissuras mamilares. Alguns recursos físicos hipoteticamente poderiam auxiliar no tratamento das intercorrências mencionadas previamente como o uso de LED, *laser* e compressas mornas.

Existem poucos estudos na literatura avaliando o efeito da luz de LED na cicatrização de fissuras mamilares. O estudo piloto de Chaves *et al.* (2012)[47] incluiu 16 mulheres que estavam amamentando e comparou o efeito da aplicação de LED com a aplicação placebo, sendo que ambos os grupos receberam orientações sobre amamentação e cuidados com os mamilos. A duração das condutas foi de 8 sessões, 2 vezes por semana, totalizando 4 semanas de tratamento. O estudo utilizou um protótipo de aparelho desenvolvido com cinco luzes de LED em um formato que acople à mama feminina. Os parâmetros utilizados foram: comprimento de onda de 860 nanômetros; frequência de 100 Hertz; potência média de 50 miliwatts; densidade de potência de 50 miliwatts por centímetro quadrado; área total de emissão de 1 centímetro quadrado; modo de emissão pulsada com 50% de ciclo de trabalho; e dose de 4 Joules por centímetro quadrado. Para obtenção da dose de 4 Joules por centímetro quadrado, o tempo de aplicação calculado foi de 79 segundos. Foram analisados os resultados de apenas 10 mulheres, sendo 5 em cada grupo. Os resultados sugeriram que a fototerapia através da utilização do LED reduziu a severidade da dor e o tamanho da fissura mamilar. O grupo experimental obteve o fechamento total da fissura mamilar na quarta sessão, enquanto o mesmo resultado só foi obtido no grupo-controle na oitava sessão.[47] É importante destacar que este parece ser o único estudo publicado que avaliou a utilização do LED na melhora da dor e cicatrização de fissuras mamilares em mulheres que estejam amamentando. Para maiores recomendações do uso do recurso, é necessária a realização de ensaios clínicos randomizados e controlados.

A fotobiomodulação realizada com o uso de *laser* de baixa frequência poderia gerar efeitos biológicos como aumento do fluxo sanguíneo, alteração na pressão hidrostática dos capilares, estímulo do processo imunológico, estímulo do crescimento de fibroblastos, aumento da síntese de colágeno, neovascularização e redução dos níveis de prostaglandina.[48] Apesar de existirem alguns estudos avaliando o efeito da aplicação do *laser* na melhora da

CAPÍTULO 12 ▪ USO DE RECURSOS FÍSICOS NO PÓS-PARTO

dor e fissura mamilar, ainda são necessários mais ensaios clínicos para oferecer maiores níveis de evidências para a prática clínica.

Coca *et al.* (2016)[49] avaliaram o efeito da aplicação da irradiação de *laser* na modulação da dor em lactentes com lesões mamilares. Foram incluídas no estudo 59 mulheres que foram randomicamente distribuídas em dois grupos. O grupo experimental recebeu irradiação por *laser* diretamente sobre a lesão mamilar, sendo emitida luz vermelha visível contínua (660 nanômetros) com um semicondutor InGaAIP e potência de 40 miliwatts (tamanho do ponto 4 milímetros quadrados), densidade de energia de 5 Joules por centímetro quadrado em 5 segundos (0,2 Joules de energia por ponto). A aplicação foi realizada em três pontos consecutivos distribuídos sobre a lesão (energia total de 0,6 Joules). O grupo-controle recebeu aplicação placebo. Os dois grupos receberam três sessões de irradiação a *laser*, uma quando foram incluídas no estudo (0 horas) e 24 e 48 horas depois. A medida de desfecho utilizada para avaliar a dor foi a escala visual analógica. Analisaram-se os dados de 57 participantes. O estudo verificou que o grupo experimental apresentou uma diminuição significativa do nível de dor após a primeira e a segunda aplicação. O grupo-controle também apresentou essa redução, entretanto, isso não foi estatisticamente significativo. É importante destacar que não foram realizadas análise intergrupos do nível de dor após a aplicação do recurso representando uma limitação importante do ensaio clínico.

O ensaio clínico conduzido por Camargo *et al.* (2020)[50] buscou avaliar o efeito de uma única aplicação de *laser* de baixa potência em mulheres lactantes com dor e danos nos mamilos. Foram incluídas no estudo 80 mulheres randomicamente distribuídas em dois grupos. O grupo experimental recebeu uma única aplicação de *laser* de 660 nanômetros, 100 miliwatts, 2 Joules, 66,66 Joules por centímetros quadrados, 3,3 Watts por centímetro quadrado de irradiação, modo pontual e contínuo) aplicada diretamente sobre a lesão. O grupo-controle recebeu aplicação placebo. O nível de dor foi avaliado pela escala visual analógica em quatro momentos: antes, imediatamente após, e 6 e 24 horas após o tratamento. A percepção das mulheres sobre a dor reduziu aproximadamente um ponto nos dois grupos, e a melhora não foi estatisticamente significativa. Algumas mulheres relataram efeitos colaterais como sensação de formigamento e picadas.

Sobre a utilização da termoterapia, é possível encontrar na literatura dois estudos que avaliaram o efeito da aplicação de compressas quentes, com ou sem acréscimo de ervas medicinais para a melhora da dor mamilar. Buchko *et al.* (1994)[51] realizaram um ensaio clínico com 73 mulheres lactantes randomizadas em quatro grupos com uma das seguintes intervenções: compressa morna com chá, compressa morna com água, massagem no mamilo e aréola com leite materno e apenas orientações. As mulheres foram acompanhadas durante 7 dias e orientadas a preencher um diário relatando a dor mamilar avaliada pela escala visual analógica. O grupo que realizou compressa morna com água apresentou menores níveis de dor nos dias 1, 2, 3, 4, 5 e 7 quando comparado com os demais grupos, entretanto, apenas no dia 3 essa diferença foi estatisticamente significativa.

Já o ensaio clínico de Lavergne (1997)[52] avaliou 65 puérperas de parto normal randomizadas em seis grupos: (1) recurso: compressa de chá, compressa de água e sem compressa; (2) local de aplicação: mama direita ou esquerda. As participantes dos grupos experimentais foram orientadas a realizar as compressas 4 vezes por dia, nos dias de número 1 a 5 de pós-parto. As participantes dos dois grupos experimentais apresentaram menores queixas de dor quando comparadas com o grupo-controle, entretanto, não houve diferença significativa entre os dados dos grupos experimentais.

Diante do exposto, há a necessidade de mais ensaios clínicos randomizados e controlados de alta qualidade metodológica acerca do uso de recursos físicos no tratamento de intercorrências e complicações relacionadas com a amamentação. Os estudos disponíveis apresentam, de modo geral, baixa qualidade metodológica e não há evidências da eficácia dos mesmos no tratamento da fissura mamilar e dor. Tais recursos podem ser utilizados de modo coadjuvante e o fisioterapeuta deve compartilhar as incertezas com as pacientes, tanto quanto as possibilidades de efeitos colaterais (que não parecem ser altas) e os custos em empreenderem-se terapêuticas para as quais os níveis de evidência são baixos. Orientações do uso de compressas, por exemplo, podem ser feitas e a utilidade avaliada pelas pacientes, lembrando que o simples uso de água quente pode representar um risco caso não seja muito bem orientado pelo fisioterapeuta.

DIÁSTASE ABDOMINAL E RECURSOS FISIOTERAPÊUTICOS

A linha alba é uma estrutura de arquitetura tridimensional localizada medialmente no abdome em uma extensão craniocaudal formada pela fusão das aponeuroses dos músculos oblíquo externo, oblíquo interno, e transverso abdominal. Esse tecido apresenta em sua composição, majoritariamente, fibras de colágeno e tem como função clínica a manutenção dos músculos retos abdominais em proximidade anatômica.[53] Um estudo experimental verificou o direcionamento das fibras da linha alba, sendo verificado que a linha alba apresenta maior resistência longitudinal que vertical tanto supra quanto infraumbilical. Já na região infraumbilical, a resistência transversal é ainda menor quando comparada com a composição oblíqua,[54] demonstrando possível fragilidade da linha alba a distensões transversais, como ocorre durante a gestação ou obesidade.

O estiramento e o afinamento da linha alba gera afastamento anatômico dos músculos reto abdominais, originando, assim, a diástase dos músculos reto abdominais. A avaliação desse afastamento pode ser medida por diversos métodos como largura dos dedos, paquímetro, ultrassonografia, tomografia computadorizada, em três regiões (cicatriz umbilical e 4,5 cm abaixo e acima da mesma).[55] A definição exata da distância entre os ventres dos músculos retos abdominais que passa a ser considerada uma diástase não está totalmente definida, existindo uma variação entre 1,5 a 3 cm avaliada pelo ultrassom ou um afastamento de dois dedos.[55]

A prevalência dessa desordem parece variar ao longo do ciclo gravídico-puerperal. Um estudo utilizando avaliação por ultrassonografia encontrou uma prevalência de 100% em gestantes com 35 semanas (distância média de 6,46 cm – 2 cm acima da cicatriz umbilical). Essa prevalência parece diminuir no puerpério tardio. Ao serem avaliadas com 6 semanas de pós-parto, a prevalência de diástase foi de 52% (distância média de 1,8 cm – 2 cm acima da cicatriz umbilical). Já com 6 meses de pós-parto, a prevalência dessa desordem foi de 39% (distância média de 1,5 cm – 2 cm acima da cicatriz umbilical).[56]

Há Necessidade de Tratar a Diástase Abdominal?

A presença da diástase dos músculos retos abdominais parece não estar associada a queixas de dores lombopélvicas,[55,56] dor lombar, dor pélvica ou incontinência urinária.[55] Parece existir alguma associação entre diástase e incontinência fecal e prolapso dos órgãos pélvicos, mas aspectos biomecânicos de tal relação carecem de detalhes.[55] Mulheres com diástase dos músculos retos abdominais parecem ter menor bem-estar físico e emocional quando comparadas com as que não tem.[55]

Fisioterapia na Prevenção e Tratamento da Diástase dos Músculos Retos Abdominais

Estudos clínicos que abordem os aspectos relacionados a prevenção e ao tratamento da diástase do reto abdominal ainda são escassos e pouco conclusivos. O trabalho fisioterapêutico na prevenção e/ou tratamento da diástase dos músculos retos abdominais ainda é escasso, cabendo destacar que a maioria dos casos regride durante o puerpério. Há poucos ensaios clínicos randomizados e controlados na literatura sobre prevenção da diástase. Uma revisão sistemática de literatura verificou que, comparado ao grupo-controle, mulheres que realizam exercícios físicos no pré-natal têm presença de diástase reduzida em 35%.[55] Entretanto, não está determinado qual a melhor modalidade de exercícios para atingir tal objetivo.[57] Também foi verificado que mulheres que fizeram exercícios físicos durante a gestação apresentaram uma redução do distanciamento entre os músculos retos abdominais mais rápida no pós-parto do que mulheres que não realizaram exercício regularmente.[55] Entretanto, as evidências científicas atuais mostram que os exercícios apresentam certo limite na redução do distanciamento entre os músculos.[58]

Uso de Recursos Físicos no Tratamento da Diástase dos Retos Abdominais

A eletroterapia pode ser considerada como recurso auxiliar para facilitação da contração muscular voluntária e para melhora da função muscular. A estimulação elétrica neuromuscular é a aplicação de uma corrente elétrica para evocar uma contração muscular. Uma revisão sistemática de literatura da Cochrane Library conduzida por Jones *et al.* (2016)[59] teve como objetivo primário analisar a efetividade da estimulação elétrica neuromuscular na melhora de força muscular do quadríceps em adultos com doença avançada, os objetivos secundários foram avaliar a aceitabilidade do tratamento, segurança, função muscular periférica, massa muscular, dispneia e qualidade de vida. Foram incluídos 18 ensaios clínicos que envolveram 933 pacientes com doença respiratória crônica ou cardiopatia. Os autores concluíram que a estimulação elétrica pode ser um tratamento efetivo para fraqueza muscular em adultos com doença progressiva e poderia ser considerada, assim como o tratamento com cinesioterapia em programas de reabilitação. Apesar disso, a qualidade metodológica dos estudos variou de baixa a moderada e os resultados variaram muito em relação aos desfechos secundários, havendo imprecisão em relação à estimativa de efeito. Em decorrência da alta heterogeneidade entre os estudos, os autores não puderam determinar o tipo de estimulação elétrica mais eficaz. Não houve relatos de efeitos adversos sérios e poucos relatos de desconforto muscular. Os autores destacaram que, do ponto de vista clínico, é difícil estabelecer a relevância clínica dos achados em relação ao ganho de força muscular em razão da ausência de estabelecimento de valores de corte, mas segundo eles a diferença parece ser pequena ou moderada. Tanto em pessoas saudáveis quanto em portadores de doenças crônicas, as evidências disponíveis dão suporte à superioridade dos protocolos de exercício físico em relação à estimulação elétrica. Apesar disso, Jones *et al.* (2016)[59] destacam que para pacientes que não estão dispostos ou que não podem realizar exercício físico, as evidências oferecem suporte para utilização de estimulação elétrica nos casos de fraqueza muscular.

Pouco tem-se estudado a respeito do efeito da estimulação elétrica na função muscular dos retos abdominais, e especialmente do seu efeito na diástase dos retos abdominais no período pós-parto. Estudo conduzido por Kamel & Yousif (2017)[60] avaliou o efeito complementar da estimulação elétrica neuromuscular ao treino de fortalecimento dos músculos abdominais em 60 mulheres com 2 meses de pós-parto e, pelo menos, 2,5 cm de diástase dos retos abdominais. As participantes foram randomizadas em dois grupos: (A) estimulação elétrica neuromuscular associada a exercícios abdominais; e (B) apenas exercícios abdominais. Os protocolos de tratamento tiveram duração de 8 semanas. No grupo A foi aplicada a eletroestimulação antes dos exercícios abdominais com quatro eletrodos de superfície retangulares em dois canais, um eletrodo posicionado na região anterior do púbis e o outro entre o processo xifoide e as 5ª, 6ª e 7ª cartilagens costais. A estimulação foi realizada bilateralmente (Fig. 12-5). Os parâmetros da eletroestimulação foram: frequência de 80 pulsos por minuto; duração do pulso de 0,1-0,5 milissegundos; tempo *on* de 5 segundos; tempo *off* de 10 segundos; duração da terapia de 30 minutos; intensidade no limiar motor (boa contração muscular visualizada com percepção subjetiva de corrente confortável). O estudo mostrou que os dois grupos reduziram o tamanho da diástase de forma significativa, mas o resultado da pesquisa foi em favor do grupo de terapia combinada. Este estudo recebeu um escore 6 segundo a escala PEDRO, podendo ser considerado de um modo geral em relação à sua validade interna como tendo qualidade metodológica moderada.

É importante destacar que mesmo em relação à cinesioterapia não há altos níveis de evidências de sua eficácia na diminuição da diástase dos retos abdominais no pós-parto, portanto, há necessidade de ensaios clínicos randomizados que tenham grupo de comparação inativo, uma vez que é incerto se a cinesioterapia, cinesioterapia associada à estimulação elétrica ou somente a estimulação elétrica seriam superiores a uma possível involução natural da diástase no período pós-parto.

O período pós-parto representa uma fase em que persistem profundas modificações corporais hormonais, locais e sistêmicas que, de modo geral, acarretam uma fraqueza muscular generalizada à mulher. A estimulação elétrica poderia representar um recurso auxiliar para melhora da função muscular dos retos abdominais e de outros grupos musculares, apesar disso a literatura a respeito do tema é incipiente, havendo a necessidade de novos ensaios clínicos de alta qualidade metodológica que possam avaliar o real bene-

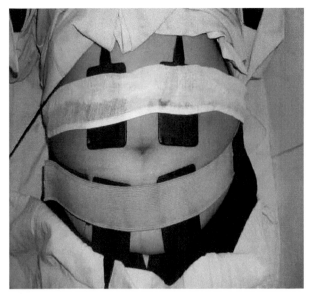

Fig. 12-5. Posicionamento dos eletrodos para eletroestimulação dos músculos reto abdominais.[60]

fício em utilizar-se a estimulação elétrica como recurso para diminuição da diástase dos retos abdominais no pós-parto. Diante da baixa ocorrência de efeitos colaterais e riscos com o uso da estimulação elétrica para melhora da função muscular, o fisioterapeuta pode considerar a utilização da mesma associada à cinesioterapia conforme descrito acima no ensaio clínico randomizado, utilizando os parâmetros de estimulação elétrica consagrados para este fim. É essencial, além de esclarecer as pacientes que não há evidências de que o referido tratamento diminuirá a diástase dos retos abdominais, levar em consideração suas preferências em relação a adicionar a estimulação elétrica ao exercício ou iniciar o tratamento apenas com o uso de estimulação elétrica.

CONSIDERAÇÕES FINAIS

De acordo com o que foi exposto nesse capítulo, percebe-se a necessidade de maior investigação sobre a efetividade dos recursos eletrofísicos utilizados no período puerperal. Sabe-se da necessidade do alívio de diversos desconfortos e dores conforme abordado nesse capítulo. Entretanto, para que o fisioterapeuta utilize tais recursos com segurança, é necessário ampliar o conhecimento sobre o assunto. A utilização de potenciais recursos não farmacológicos é importante para o sistema de saúde, pois pode representar diminuição de custos bem como redução do uso de medicações no período puerperal. Ainda, o alívio de dores, desconfortos e demais queixas relativas ao puerpério proporcionará melhora da qualidade de vida da puérpera, o que repercute diretamente no cuidado dispensado ao bebê, na vivência da amamentação e também no autocuidado materno.

REFERÊNCIAS BIBLIOGRÁFICAS

1. Federação Brasileira das Associações de Ginecologia e Obstetrícia. Manual de Orientação Assistência ao Abortamento, Parto e Puerpério. [Online] FEBRASGO, 2010. Disponível em: http://professor.pucgoias.edu.br/SiteDocente/admin/arquivosUpload/13162/material/ASSISTÊNCIA%20AO%20PARTO,%20PUERPÉRIO%20E%20ABORTAMENTO%20-%20FEBRASGO%202010.pdf
2. Pereira TRC, Souza FG, Beleza ACS. Implications of pain in functional activities in immediate postpartum period according to the mode of delivery and parity: an observational study. Braz J Phys Ther. 2017;21(1):37-43.
3. Manresa M, Pereda A, Bataller E, Terre-Rull C, Ismail KM, Webb SS. Incidence of perineal pain and dyspareunia following spontaneous vaginal birth: a systematic review and meta-analysis. Int Urogynecol J. 2019;30(6):853-68.
4. Macarthur AJ, Macarthur C. Incidence, severity, and determinants of perineal pain after vaginal delivery: a prospective cohort study. Am J Obstet Gynecol. 2004;191:1199-204.
5. East CE, Begg L, Henshall NE, Marchant PR, Wallace K. Local cooling for relieving pain from perineal trauma sustained during childbirth. Cochrane Database of Syst Rev. 2012;(5):CD006304.
6. Driusso P, Beleza ACS, Mira DM, Sato TO, Cavalli RC, Ferreira CHJ, et al. Are there differences in short-term pelvic floor muscle function after cesarean section or vaginal delivery in primiparous women? A systematic review with meta-analysis. Int Urogynecol J. 2020.
7. McDonald E, Gartland D, Small R, Brown S. Dyspareunia and childbirth: a prospective cohort study. BJOG An Int J Obstet Gynaecol. 2015;122(5):672-9.
8. De Souza A, Dwyer PL, Charity M, Thomas E, Ferreira CHJ. The effects of mode delivery on postpartum sexual function: a prospective study. BJOG An Int J Obstet Gynaecol. 2015;122(10):1410-8.
9. Leal MC, Pereira APE, Domingues RMSM, Filha MMT, Dias MAB, Nakamura-Pereira M, Bastos MH, Gama SGN. Obstetric interventions during labor and childbirth in Brazilian low-risk women. Cad Saúde Pública. 2014;30(Suppl 1):S17-S32.

PARTE IV • GESTAÇÃO, PARTO E PUERPÉRIO

10. Chou D, Abalos E, Gyte GML, Gülmezoglu AM. Paracetamol/acetaminophen (single administration) for perineal pain in the early postpartum period. Cochrane Database Syst Rev. 2013;(1):CD008407.

11. Pitangui ACR, de Sousa L, Gomes FA, Ferreira, CHJ Nakano AMS. High-frequency TENS in post-episiotomy pain relief in primiparous puerpere: A randomized, controlled trial. J Obstet Gynaecol Res. 2012;38:980-7.

12. Pitangui ACR, Araújo RC, Bezerra MJS, Ribeiro CO, Nakano AMS. Low and high-frequency TENS in post-episiotomy pain relief: a randomized, double-blind clinical trial. Braz J Phys Ther. 2014;18(1):72-8.

13. Hay-Smith J. Therapeutic ultrasound for postpartum perineal pain and dyspareunia. Cochrane Database Syst Rev. 1998;(3):CD000495.

14. Santos J, Oliveira SM, Silva FM, Nobre MR, Osava RH, Riesco ML. Low-level laser therapy for pain relief after episiotomy: a double-blind randomised clinical trial. J Clin Nurs. 2012;2:3513-22.

15. Alvarenga MB, de Oliveira S, Francisco AA, da Silva FMB, Sousa M, Nobre MR. Effect of low-level laser therapy on pain and perineal healing after episiotomy: A triple-blind randomized controlled trial. Lasers Surg Med. 2017;49:181-8.

16. Beleza ACS. A dor perineal no pós-parto normal com episiotomia: mensuração, caracterização e efeitos da crioterapia. [Tese de Doutorado] Ribeirão Preto: Escola de Enfermagem de Ribeirão Preto, Universidade de São Paulo, 2007.

17. Santos Jde O, Oliveira SM, Nobre MR, Aranha AC, Alvarenga MB. A randomised clinical trial of the effect of low-level laser therapy for perineal pain and healing after episiotomy: a pilot study. Midwifery. 2012;28(5):653-9.

18. OMS. Appropriate technology for birth. Lancet. 1985;2(8452):436-7.

19. Eufrásio LS, Souza DE de, Fonsêca AMC da, Viana SR. Brazilian regional differences and factors associated with the prevalence of cesarean sections. Fisioter Mov. 2018;31:e003108.

20. Granot M, Lowenstein L, Yarnitsky D, Tamir A, Zimmer EZ. Postcesarean section pain prediction by preoperative experimental pain assessment. Anesthesiology. 2003;98(6):1422-6.

21. Chen HM, Chang FY, Hsu CT. Effect of acupressure on nausea, vomiting, anxiety and pain among post-cesarean section women in Taiwan. Kaohsiung J Med Sci. 2005;21(8):341-50.

22. Silverman E, Catania L, Azam N, Baratta JL. Pain management. Nursing Standard. 2018;32(3):33.

23. Karakaya AC, Yüksel Ä, Akbayrak T, Demirtürk F, Karakaya MG, Özyüncü Ö, et al. Effects of physiotherapy on pain and functional activities after cesarean delivery. Arch Gynecol Obstet. 2012;285(3):621-7.

24. Poursalehan S, Nesioonpour S, Akhondzadeh R, Mokmeli S. The effect of low-level laser on postoperative pain after elective cesarean section. Anesthesiol Pain Med. 2018;8(6):e84195.

25. Smith BH, Lee J, Price C, Baranowski AP. Neuropathic pain: A pathway for care developed by the British Pain Society. Br J Anaesth. 2013;111(1):73-9.

26. Hollinger JL. Transcutaneous electrical nerve stimulation after caesarean birth. Phys Ther. 1986;66(1):36-8.

27. Sousa L. Avaliação da efetividade da eletroestimulação nervosa transcutânea convencional para alívio da dor após parto cesárea. [Dissertação de Mestrado] Ribeirão Preto: Escola de Enfermagem de Ribeirão Preto, Universidade de São Paulo, 2007.

28. Levin MF, Hui-Chan CWY. Conventional and acupuncture-like transcutaneous electrical nerve stimulation excite similar afferent fibers. Arch Phys Med Rehabil. 1993;74(1):54-60.

29. Radhakrishnan R, Sluka KA. Deep tissue afferents, but not cutaneous afferents, mediate transcutaneous electrical nerve stimulation-induced antihyperalgesia. J Pain. 2005;6(10):673-80.

30. Desantana JM, Da Silva LFS, De Resende MA, Sluka KA. Transcutaneous electrical nerve stimulation at both high and low frequencies activates ventrolateral periaqueductal grey to decrease mechanical hyperalgesia in arthritic rats. Neuroscience. 2009;163(4):1233-41.

CAPÍTULO 12 • USO DE RECURSOS FÍSICOS NO PÓS-PARTO

31. Sluka KA, Deacon M, Stibal A, Strissel S, Terpstra A. Spinal blockade of opioid receptors prevents the analgesia produced by TENS in arthritic rats. J Pharmacol Exp Ther. 1999;289(2):840-6.
32. Dailey DL, Rakel BA, Vance CGT, Liebano RE, Amrit AS, Bush HM, et al. Transcutaneous electrical nerve stimulation reduces pain, fatigue and hyperalgesia while restoring central inhibition in primary fibromyalgia. Pain. 2013;154(11):2554-62.
33. Sato KL, Sanada LS, Rakel BA, Sluka KA. Increasing intensity of TENS prevents analgesic tolerance in rats. J Pain. 2012;13(9):884-90.
34. DeSantana JM, Santana-Filho VJ, Sluka KA. Modulation between high- and low-frequency transcutaneous electric nerve stimulation delays the development of analgesic tolerance in arthritic rats. Arch Phys Med Rehabil. 2008;89(4):754-60.
35. Pantaleão MA, Laurino MF, Gallego NLG, Cabral CMN, Rakel B, Vance C, et al. Adjusting pulse amplitude during transcutaneous electrical nerve stimulation (TENS) application produces greater hypoalgesia. J Pain. 2011;12(5):581-90.
36. Kayman-Kose S, Arioz DT, Toktas H, Koken G, Kanat-Pektas M, Kose M, et al. Transcutaneous electrical nerve stimulation (TENS) for pain control after vaginal delivery and cesarean section. J Matern Fetal Neonatal Med. 2014;27(15):1572-5.
37. Lima LEA, Lima AS de O, Rocha CM, Santos GF dos, Bezerra AJR, Hazime FA, Nunes JM de O. Estimulação elétrica nervosa transcutânea de alta e baixa frequência na intensidade da dor pós-cesárea . Fisioter Pesq. [Internet]. 1 de setembro de 2014 [citado 11 de junho de 2021];21(3):243-8. Disponível em: https://www.revistas.usp.br/fpusp/article/view/88386
38. Melo de Paula G, Molinero de Paula V, Dias R, Mattei K. Estimulação elétrica nervosa transcutânea (TENS) no pós-operatório de cesariana. Rev Bras Fisioter. 2006;10(2):219-24.
39. Vance CGT, Dailey DL, Rakel BA, Sluka KA. Using TENS for pain control: the state of the evidence. Pain Manag. 2014;4(3):197-209.
40. Herascu N, Velciu B, Calin M, Savastru D, Talianu C. Low-level laser therapy (LLLT) efficacy in post-operative wounds. Photomed Laser Surg. 2005 Feb;23(1):70-3.
41. Prabhu V, Rao SBS, Chandra S, Kumar P, Rao L, Guddattu V, et al. Spectroscopic and histological evaluation of wound healing progression following Low Level Laser Therapy (LLLT). J Biophotonics. 2012;5(2):168-84.
42. Carvalho RLDP, Alcântara PS, Kamamoto F, Cressoni MDC, Casarotto RA. Effects of low-level laser therapy on pain and scar formation after inguinal herniation surgery: A randomized controlled single-blind study. Photomed Laser Surg. 2010;28(3):417-22.
43. Hegedus B, Viharos L, Gervain M, Gálfi M. The effect of low-level laser in knee osteoarthritis: A double-blind, randomized, placebo-controlled trial. Photomed Laser Surg. 2009;27(4):577-84.
44. Moore KC, Hira N, Broome IJ, Cruikshank JA. The effect of infra-red diode laser irradiation on the duration and severity of postoperative pain: A double blind trial. Laser Ther. 1992;4(4):145-9.
45. Jackson RF, Roche G, Mangione T. Low-Level Laser Therapy Effectiveness for Reducing Pain after Breast Augmentation. Am J Cosmet Surg. 2009;26(3):144-8.
46. Binns C, Lee M, Low WY.The Long-Term Public Health Benefits of Breastfeeding. Asia Pac J Public Health. 2016 Jan;28(1):7-14.
47. Chaves ME, Araújo AR, Santos SF, Pinotti M, Oliveira LS. LED phototherapy improves healing of nipple trauma: a pilot study. Photomed Laser Surg. 2012;30(3):172-8.
48. Niazi A, Rahimi VB, Soheili-Far S, Askari N, Rahmanian-Devin P, Sanei-Far Z, et al. A systematic review on prevention and treatment of nipple pain and fissure: are they curable? J Pharmacopuncture. 2018;21(3):139.
49. Coca KP, Marcacine KO, Gamba MA, Corrêa L, Aranha ACC, de Vilhena Abrão ACF. Efficacy of low-level laser therapy in relieving nipple pain in breastfeeding women: a triple-blind, randomized, controlled trial. Pain Manag Nurs. 2016;17(4):281-9.
50. Camargo BTS, Coca KP, Amir LH, Corrêa L, Aranha ACC, Marcacine KO, Vilhena Abrão ACF. The effect of a single irradiation of low-level laser on nipple pain in breastfeeding women: a randomized controlled trial. Lasers Med Sci. 2020;35(1):63-9.

51. Buchko BL, Pugh LC, Bishop BA, Cochran JF, Smith LR, Lerew DJ. Comfort measures in breastfeeding, primiparous women. J Obstet Gynecol Neonatal Nurs. 1994;23(1):46-52.
52. Lavergne NA. Does application of tea bags to sore nipples while breastfeeding provide effective relief? J Obstet Gynecol Neonatal Nurs. 1997;26(1):53-8.
53. Axer H, Keyserlingk DGV, Prescher A. Collagen fibers in linea alba and rectus sheaths: I. General scheme and morphological aspects. J Surg Res. 2001;96(1):127-34.
54. Gräβel D, Prescher A, Fitzek S, Keyserlingk DGV, Axer H. Anisotropy of human linea alba: a biomechanical study. J Surg Res. 2005;124(1):118-25.
55. Benjamin DR, Frawley HC, Shields N, van de Water AT, Taylor N F. Relationship between diastasis of the rectus abdominis muscle (DRAM) and musculoskeletal dysfunctions, pain and quality of life: a systematic review. Physiotherapy, 2019;105(1):24-34.
56. da Mota PGF, Pascoal AGBA, Carita AIAD, Bø K. Prevalence and risk factors of diastasis recti abdominis from late pregnancy to 6 months postpartum, and relationship with lumbo-pelvic pain. Man Ther. 2015;20(1):200-5.
57. Michalska A, Rokita W, Wolder D, Pogorzelska J, Kaczmarczyk K. Diastasis recti abdominis — A review of treatment methods. Ginekol Pol. 2018;89(2):97-101.
58. Jessen ML, Öberg S, Rosenberg J. Treatment options for abdominal rectus diastasis. Front Surg. 2019;6:65.
59. Jones S, Man WD, Gao W, Higginson IJ, Wilcock A, Maddocks M. Neuromuscular electrical stimulation for muscle weakness in adults with advanced disease. Cochrane Database Syst Rev. 2016;10(10):CD009419.
60. Kamel DM, Yousif AM. Neuromuscular electrical stimulation and strength recovery of postnatal diastasis recti abdominis muscles. Ann Rehabil Med. 2017;41(3):465-74.

Parte V Oncologia

OPÇÕES DE RECURSOS FÍSICOS EM MULHERES SUBMETIDAS A TRATAMENTO DO CÂNCER DE MAMA

CAPÍTULO 13

Flávia Fernanda de Oliveira Assunção

Durante o tratamento do câncer de mama, que é longo, várias são as complicações que podem ocorrer, dentre elas a dor, diminuição da amplitude de movimento, linfedema e alterações no processo cicatricial. Essas complicações favorecem um quadro disfuncional, que pode retardar a evolução do tratamento, bem como a qualidade de vida e a autoestima dos pacientes.

Com base nas complicações mais frequentes, alguns agentes eletrofísicos podem ser utilizados, com cautela, durante a reabilitação pós-mastectomia.

ELETROESTIMULAÇÃO PARA ANALGESIA

A dor do paciente oncológico é um dos maiores limitadores para a evolução do tratamento, pois além de grande desconforto, gera medo e insegurança frente ao tratamento fisioterapêutico, pois o fisioterapeuta trabalhará com mobilizações e movimentos na região comprometida, e incentivando a realização de práticas até então possivelmente desconhecidas pela paciente.

A dor pode ser referida como queimação, sensação de pressão ou dormência, e sua incidência pode ser desde o pós-operatório imediato e persistir por até três meses. A região anterior e lateral do tórax, e braço (região medial e/ou axilar) tendem a ser as regiões mais acometidas. Em muitas situações a paciente não se encoraja a realizar os exercícios pelo fato de a dor estar presente, e há também o mito que mobilizar o braço ou realizar os exercícios é o que favorecerá o linfedema, quando, de fato, a falta de movimentação do braço homolateral ao câncer é um desencadeante para dor.

Uma forma de melhor controle da dor além dos exercícios e um grande aliado da Fisioterapia são os agentes eletrofísicos. A diminuição da dor pelo seu uso é de grande valia para que, a *posteriori*, a paciente realize a cinesioterapia.

Dentre os agentes eletrofísicos, a aplicação da TENS (*Transcutaneous Electrical Nerve Stimulation*) é a mais frequente aplicada, tanto pelos seus efeitos fisiológicos como pela aceitação do paciente e baixo custo de aquisição para o profissional. É uma corrente alternada (despolarizada), de pulso quadrático simétrico ou assimétrico, com possibilidade de modulação em frequência (1-200 Hz) e amplitude, com duração de fase em torno 40 a 250 μs.[2-4]

Quanto aos seus efeitos fisiológicos, os mais conhecidos são o da teoria das comportas e a liberação de endorfinas (opioides endógenos), que permite aplicação tanto na dor aguda quanto na dor crônica. A percepção da dor é alterada por meio da estimulação de fibras nervosas A-β (estimulação sensorial), que, por sua vez, podem inibir a transmissão de um estímulo nociceptivo mediado por fibras A-delta e C.[5,6]

Em busca da compreensão dos mecanismos da dor frente ao uso da corrente elétrica e o uso de morfina em ratos, Sluka *et al.* (2000) investigaram a eficácia do recurso com aplicações de alta (100 Hz) e baixa frequência (4 Hz), 100 μs por 20 minutos.[7] A pesquisa teve como objetivo investigar os receptores nervosos da transmissão da dor, tendo como norte a possibilidade clínica de pacientes que se tornam tolerantes ao uso contínuo de morfina, o que ocorre nos pacientes oncológicos. Os resultados sugerem que pacientes que estão tolerantes à morfina podem responder melhor às TENS de alta frequência do que às TENS de baixa frequência. Chandran e Sluka (2003) acrescentam, ainda, que o uso do recurso repetidas vezes deve ser evitado a fim de não causar tolerância, principalmente em casos crônicos.[8]

No ensaio clínico randomizado e controlado de Silva *et al.* (2014) em mulheres mastectomizadas com dor intercostobraquial foi aplicada esta modalidade de corrente no modo acupuntura (tempo de pulso descendente de 275 μs e um pulso crescente de 175 μs, frequência de repetição do pulso de 5 a 25 Hz durante 12,5 segundos, e ajuste automático de intensidade) e modo *burst* (7 pulsos de ciclo de 28 ms e ciclo *off* de 472 ms (2 Hz) com tempo de pulso de 150 μs), verificando a atividade elétrica no córtex somatossensorial, por meio de eletroencefalograma parietal.[9] Não foram encontradas diferenças significativas entre os modos aplicados, no entanto, ambos foram capazes de reduzir a dor e alterar de forma positiva a atividade elétrica parietal no controle álgico.[9]

A aplicação da TENS pode ser realizada durante o atendimento fisioterapêutico, mas desde que bem orientado, há a possibilidade de uma aplicação pelo próprio paciente em domicílio. É o que mostra o estudo de Loh e Gulati (2015), que realizaram investigação com a aplicação domiciliar da TENS (acima de 80Hz), sendo orientado uso na região do dermátomo correspondente à dor, com uso de 4 a 6 vezes ao dia, de 30 a 60 minutos, com intensidade forte, porém, confortável.[10] Dos 84 pacientes analisados, 19 eram de câncer de mama, sendo que 17 obtiveram melhora na dor, o que contribuiu para melhora funcional.[10]

Em 2019 um estudo piloto *in vivo* (camundongos) e *in vitro* avaliou a segurança da TENS e não foi encontrado efeito sobre a proliferação e migração de células do câncer ou sobre o crescimento do tumor, apoptose e proliferação de células tumorais.[11]

A eficácia e a segurança da estimulação intercutânea transcutânea por corrente em pontos de acupuntura (ST25 e RN12) foi pesquisada em pacientes com dor oncológica com constipação induzida por opioides. Conduzidos por estudo randomizado e controlado, os autores descrevem resultados de 198 pacientes. A terapia com corrente interferencial com pontos de acupuntura transcutânea pode melhorar a constipação e a qualidade de vida em pacientes com câncer que recebem opiáceos. É discutida a aplicação da TENS em paciente oncológico pois este recurso pode promover incremento circulatório local, no entanto, em pacientes com câncer de mama, até o momento não são encontrados estudos que ratifiquem este risco.[12]

Outro recurso eletrofísico para o controle da dor é a *High-Voltage Pulsed Current* (HVPC). Conhecida como corrente elétrica de alta voltagem, suas características físicas são: monofásica (polarizada), com pulsos gêmeos (triangular ou exponencial) e repouso entre os pulsos. Para efeito analgésico sua aplicação consiste na colocação do polo negativo sobre o ponto de dor ou dermátomo correspondente e o polo positivo (dispersivo) em torno de 20 cm de distância. A frequência de modulação segue parâmetros semelhantes aos da aplicação da TENS, sendo, dores agudas 100 Hz e dores crônicas a 10 Hz.

A difícil mensuração da dor, por análises muitas vezes subjetivas e diferentes limiares por características individuais de cada paciente também são limitadores para que sejam

ELETROESTIMULAÇÃO PARA CICATRIZAÇÃO

eleitos parâmetros ideais para a terapia, devendo ser ajustados conforme o quadro álgico e fase pós-operatória de cada paciente.

ELETROESTIMULAÇÃO PARA CICATRIZAÇÃO

Uma das complicações mais temidas após a cirurgia do câncer de mama é a deiscência, pois aumenta o risco de infecções, além de gerar cicatriz de qualidade ruim (inestética), que pode gerar limitação funcional. Pode ser gerada por cuidados inadequados com o curativo, movimentação brusca da região ainda em fase pós-operatória aguda, tração exagerada na incisão, ou fatores como diabetes descompensado e uso de cigarro.

Vale ressaltar que os efeitos da TENS não se restringem apenas à analgesia, mas também sobre o processo de cicatrização.

Khalil e Merhi (2000) apresentam dados que sugerem que os nervos sensoriais em ratos idosos são capazes de induzir uma resposta microvascular semelhante a ratos jovens com TENS (5 Hz), iniciando a descrição de achados sobre o efeito angiogênico da TENS.[13] Doze anos depois, Machado *et al.* (2012), em estudo de revisão sobre os efeitos da TENS no processo de reparo relatam que os achados não são conclusivos, pois os ensaios, mesmo com randomização, controle e cegamento, não oferecem informações suficientes.[14]

Gürgen *et al.* (2014), de forma experimental, investigaram a resposta inflamatória com aplicações de TENS a 2 Hz e os resultados apontam que o recurso foi capaz de promover a cicatrização cutânea, inibindo citocinas pró-inflamatórias, regulando positivamente a reepitelização, a formação de tecido de granulação, e a influência sobre a produção de citocinas no processo inflamatório após uso da TENS demonstrou o decréscimo nas reações imunológicas de TNF-α, IL-1β e IL-6 na pele de ratos.[15]

Em 2016, estudo *in vitro* com fibroblastos humanos com o uso do recurso demonstrou efeitos positivos no processo de cicatrização de feridas,[16] sendo esses também os achados de Machado *et al.* (2017) em investigação com frequências entre 5 e 80 Hz, 200 μs, e 15 mA de amplitude, mostram promoção de angiogênese e contração de ferida excisional.Foi observado por análise microscópica que o uso da TENS (80 Hz) foi capaz de gerar aumento da angiogênese 3 dias após a lesão, e aos 14 dias no grupo a 5 Hz, não sendo observadas alterações na contração da ferida entre os grupos.[17]

Em casos de deiscência, é preciso reforçar a necessidade de aplicação de recurso que seja capaz de promover aumento do tecido de granulação, mas que tenha também ação no controle bacteriano local, pois havendo contaminação importante ou mesmo infecção, o processo cicatricial será retardado, e nesse caso a indicação é o uso da corrente de alta voltagem (HVPC).

Pelo fato de ser uma corrente polarizada, devem ser definidos os locais de aplicação de cada polo, sendo que o positivo tem maior efeito sobre a estimulação de fibroblastos, gerando aumento na produção de fibras de sustentação, principalmente o colágeno, e o polo negativo tem maior efeito no controle bacteriano.[18]

Estão disponíveis na literatura sugestões de inversão de polaridade conforme a evolução da fase cicatricial, como descrito por Sussmam e Byl (1998).[19] É importante ressaltar que nunca se realiza inversão da polaridade no mesmo dia de tratamento, e sim em dias diferentes. Em casos de infecção diagnosticada é necessária avaliação médica para antibioticoterapia.

Para aplicação, o profissional deve utilizar EPI e todo o material de apoio deve ser descartável. É colocada dentro da lesão uma quantidade suficiente de soro fisiológico (monodoses estéreis), seguida da aplicação de gaze estéril sobre a lesão, o suficiente para cobri-la totalmente, e novamente aplicação do soro, a fim de umedecer a gaze, pois o soro é o meio de contato para a transmissão da corrente elétrica (Fig. 13-1). Por cima da gaze é posicionado eletrodo de alumínio revestido com *chamex* (esponja) umedecido, e este deve ter tamanho suficiente para cobrir toda a lesão. Vale lembrar que por se tratar de uma corrente polarizada o eletrodo mais indicado é o metálico. O eletrodo é fixado com micropore (Fig. 13-2).

O polo ativo, que será o escolhido para aquela aplicação, será o polo que permanecerá sobre a lesão, e o dispersivo (polo contrário) a uma distância de até 20 cm. Vale lembrar que para a corrente de alta voltagem especificamente, o eletrodo dispersivo deve ser ao menos duas vezes maior que o eletrodo ativo. O tempo de aplicação deve variar entre 30 e 60 minutos, podendo ser diariamente. Para sua aplicação sugere-se: frequência de 100 Hz

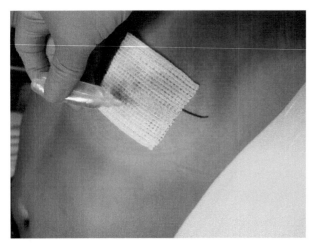

Fig. 13-1. Aplicação de gaze e soro fisiológico.

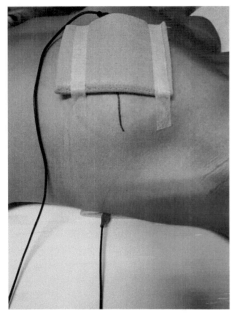

Fig. 13-2. Colocação dos eletrodos.

e voltagem de 150 v (conforme tolerância do paciente no limiar sensitivo), sendo eleito ao início do tratamento o polo negativo sobre a lesão.[20] No tratamento das cicatrizes cirúrgicas é importante, ainda, lembrar que a maleabilidade da pele pericicatricial pode-se apresentar diminuída.

Em casos de cicatrizes aderidas ou atróficas, é importante a mobilização cicatricial, pois é um fator de limitação funcional, principalmente na abdução e rotação externa do ombro. São cicatrizes tardias, que em média se apresentam 30 ou 60 dias após o procedimento cirúrgico.

Os movimentos devem ser de "distração", em que o fisioterapeuta traciona a cicatriz de forma lenta e gradual, buscando distender o tecido, a pressão é leve (suave), e com pouca resistência, o mais importante, é manter por alguns segundos a pele tracionada, conforme sugerido por Guirro e Guirro (2004).[21] Em complemento, para cicatrizes com pouca maleabilidade e tardias (mais de 60 dias) pode ser utilizado equipamento de pressão negativa (vácuo) (Fig. 13-3), com pressões baixas, em torno de 50 mmHg, também como forma de distender o tecido. Esta aplicação requer meio de contato por óleo, sendo sugerido óleo vegetal de girassol.

De forma complementar, a fim de evitar o aparecimento da deiscência, o uso da microporagem é indicado por se tratar de um recurso simples e barato que contribui para prevenção (Fig. 13-4).

O tratamento da cicatriz não deve ser tardio, pois uma intervenção precoce, seja por recursos elétricos, ou manuais, é capaz de prevenir complicações futuras.

É preciso avaliar o estado geral da cicatriz, e para isso sugere-se a aplicação da Escala de Vancouver, traduzida e validada para o português por Carvalho *et al.* (2014)[22] em pacientes queimados, porém, pode ser adaptada para outras cicatrizes uma vez que não temos até o momento um instrumento válido e confiável específico para mastectomia. Esta escala avalia a cicatriz quanto a pigmentação, vascularização, maleabilidade e altura da cicatriz, sendo que quanto menor a escore, melhor a cicatriz.

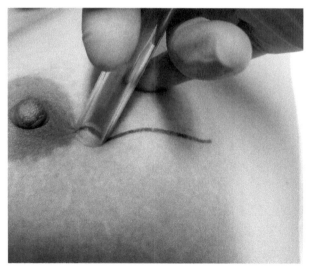

Fig. 13-3. Aplicação do vácuo sobre a cicatriz.

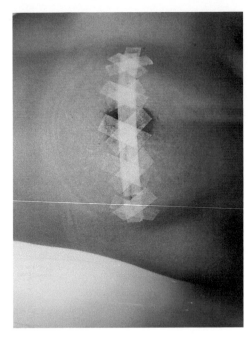

Fig. 13-4. Microporagem.

ELETROESTIMULAÇÃO PARA LINFEDEMA

No âmbito da aplicação de correntes elétricas para o tratamento do linfedema sugere-se a aplicação da corrente de alta voltagem. Sua aplicação se justifica na mobilização de macromoléculas, em especial a albumina, que é gerada pela corrente, o que contribui para a diminuição do volume do membro, inclusive em quadros crônicos.[23]

Outra justificativa é sua capacidade de gerar contração da musculatura esquelética, o que favorece o efeito de bomba dos músculos sobre os vasos linfáticos, o que permite a realização de cinesioterapia associada. Neste caso, pode-se pretender aplicar a corrente por dois objetivos, um de contração muscular esquelética, para realização do efeito bomba e contribuição da movimentação de fluidos estagnados no local, e outro de favorecer a saída de macromoléculas, como a albumina, que estará presente no linfedema.

Sugere-se para aplicação no linfedema, modulação dos parâmetros: modo, tempo de subida (*rise*), tempo de descida (*decay*), tempo de contração (*on*) e tempo de repouso (*off*) e tempo total de aplicação. Coloca-se o polo negativo (ativo) percorrendo todo o braço: com 2 canais (4 eletrodos), e o polo positivo (dispersivo) sobre a região escapular. A frequência indicada é a de 50 Hz, selecionando no equipamento o modo recíproco, que deixa mais fácil a realização de movimentos ativos do braço e antebraço pelo paciente durante a contração gerada pelo equipamento. Sugere-se: aplicação por 30 minutos, e a relação entre *on:off* pode seguir de 1:2 ou de 1:3, iniciando por 6 segundos, conforme as condições físicas do paciente, quanto mais debilitado, maior a relação.

No tratamento específico do linfedema é importante que o fisioterapeuta incentive o paciente a realização da cinesioterapia, e o uso das terapias compressivas, devendo a corrente ser de uso complementar.

FOTOBIOMODULAÇÃO

A fotobiomodulação, em especial com LLLT (*Low-Level Laser Therapy*), tem sido, sem dúvida, o recurso mais investigado nos últimos anos por suas diversas aplicações, e no câncer não seria diferente. Dentre seus efeitos biológicos no paciente oncológico, chama atenção sobre seus efeitos nas complicações da doença e/ou do tratamento, como, mucosite oral, linfedema e dor.

A mucosite oral é definida como lesões inflamatórias e/ou ulcerativas da via oral e/ou gastrointestinal, resultando em grave desconforto que pode prejudicar a capacidade dos doentes para comer, deglutir e falar,[24] sendo ainda um efeito colateral doloroso e debilitante em pacientes que recebem tratamento para o câncer, em especial de cabeça e pescoço geralmente causada pelas sessões de quimio e radioterapia.[25]

O déficit na deglutição compromete a alimentação e o paladar que poderá, ainda, causar baixa ingestão hídrica e de nutrientes, promovendo quadros de desidratação e desnutrição, desfavorecendo o quadro geral do paciente. A dificuldade de higienização da cavidade oral, principalmente a escovação (mucosa, dentes e gengiva), também é um fator complicador, pois pode predispor maiores riscos de infecção.

Powel *et al.* (2010), ao comparar três comprimentos de onda do *laser* infravermelho em carcinoma de mama humano, melanoma e linhas celulares epiteliais mamárias humanas *in vitro* confirmam que o recurso pode ser aplicado em tratamento clínico, porém, com informações de segurança limitadas.[26] A irradiação foi de três aplicações, com avaliação da proliferação celular após 24 horas. Embora nenhuma transformação maligna tenha sido encontrada, houve proliferação do adenocarcinoma de mama humano (MCF-7), em fluências que variaram entre 0,5 a 12 J/cm^2 nos três comprimentos de onda.

Kara *et al.* (2018), com o objetivo de avaliar *in vitro* se o *laser* (1064 nm), nas potências de 0,5 a 3 W com energia de 100 mJ, ativaram células pré-cancerosas ou aumentam o tecido canceroso já existente, na área da odontologia.[27] As taxas de proliferação e mitose do tecido canceroso cresceram conforme o aumento do número de aplicações, quando comparadas ao grupo-controle, principalmente nos casos em que a irradiação foi realizada 2 ou 3 vezes mais. Portanto, a conclusão da pesquisa permite inferir que o *laser*, conforme sua potência e número elevado de aplicações, podem ser capazes de aumentar a proliferação de células cancerígenas.

Por outro lado, há pesquisas que mostram resultados positivos, como na revisão sistemática e metanálise sobre o efeito profilático do *laser* na MO severa,[28] que compilou 18 ensaios clínicos randomizados e controlados, concluindo que o *laser* é capaz de reduzir a severidade e a dor na região da MO de pacientes com câncer, e também aqueles submetidos a transplante de células-tronco hematopoiéticas.

O estudo clínico conduzido por Oton-Leite *et al.* (2015) aplicando *laser* (660 nm) reflete os dados da revisão sistemática citada anteriormente.[25] A energia de 0,24 J foi aplicada por ponto na cavidade oral de 30 pacientes (randomizados e controlados) com MO durante 35 aplicações, 3 vezes por semana, sendo verificada a eficácia na redução da gravidade da MO induzida pela quimiorradioterapia, redução da inflamação, com atenuação do processo inflamatório (diminuição da IL-6), e também diminuição da concentração de fatores de crescimento EGF e VEGF na saliva.

Estudo *in vitro* destinado a investigar o efeito do *laser* (808 nm e 905 nm), em duas linhas celulares de adenocarcinoma de mama humana (MCF7 e MDA-MB361), utilizando fibroblastos dérmicos humanos como controle, objetivaram avaliar a viabilidade celular, proliferação, apoptose, ciclo celular e capacidade de formar colônias, tendo em vista sua potencial aplicação no tratamento do linfedema pós-mastectomia. Os resultados mostraram que a radiação *laser* não afetou significativamente o comportamento das células de adenocarcinoma da mama humana, incluindo sua eficiência clonogênica. Embora esses resultados não mostrem qualquer modificação significativa induzida por *laser* no comportamento das células cancerígenas, são necessários mais estudos para avaliar a possibilidade de aplicar com segurança a terapia com *laser* para o tratamento do linfedema pós-mastectomia.[29]

A redução do volume do membro comprometido por linfedema com uso do *laser* de baixa potência comparado aos demais tratamentos é descrita em revisão sistemática por Lima *et al.* (2014), todavia, os autores ressaltam que nenhum estudo avaliou o risco de metástase ou reincidência nas áreas irradiadas e ainda nenhum estudo incluiu a terapia física complexa (TFC) como grupo de comparação, não podendo, portanto, até o momento, afirmar que o tratamento com *laser* isolado seja o tratamento mais eficaz em caso de linfedema pós-câncer de mama.[30]

Uma revisão sistemática publicada por Smoot *et al.* (2015), com o propósito de avaliar os efeitos do *laser* sobre redução do volume e dor do membro de adultos com linfedema relacionados com o câncer de mama, descrevem resultados que se limitam a fornecer evidência moderada em apoio ao uso da LLLT na redução de volume e dor.[31] Os vieses de publicação, baixo número de estudos incluídos, ausência de grupo-controle, dentre outras limitações, não permitiram aos autores concluir a metanálise, que era um dos objetivos. Já Omar, Shaheen, Zafar (2012) concluem com evidências de moderadas a fortes a eficácia da LLLT no linfedema pós-câncer de mama.[32] Na mesma perspectiva, Zecha *et al.* (2016), em revisão narrativa, abordam sobre a necessidade de primeiro saber se as complicações do câncer como ulceração, inflamação, linfedema, dor, fibrose, lesão neurológica e muscular estejam realmente envolvidas na patogênese de complicações induzidas por quimioterapia, e que apesar do amplo uso da fotobiomodulação, mais pesquisas são necessárias e a vigilância sobre a evolução do quadro, para detectar quaisquer potenciais efeitos adversos do *laser* nos resultados do tratamento do câncer e na sobrevida.[33]

Sobre os benefícios da fotobiomodulação por meio de LED, Strouthos *et al.* (2017), em pesquisa clínica, descrevem que o recurso foi capaz de diminuir a dor e incidência de radiodermatites, pois a luz pode ser capaz de reduzir a toxicidade cutânea induzida pela radiação.[34] Uma revisão descritiva por Bensadoun (2018), coloca que o *laser* tem mostrado resultado positivo no tratamento das diversas complicações do câncer, porém, recomenda avaliar a viabilidade e a eficácia do recurso para aplicações profilática e terapêutica no manejo das complicações do tratamento do câncer.[35]

Dezessete mulheres com linfedema que já haviam realizado algum tratamento (Fisioterapia, drenagem linfática manual ou pressoterapia) foram submetidas à terapia por *laser* (300 mJ) em 17 pontos da incisão cirúrgica, e os desfechos apontam para diminuição da dor e circunferência do braço, aumento da mobilidade cicatricial e da amplitude de movimento, todavia, houve incidência de um caso de celulite pós-*laser*.[36]

No âmbito de pesquisas recentes, Genot-Klastersky *et al.* (2020)[37] realizaram levantamento de pacientes com câncer de cabeça e pescoço entre 2005 e 2009, separando os que receberam ou não, tratamento com laser para mucosite. A maioria (62%) recebeu a irradiação, e os pesquisadores acreditam que a fotobiomodulação para mucosite oral não pode afetar negativamente a sobrevida geral, tempo para recorrência local e sobrevida livre de doença desses pacientes, mesmo nos que receberam radioterapia e/ou quimioterapia. Vale ressaltar que esta pesquisa foi conduzida especificamente para câncer de cabeça e pescoço.

CAPÍTULO 13 • OPÇÕES DE RECURSOS FÍSICOS EM MULHERES SUBMETIDAS A TRATAMENTO... **171**

Uma revisão sistemática conduzida por Bensadoun *et al.* (2020) que obteve 67 estudos incluídos, nove eram estudos clínicos que investigaram a segurança da fotobiomodulação no câncer, no entanto nenhum sobre o câncer de mama.[38]

Embora existam pesquisas sobre os benefícios da fotobiomodulação em pacientes com câncer, deve ser observada a ausência de estudos de segurança a curto e longo prazo, quanto à aplicação do recurso em seres humanos.

CONSIDERAÇÕES FINAIS

É importante que o fisioterapeuta tenha a preocupação de avaliar a aplicabilidade das evidências científicas na prática clínica, pois vários fatores devem ser levados em consideração, o que inclui a validade e o rigor metodológico dos estudos individualmente, não generalizando seus resultados, pois é relevante a deficiência de ensaios clínicos, sendo encontrada na literatura grande parte ainda experimentais ou *in vitro*.

Outra limitação das pesquisas é a ausência ou não adequação de grupo-controle, ausência de avaliação das intercorrências, principalmente em longo prazo, e ferramentas de avaliação deficientes, ou insuficientes, sendo de extrema valia uma avaliação cautelosa do quadro do paciente para, então, eleger ou não o uso dos recursos eletrofísicos como forma de tratamento.

O fisioterapeuta deve ainda considerar a importância da aferição dos parâmetros físicos dos equipamentos, por exemplo, potência do *laser/led* e tipo de corrente a fim de minimizar efeitos deletérios gerando prejuízos à saúde do paciente ou aplicação equivocada de parâmetros pré-ajustados.

Embora haja evidências quanto aos efeitos de agentes eletrofísicos no tratamento das complicações do câncer de mama, não há evidências fortes e suficientes que garantam a segurança de sua aplicação nessa população específica, devendo o profissional obter, além de conhecimentos sobre a doença e domínio dos recursos, acompanhar a evolução do tratamento médico, resultados dos exames clínicos, minuciosa avaliação do quadro funcional e bom senso para a tomada de decisão.

A translação da pesquisa *in vitro* para pesquisa clínica é de grande dificuldade, no âmbito de resultados em longo prazo, aumento/ocorrência do risco de metástase ou de recorrência do câncer mesmo que em áreas distantes, principalmente por questões éticas envolvidas.

Deve ser levado em consideração o número de aplicações realizadas nos estudos, que é inferior ao realizado na prática clínica e, ainda, considerar as alterações características de cada tumor, não se apoiando em estudos que não foram realizados especificamente no câncer de mama.

Portanto, estando clara a dificuldade da realização de pesquisa clínica neste contexto, cabe ao profissional responsabilidade sobre o tratamento que irá propor, antes de se afirmar, que é possível realizar a aplicação de qualquer recurso sem nenhum risco, pois questões sobre a segurança da aplicação dos recursos em pacientes com câncer ainda permanecem.

REFERÊNCIAS BIBLIOGRÁFICAS

1. Alves Nogueira Fabro E, Bergmann A, do Amaral e Silva B, Padula Ribeiro AC, de Souza Abrahão K, da Costa Leite Ferreira MG, et al. Post-mastectomy pain syndrome: Incidence and risks. Breast. [Online] 2012;21(3):321-5.

2. Sluka KA, Vance CGT, Lisi TL. High-frequency, but not low-frequency, transcutaneous electrical nerve stimulation reduces aspartate and glutamate release in the spinal cord dorsal horn. J Neurochem. [Online] 2005;95(6):1794-801.
3. Robb KA, Newham DJ, Williams JE. Transcutaneous electrical nerve stimulation vs. transcutaneous spinal electroanalgesia for chronic pain associated with breast cancer treatments. J Pain Symptom Manage. [Online] 2007 Apr;33(4):410-9.
4. Robb K, Oxberry SG, Bennett MI, Johnson MI, Simpson KH, Searle RD. A Cochrane Systematic Review of Transcutaneous Electrical Nerve Stimulation for Cancer Pain. J Pain Symptom Manage. [Online] 2009;37:746-53.
5. Johnson MI. Transcutaneous electrical nerve stimulation (TENS) and TENS-like devices: Do they provide pain relief? [Online] Pain Reviews. 2001;8(3-4):121-58.
6. De Santana JM, Walsh DM, Vance C, Rakel BA, Sluka KA. Effectiveness of transcutaneous electrical nerve stimulation for treatment of hyperalgesia and pain. Curr Rheumatol Rep. [Online] 2008;10(6):492-9.
7. Sluka KA. Systemic morphine in combination with TENS produces an increased antihyperalgesia in rats with acute inflammation. J Pain. [Online] 2000;1(3):204-11.
8. Chandran P, Sluka KA. Development of opioid tolerance with repeated transcutaneous electrical nerve stimulation administration. Pain. 2003;102(1-2):195-201.
9. Silva JG, Santana CG, Inocêncio KR, Orsini M, Machado S, Bergmann A. Electrocortical Analysis of Patients with Intercostobrachial Pain Treated with TENS after Breast Cancer Surgery. J Phys Ther Sci. [Online] 2014;26(3):349-53.
10. Loh J, Gulati A. The Use of Transcutaneous Electrical Nerve Stimulation (TENS) in a Major Cancer Center for the Treatment of Severe Cancer-Related Pain and Associated Disability. Pain Med (US). [Online] 2015;16(6):1204-10.
11. Wang S, Sun X, Cheng W, Zhang J, Wang J. Pilot in vitro and in vivo study on a mouse model to evaluate the safety of transcutaneous low-frequency electrical nerve stimulation on cervical cancer patients. Int Urogynecol J. [Online] 2019;30(1):71-80.
12. Zhu HD, Gong Z, Hu BW, Wei QL, Kong J, Peng CB. The efficacy and safety of transcutaneous acupoint interferential current stimulation for cancer pain patients with opioid-induced constipation: a prospective randomized controlled study. Integr Cancer Ther. [Online] 2018;17(2):437-43.
13. Khalil Z, Merhi M. Effects of aging on neurogenic vasodilator responses evoked by transcutaneous electrical nerve stimulation: relevance to wound healing. J Gerontol A Biol Sci Med Sci. [Online] 2000;55(6):B257-63.
14. Machado AFP, Santana EF, Tacani PM, Liebano RE. The effects of transcutaneous electrical nerve stimulation on tissue repair: A literature review. Can J Plast Surg. 2012;20:237-40.
15. Gürgen SG, Sayın O, Cetin F, Tuç Yücel A. Transcutaneous electrical nerve stimulation (TENS) accelerates cutaneous wound healing and inhibits pro-inflammatory cytokines. Inflammation. [Online] 2014;37(3):775-84.
16. Wang Y, Rouabhia M, Zhang Z. Pulsed electrical stimulation benefits wound healing by activating skin fibroblasts through the TGFβ1/ERK/NF-κB axis. Biochim Biophys Acta. [Online] 2016;1860(7):1551-9.
17. Machado AFP, Silva FL, Neves MAI, Nonato FL, Tacani PM, Liebano RE. Effect of high- and low-frequency transcutaneous electrical nerve stimulation (TENS) on angiogenesis and wound contraction in acute excisional wounds in rat skin. Fisioter Mov. 2017;30(4):671-80.
18. Unger P, Eddy J, Raimastry S. A controlled study of the effect of high volt pulsed current (HVPC) on wound healing. Phys Ther. 1991;71:S119.
19. Sussman C, Byl N. Electrical stimulation for wound healing. In: Sussman C, Bates-Jensen B (Eds). Wound care: a collaborative practice manual for physical therapists and nurses. Aspen Pub, 1998, Chapter 16.
20. Donegá R, Lima S, Barbosa C, Deloroso F, Calor D, Assunção F. Estimulação por alta voltagem no tratamento de úlceras em pacientes com lesão medular. Fisioter Ser. 2017;12(3).

CAPÍTULO 13 • OPÇÕES DE RECURSOS FÍSICOS EM MULHERES SUBMETIDAS A TRATAMENTO... **173**

21. Guirro E, Guirro R. Fisioterapia dermatofuncional: fundamentos, recursos, patologias. 3. ed. Barueri: Manole; 2004. p. 560.
22. Carvalho M, Tibola J, Mirian C, Marques DG. Tradução, revalidação e confiabilidade da Escala de Cicatrização de Vancouver para língua portuguesa – Brasil Translation, revalidation and reliability of the Vancouver Scar Scale to Portuguese Language - Brazil. Rev Bras Queimaduras. 2014;13(1):26-30.
23. Garcia LB, Guirro ECO, Montebello MIL. Efeitos da estimulação elétrica de alta voltagem no linfedema pós-mastectomia bilateral: estudo de caso. Fisioter Pesqui. 2007;14(1):67-71.
24. Spolarich AE. Risk management strategies for reducing oral adverse drug events. J Evid Based Dent Pract. [Online] 2014;14(Suppl):87-94.e1.
25. Oton-Leite AF, Silva GBL, Morais MO, Silva TA, Leles CR, Valadares MC, et al. Effect of low-level laser therapy on chemoradiotherapy-induced oral mucositis and salivary inflammatory mediators in head and neck cancer patients. Lasers Surg Med. [Online] 2015;47(4):296-305.
26. Powell K, Low P, McDonnell PA, Laakso E-L, Ralph SJ. The effect of laser irradiation on proliferation of human breast carcinoma, melanoma, and immortalized mammary epithelial cells. Photomed Laser Surg. [Online] 2010;28(1):115-23.
27. Kara C, Selamet H, Gökmenoğlu C, Kara N. Low level laser therapy induces increased viability and proliferation in isolated cancer cells. Cell Prolif. [Online] 2018;51(2):e12417.
28. Oberoi S, Zamperlini-Netto G, Beyene J, Treister NS, Sung L. Effect of prophylactic low level laser therapy on oral mucositis: A systematic review and meta-analysis. PLoS One. [Online] 2014;9(9):e107418.
29. Cialdai F, Landini I, Capaccioli S, Nobili S, Mini E, Lulli M, et al. In vitro study on the safety of near infrared laser therapy in its potential application as postmastectomy lymphedema treatment. J Photochem Photobiol B Biol. 2015;151:285-96.
30. E Lima MTBRM, E Lima JGM, De Andrade MFC, Bergmann A. Low-level laser therapy in secondary lymphedema after breast cancer: Systematic review. Lasers Med Sci. [Online] 2014;29(3):1289-95.
31. Smoot B, Chiavola-Larson L, Lee J, Manibusan H, Allen DD. Effect of low-level laser therapy on pain and swelling in women with breast cancer-related lymphedema: a systematic review and meta-analysis. J Cancer Surviv. [Online] 2015;9(2):287-304.
32. Omar MTA, Shaheen AAM, Zafar H. A systematic review of the effect of low-level laser therapy in the management of breast cancer-related lymphedema. Support Care Cancer. [Online] 2012;20(11):2977-84.
33. Zecha JAEM, Raber-Durlacher JE, Nair RG, Epstein JB, Elad S, Hamblin MR, et al. Low-level laser therapy/photobiomodulation in the management of side effects of chemoradiation therapy in head and neck cancer: part 2: proposed applications and treatment protocols. Support Care Cancer. [Online] 2016;24(6):2793-805.
34. Strouthos I, Chatzikonstantinou G, Tselis N, Bon D, Karagiannis E, Zoga E, et al. Photobiomodulation therapy for the management of radiation-induced dermatitis: A single-institution experience of adjuvant radiotherapy in breast cancer patients after breast conserving surgery. Strahlenther Onkol. [Online] 2017;193(6):491-8.
35. Bensadoun RJ. Photobiomodulation or low-level laser therapy in the management of cancer therapy-induced mucositis, dermatitis and lymphedema. Curr Opin Oncol. 2018;30(4):226-232.
36. Dirican A, Andacoglu O, Johnson R, McGuire K, Mager L, Soran A. The short-term effects of low-level laser therapy in the management of breast-cancer-related lymphedema. Support Care Cancer. [Online] 2011;19(5):685-90.

USO DE RECURSOS FÍSICOS EM MULHERES COM CÂNCER GINECOLÓGICO

CAPÍTULO 14

Maria Teresa Pace do Amaral ▪ Laura Rezende

O câncer ginecológico compreende um conjunto de tumores malignos que pode atingir vulva, vagina, colo do útero, endométrio, tuba uterina e ovário. Embora cada tipo de tumor apresente características específicas no que diz respeito a epidemiologia, fatores de risco, prevenção, estratégias de rastreamento/detecção precoce, diagnóstico, tratamento cirúrgico e complementar, existem também muitas similaridades entre eles, principalmente no que diz respeito às complicações advindas do tratamento cirúrgico e adjuvante.[1,2]

Sendo assim, é importante que o fisioterapeuta se aproprie das especificidades de cada tumor, e também, direcione suas ações para a prática de cuidado integral, priorizando a prevenção de complicações pós-tratamento oncológico e favorecendo o retorno da mulher às atividades diárias e laborais, com ênfase para a melhora da qualidade de vida.

Os vários programas e políticas nacionais existentes e voltados à linha do cuidado oncológico priorizam, entre outras coisas, a integralidade do cuidado – da promoção da saúde ao cuidado paliativo – o trabalho em equipe multiprofissional e a articulação entre os níveis de atenção.[1]

Considerando a abordagem integral, a inserção do fisioterapeuta como integrante da equipe de saúde se faz necessária para que o cuidado integral e multiprofissional se efetive enquanto prática de atenção na linha de cuidado oncológico.

TIPOS DE CÂNCER GINECOLÓGICO

Câncer de Colo de Útero

Considerado como problema de saúde pública, o câncer de colo de útero está diretamente relacionado com o grau de desenvolvimento do país (dificuldade de programas de rastreamento e acesso ao cuidado em saúde), e ainda continua, no século XXI, a ser o responsável pelo grande número de mortes de mulheres jovens economicamente ativas, que desempenham importante papel social, seja no mercado de trabalho ou como centralizadoras das atribuições familiares.[2]

Dados do Instituto Nacional de Câncer apontam que, no Brasil, sem considerar os tumores de pele não melanoma, o câncer cervical é o segundo mais incidente nas Regiões Norte (21,20/100 mil), Nordeste (17,62/100 mil) e Centro-Oeste (15,92/100 mil). Já na Região Sul (17,48/100 mil), ocupa a quarta posição e, na Região Sudeste (12,01/100 mil), a quinta posição.

Embora apresente elevada taxa de ocorrência, é um dos tumores com maior possibilidade de prevenção, graças ao método de rastreamento de lesões precursoras do câncer cervical – as neoplasias intraepiteliais, pelo exame citológico de *Papanicolaou* ou colpocitologia oncológica.[2,4] O Ministério da Saúde recomenda que os dois primeiros exames sejam realizados com intervalo anual e, se ambos os resultados forem negativos, os próximos devem ser realizados a cada 3 anos.[5]

O tratamento das lesões precursoras é simples, podendo ser realizado ambulatorialmente e com possibilidade de preservação da capacidade reprodutora feminina. Entretanto, mesmo com um exame de rastreamento simples e de baixo custo, o câncer de colo de útero ainda é considerado importante causa de mortalidade nos países subdesenvolvidos, pois seu diagnóstico muitas vezes é feito tardiamente, quando a doença já está avançada. A condição de pobreza e o distanciamento da atenção primária à saúde são fatores que dificultam a prevenção e o diagnóstico precoce. Quase 80% dos casos registrados no mundo são procedentes dos países em desenvolvimento.[2]

O papilomavírus humano é um dos principais agentes responsáveis pela carcinogênese do câncer de colo do útero. Infecções persistentes por este vírus podem causar neoplasias intraepiteliais cervicais que, se não diagnosticadas e tratadas oportunamente, evoluem para câncer de colo de útero. A infecção por papilomavírus humano é a doença sexualmente transmissível mais comum em todo o mundo e a maioria das pessoas sexualmente ativas, homens e mulheres, terá contato com o vírus durante algum momento da vida.[6]

Entre os mais de 100 tipos diferentes de papilomavírus humanos existentes, 30 a 40 podem afetar a área genital de ambos os sexos, provocando diversas doenças, como verrugas genitais, cânceres de colo do útero, vagina, vulva, ânus e pênis. Quatro tipos de papilomavírus humano são mais frequentes e causam a grande maioria das doenças relacionadas com infecção. Os tipos 16 e 18 causam cerca de 70% dos casos de câncer de colo do útero em todo o mundo.[6]

Não há dúvida de que a infecção persistente por tipos oncogênicos do papilomavírus é o principal fator para o desenvolvimento do câncer cervical e de suas lesões precursoras. Entretanto, idade, exposição sexual precoce e múltiplos parceiros sexuais também contribuem para este tipo de câncer. Além do comportamento sexual, o tabagismo foi relatado como fator de risco ambiental para o câncer cervical, que interage com o vírus como cofator cancerígeno.[7]

A realização periódica do exame citopatológico continua sendo a estratégia mais amplamente adotada para o rastreamento do câncer do colo do útero. Atingir alta cobertura da população definida como alvo é o componente mais importante no âmbito da atenção primária para que se obtenha significativa redução da incidência e da mortalidade por câncer cervical.[5]

Sendo assim, a prevenção primária do câncer do colo do útero está associada à diminuição do risco de contágio pelo papilomavírus humano e, como a transmissão da infecção ocorre por via sexual, o uso de preservativos durante a relação sexual com penetração protege apenas parcialmente do contágio pelo vírus, esse contágio também pode ocorrer por meio do contato com a pele da vulva, região perineal, perianal e bolsa escrotal.[6] Dessa forma, a principal forma de prevenção é a vacina contra o papilomavírus humano.

Em 2014, o Ministério da Saúde implementou no calendário vacinal a vacina tetravalente contra o vírus para meninas. Esta vacina protege contra os subtipos 6, 11, 16 e 18. Os dois primeiros subtipos são responsáveis por causar verrugas genitais e os dois últimos são a causa de cerca de 70% dos casos de câncer de colo do útero. O grupo etário alvo da vacina é de 9 a 13 anos, pois esta vacina é mais eficaz se usada antes do início da vida sexual.[6]

A vacinação e o exame *Papanicolaou* se complementam como ações de prevenção deste câncer.[6] O tratamento depende do estágio do câncer. Quando o tumor está restrito ao revestimento do colo do útero – carcinoma *in situ* – geralmente é possível removê-lo totalmente, retirando-se parte do colo do útero. Esse procedimento preserva a capacidade de a mulher ter filhos.[6] Se o diagnóstico do câncer for realizado mais tardiamente, num estágio mais avançado, a histerectomia radical e a remoção dos linfonodos inguinais são necessárias. A radioterapia é altamente eficaz no tratamento do câncer de colo do útero avançado que não se disseminou além da região pélvica. Se houver a disseminação, a quimioterapia pode ser recomendada.[6]

Câncer de Vagina

A incidência do carcinoma primário invasivo de vagina é muito baixa, correspondendo a 0,36% das neoplasias malignas ginecológicas.[8] Acomete mulheres em idade mais avançada, poucos casos são encontrados em mulheres com idade inferior a 40 anos. Quase metade dos casos ocorre em mulheres com 70 anos ou mais.[9]

Mais de 85% dos tumores primários de vagina são de origem epitelial. A neoplasia intraepitelial vaginal é considerada o principal fator de risco para o desenvolvimento do câncer vaginal embora os fatores que acarretam a progressão da doença invasora, não estão totalmente elucidados.[11] Infecção pelo papilomavírus humano e tratamento de neoplasia intraepitelial cervical e/ou do câncer de colo uterino, são considerados fatores predisponentes da neoplasia intraepitelial vaginal.[12]

Na fase em que a profundidade de invasão do carcinoma de vagina é reduzida, as mulheres são assintomáticas e o diagnóstico é feito, usualmente, em programas de rastreamento de neoplasias malignas do trato genital inferior.[8] Com a evolução da doença, as queixas mais comuns são leucorreia e sangramento pós-coito e em casos avançados, a disúria e a dor pélvica são usuais.[10] Por meio do exame especular visualiza-se a lesão vaginal e a biópsia estabelece o diagnóstico definitivo.[8]

A vagina apresenta complexa rede de drenagem linfática e estreita vizinhança com o trato urinário inferior e com o reto, motivos pelos quais existem sérios entraves para a realização de cirurgias radicais em mulheres com carcinoma vaginal.[8] Radioterapia, histerectomia com colpectomia radical e dissecção dos linfonodos pélvicos são procedimentos realizados para o tratamento do câncer vaginal, entretanto, deve-se levar em consideração estadiamento clínico, localização e dimensão do tumor, idade da mulher, estado geral, obesidade, histerectomia e/ou irradiação prévia para tratamento do câncer do colo do útero, e também se deve considerar a manutenção da função sexual.[10]

Câncer de Vulva

Em sua forma invasiva, o câncer de vulva representa cerca de 5% dos tumores ginecológicos.[12] Embora o lábio maior seja o principal sítio de aparecimento das lesões, elas também podem ocorrer no lábio menor, clitóris e fúrcula. Assim como no câncer de colo de útero, lesões intraepiteliais também podem ser precursoras para este tipo de câncer e, neste caso, são denominadas neoplasias intraepiteliais vulvares.[13]

Os fatores de risco para o surgimento do câncer de vulva estão relacionados com estados imunossupressores, principalmente tratando-se das infecções pelo vírus da imunodeficiência humana e pelo papilomavírus humano. Diabetes e tabagismo são comuns em mulheres com este tipo de câncer.[9] Em relação à idade, menos de 20% dos casos são em mulheres com idade inferior a 50 anos, e mais da metade ocorre em mulheres acima de 70.[9]

Para o câncer de vulva não há programas de rastreamento para detecção precoce, em virtude de sua baixa ocorrência. Entretanto, mulheres com história de câncer de colo de útero ou vagina, infecção por papilomavírus humano, neoplasia intraepitelial vulvar e líquen escleroso - doença dermatológica que provoca prurido e torna a pele vulvar fina – devem ter o exame vulvar incluído no acompanhamento clínico. Nos estágios iniciais o câncer vulvar é assintomático, entretanto, os sinais e sintomas que podem estar presentes incluem prurido vulvar, corrimento vaginal, disúria, dor localizada, sangramento e ulceração. A confirmação diagnóstica é firmada por biópsia incisional.[13]

A abordagem terapêutica deve levar em consideração o tamanho da lesão primária e o acometimento linfonodal, realizando-se cirurgia mais conservadora e com maior potencial de cura para cada caso.[14] São diversas as possibilidades cirúrgicas, podendo variar de acordo com o estadiamento da lesão e o estado clínico da paciente. De forma geral, as técnicas podem variar desde a excisão da lesão apenas, com margem, até a vulvectomia radical com dissecção dos linfonodos inguinais bilaterais, precedida ou não de radioterapia e quimioterapia. Importante destacar que a dissecção dos linfonodos inguinais está associada à infecção e à deiscência cicatricial no pós-operatório, além de linfedema de membros inferiores, que apresenta significativa morbidade.[15] Por esta razão, tem-se buscado a redução desta morbidade consequente à linfonodectomia inguinal, por meio do uso do linfonodo sentinela, técnica que pode poupar extensas ressecções linfonodais desnecessárias.[16]

Câncer de Ovário

Entre os fatores de risco mais importantes para seu desenvolvimento está o histórico familiar de câncer de mama ou de ovário. Mulheres com tal histórico, combinado com as mutações nos genes *breast cancer 1* (BRCA1) e *breast cancer 2* (BRCA2), têm o risco potencializado de desenvolver câncer do ovário.[3] Ainda, a terapia de reposição hormonal na pós-menopausa, uso drogas indutoras da ovulação e dieta rica em gorduras associam-se a aumento do risco de desenvolvimento da doença.[17]

Entretanto, existem outras condições que estão relacionadas com a redução no risco de câncer de ovário. Contraceptivos hormonais orais, gestação a termo, amamentação, ligadura tubária, histerectomia e dieta pobre em gordura são fatores associados à diminuição na incidência do câncer ovariano.[17]

A endometriose também aparece como fator de risco importante para o câncer do ovário por ser uma afecção que causa estado crônico de inflamação, assim como o tabagismo, a obesidade e a nuliparidade. Além disso, alguns estudos reportam relação direta entre o desenvolvimento do câncer ovariano e a menopausa tardia. Em razão do conhecimento limitado de suas causas, a prevenção desse tipo de neoplasia é prejudicada, principalmente pela falta de disponibilidade de técnicas para o diagnóstico precoce.[3]

O câncer de ovário é o tumor ginecológico mais difícil de ser diagnosticado e o de menor chance de cura. Aproximadamente 70% desses tumores são diagnosticados quando já existe disseminação peritoneal extensa ou metástase à distância, apresentando-se em estágio avançado no momento do diagnóstico. Isso ocorre por conta do crescimento tumoral inicial silencioso e pelas dificuldades para se estabelecer estratégias de rastreamento.[17]

Com o crescimento tumoral podem surgir alguns sintomas inespecíficos, sendo os mais comuns: crescimento do abdome, dor e sensação de peso abdominal, emagrecimento, sintomas gastrointestinais (mudanças no hábito intestinal, saciedade precoce e dispepsia), sintomas urinários, lombalgia, alterações menstruais e sangramento genital na pós-menopausa.[18]

O diagnóstico definitivo é realizado por meio de exame histológico e como o ovário é um órgão intra-abdominal, torna-se necessária a ressecção cirúrgica da massa ou do ovário por laparoscopia ou laparotomia.[19]

Em relação ao tratamento, a cirurgia deve buscar a remoção mais completa possível do tumor, pois a presença de doença residual influencia negativamente o prognóstico. Dessa forma, a abordagem cirúrgica inicial é importante não apenas para estabelecer o diagnóstico, mas para avaliar a extensão da doença e remover o tumor o máximo possível.[17] A quimioterapia é utilizada como tratamento adjuvante no controle dos tumores que não podem ser removidos cirurgicamente (tumores residuais) e para controlar a disseminação metastática em casos de tumores iniciais com acometimento linfonodal.[20]

Câncer de Tuba Uterina

Entre os tumores ginecológicos, o câncer de tuba uterina é o que apresenta a mais baixa prevalência e as mulheres acometidas geralmente são idosas. Por ser um tumor raro, torna-se difícil a caracterização de seus fatores de risco e não há métodos rotineiros de rastreamento.[21]

Apesar de seus fatores predisponentes ainda não terem sido claramente identificados, existem semelhanças nos grupos estudados, como idade, baixa paridade e infertilidade, sugerindo etiologia semelhante ao câncer de ovário.[22]

A raridade deste carcinoma, assim como seu crescimento silencioso e sua alta malignidade são fatores que explicam o diagnóstico tardio, quando já existe envolvimento de órgãos vizinhos ou já estão presentes implantes peritoneais e metástases distantes. Assim como no câncer de ovário, o estadiamento é baseado nos achados cirúrgicos e a laparotomia exploradora é necessária também para a remoção do tumor primário e para ressecar metástases. A quimioterapia é o tratamento adjuvante empregado com maior frequência.[21]

Câncer de Endométrio

A idade precoce na menarca, menopausa tardia, terapia de reposição hormonal, obesidade e idade são os principais fatores de risco. A maioria dos casos apresenta-se em mulheres acima dos 50 anos; apenas 15% dos casos diagnosticados estão presentes em mulheres com a idade abaixo dos 50 anos, e desses, somente 5% abaixo dos 40 anos. Apesar da necessidade de mais estudos, observa-se uma possível associação entre obesidade e *diabetes mellitus* com o aumento do câncer endometrial. A prática regular de atividade física, a manutenção da massa corporal adequada e hábitos alimentares saudáveis são considerados fatores de proteção contra a doença. Outro fator que está associado à diminuição do risco do câncer de endométrio é o uso dos contraceptivos orais.[3]

De acordo com a literatura, o sintoma clínico mais relevante é o sangramento genital na pós-menopausa. Entretanto, outros sinais também podem estar presentes como: dor na região hipogástrica, corrimento genital sanguinolento ou não, aumento do volume abdominal, sangramento pós-coito ou emagrecimento.[23] Ecografia pélvica e biópsia de endométrio realizada por histeroscopia ou curetagem uterina são métodos complementares que devem ser utilizados para avaliar os sintomas.[24]

Como abordagem terapêutica, a cirurgia muitas vezes é o principal tratamento para o câncer de endométrio e consiste em histerectomia, muitas vezes associada à salpingo-ooforectomia e dissecção de linfonodos pélvicos e para-aórticos. Em alguns casos as lavagens pélvicas são realizadas, o omento é removido e/ou são realizadas biópsias peritoneais.[25]

Como tratamento adjuvante podem ser realizadas radioterapia (braquiterapia ou radioterapia externa), quimioterapia, hormonoterapia e, eventualmente, imunoterapia. Em relação à radioterapia, o estágio e o grau do câncer ajudam a determinar quais áreas precisam ser expostas à irradiação e quais métodos serão utilizados.[25]

COMPLICAÇÕES CIRÚRGICAS E DO TRATAMENTO

Embora existam diferenças na abordagem terapêutica dos tumores ginecológicos, os procedimentos cirúrgicos e a terapêutica adjuvante, principalmente a radioterapia e a quimioterapia, podem gerar complicações. A proximidade anatômica entre os sistemas reprodutivo, urinário inferior e intestinal é um dos fatores causais das disfunções uroginecológicas, sexuais, circulatórias e cicatriciais advindas do tratamento, além da dor, sintoma altamente prevalente no câncer.

Para que a mulher tenha melhor capacidade de reconhecer o próprio corpo, percebendo sinais de alerta e evitando maiores complicações, além de contribuir para reduzir a ansiedade e estimular que a mulher seja mais ativa no período pós-operatório, é fundamental que o fisioterapeuta, por meio de linguagem objetiva, simples e direta, e em parceria com a equipe multiprofissional, oriente e informe a mulher sobre a anatomia e a função do sistema genital, assim como as possíveis consequências decorrentes do tratamento.[2]

Dor Oncológica

De acordo com a International Association for the Study of Pain, dor é uma sensação ou experiência emocional desagradável, associada a dano tecidual real ou potencial, ou descrita nos termos de tal dano.[27] É sempre subjetiva e cada indivíduo aprende a utilizar o termo "dor" a partir de suas experiências prévias. Assim, a dor é um fenômeno individual, complexo e multifatorial. Fatores como fadiga, depressão, raiva, medo/ansiedade, sentimentos de desesperança e desamparo, podem influenciar a percepção deste sintoma.[27]

Na década de 1960 no Reino Unido, a médica Cicely Saunders - que também era enfermeira e assistente social - deu início ao movimento *hospice* moderno e com ele introduziu o conceito de Dor Total, constituído pelos componentes físico, mental, social e espiritual, ressaltando a importância de todas essas dimensões do sofrimento humano.[27] Sendo assim, e diante de tal complexidade, a dor oncológica desponta como um dos sintomas de maior dificuldade de manejo e torna-se impraticável seu cuidado adequado sem a atuação de uma equipe de saúde multiprofissional.

Aproximadamente 18 milhões de pessoas em todo o mundo sofrem da dor gerada pelo câncer. Encontra-se presente em todos os estágios evolutivos da doença neoplásica, e atinge cerca de 30 a 70% dos doentes, sendo observada em 20 a 50% dos casos durante o diagnóstico, e em 70 a 90% quando a doença encontra-se avançada. A dor associada às incapacidades relacionadas com o câncer e seu tratamento podem gerar prejuízo funcional, como restrição ao leito, anorexia, perda do convívio social, redução das atividades profissionais e de lazer.[28]

Sua origem pode ser: a) pelo próprio câncer – invasão óssea tumoral, invasão tumoral visceral, invasão tumoral do sistema nervoso periférico, extensão direta às partes moles, aumento da pressão intracraniana; b) relacionada ao câncer – espasmo muscular, linfedema, lesões por pressão, constipação intestinal, entre outras; c) associada ao tratamento antitumoral – pós-operatória, pós-quimioterápica, pós-radioterápica ou, ainda, decorrente do uso de fármacos; d) distúrbios concomitantes – osteoartrite, espondiloartrose, entre outras.[27] O imobilismo também é grande causa de dor por promover diminuição de

CAPÍTULO 14 • USO DE RECURSOS FÍSICOS EM MULHERES COM CÂNCER GINECOLÓGICO **181**

amplitude articular, fraqueza muscular, anormalidades musculoesqueléticas ou metabólicas e lesões por pressão.[28]

A distribuição dos sintomas é utilizada para a classificação da dor, podendo ser: localizada, generalizada, referida, superficial ou profunda. E ainda, de origem visceral, somática, neuropática ou psicogênica. De acordo com a duração, pode ser aguda ou crônica.[28]

A complexidade da dor oncológica faz com que, na prática clínica, a avaliação deva ser feita por meio da investigação das possíveis causas e dos efeitos da dor na vida daquele indivíduo, levando em consideração fatores desencadeantes e atenuantes além de fatores psicossociais que possam influenciar seu impacto e que são frequentemente negligenciados.[29]

Certamente a aplicabilidade dessas considerações contribui significativamente para que o plano terapêutico seja elaborado de modo adequado de acordo com o grau de dependência e progressão do indivíduo, com foco na funcionalidade. Os recursos fisioterapêuticos utilizados para o controle da dor têm variado muito e compreendem terapias manuais, eletroterapia associada ou não a fármacos, *biofeedback*, termoterapia, exercícios e mobilizações, posicionamentos adequados, técnicas de relaxamento e massoterapia.[30]

Disfunções Circulatórias – Linfedema

O linfedema de membros inferiores é uma complicação comum associada à cirurgia do câncer ginecológico. Caracteriza-se por absorção anormal do líquido rico em proteínas do interstício como resultado de uma obstrução dos vasos linfáticos nos membros inferiores secundária à dissecção de linfonodos.[31]

Dentre os fatores de risco para linfedema de membro inferior associado ao tratamento de neoplasias ginecológicas, além do número de linfonodos dissecados, inclui-se a radioterapia pós-operatória, que prejudica a formação de circulação colateral do sistema linfático, além de ser responsável pela fibrose da pele.[31] Ainda, obesidade e doença cardíaca congestiva podem aumentar ainda mais seu risco.[32]

Em um estudo retrospectivo com 313 mulheres submetidas à linfonodectomia por câncer ginecológico estimou-se a prevalência de linfedema 1 ano após a cirurgia de 32%, aumentando para 58%, 8 anos após a cirurgia. O tempo médio de diagnóstico foi de 5,2 anos e o número de linfonodos removidos esteve significativamente associado ao tempo de aparecimento desta complicação.[33]

Em outro estudo com 591 mulheres diagnosticadas com câncer endometrial, a prevalência de linfedema naquelas tratadas apenas com histerectomia foi de 36,1% em comparação com as que se submeteram à histerectomia associada à dissecção pélvica e para-aórtica, que foi de 52,3% (risco atribuível de 23%). Entretanto, não houve relação do desenvolvimento do linfedema com o número de linfonodos removidos ou a extensão da linfonodectomia (dissecção pélvica *versus* pélvica e para-aórtica).[32]

Para os cânceres de vulva, numa amostra de 46 mulheres, a incidência de linfedema foi de 22% naquelas que se submeteram à dissecção de linfonodos inguinais bilateralmente com duas incisões separadas.[34] Entretanto, existem variações em relação à incidência desta complicação que podem ser atribuídas a diversos fatores, entre eles a falta de critérios para avaliar o linfedema. As diferentes definições – diagnóstico clínico objetivo, queixas subjetivas das mulheres, ou ambos – são exemplos das dificuldades para se estabelecer consenso na literatura.[31]

A incapacidade resultante do linfedema pode levar a uma grave morbidade ao longo da vida, incluindo dor, degradação da pele, prejuízo na mobilidade, dificuldade no autocuidado, morbidade psicossocial e perda de qualidade de vida. Os sinais e sintomas são frequentemente ignorados ou não reconhecidos e o diagnóstico pode ser desafiador porque a condição frequentemente é bilateral, dificultando a comparação com o membro contralateral não envolvido.[32]

De acordo com a International Society of Lymphology, o tratamento padrão ouro para o linfedema é o complexo descongestivo fisioterapêutico composto por: cuidados com a pele, drenagem linfática manual, terapia compressiva e exercícios terapêuticos. O complexo descongestivo fisioterapêutico é um programa composto por duas fases, sendo que na primeira o objetivo é reduzir o volume do membro afetado; e na segunda, priorizar a manutenção dos resultados alcançados anteriormente.[35]

Por ser uma complicação crônica e frequente em mulheres submetidas ao tratamento oncológico, é imperativo orientá-las sobre os riscos e os sintomas do linfedema de membros inferiores.[33]

Distúrbios da Cicatrização

O prejuízo no processo de cicatrização da ferida operatória é uma condição que pode gerar significativa morbidade no pós-operatório.[36] Tratando-se de tumores ginecológicos, o câncer de vulva é o que mais apresenta este tipo de complicação, pois o procedimento cirúrgico para os tumores invasivos envolve, além da excisão tumoral, a remoção em bloco dos linfonodos inguinais e, frequentemente, dos linfonodos pélvicos,[14] favorecendo a deiscência cicatricial da região inguinal.

Por esta razão tem-se buscado, nos últimos anos, técnicas mais conservadoras como a biópsia do linfonodo sentinela, cujo objetivo é reduzir a morbidade pós-operatória sem prejudicar a segurança oncológica. A extensão mínima da excisão radical para o tumor vulvar e as incisões separadas para a dissecção dos linfonodos inguinais reduziram o número de deiscência da ferida operatória, infecção, linfocele e linfedema, mas a taxa destas complicações ainda é alta, em torno de 60%. A incorporação da biópsia do linfonodo sentinela na prática clínica reduziu as complicações para menos de 10% tanto para o linfedema quanto para a infecção da ferida operatória.[36]

Além de técnicas cirúrgicas mais conservadoras, a quimiorradiação neoadjuvante também se mostra como modalidade efetiva para o tratamento do câncer vulvar localmente avançado, pois reduz o tamanho do tumor e torna a lesão operável. A quimiorradiação primária sem cirurgia pós-tratamento tem sido utilizada como terapêutica alternativa para evitar cirurgia radical extensa e procedimentos reconstrutivos complexos, evitando assim, maiores complicações.[36]

Em um estudo realizado com 101 mulheres diagnosticadas com câncer de vulva e submetidas à vulvectomia radical modificada e linfonodectomia inguinal com incisões separadas, foram observadas complicações como: prejuízo na cicatrização (17%) e/ou infecção (39%) na região inguinal, formação de linfocisto (40%) e linfedema (28%). Ainda, a ocorrência de complicações precoces após a dissecção inguinal foi relacionada com o desenvolvimento tardio de linfedema.[37]

Em outro estudo retrospectivo com 149 mulheres submetidas ao tratamento cirúrgico, a incidência de infecção da ferida operatória foi de 75% após vulvectomia radical em bloco e 47% após vulvectomia modificada. Também foi observada maior frequência de deiscência, tempo de cicatrização prolongado e linfedema. Desta forma fica evidente que infecções cicatriciais são determinantes tanto para as complicações precoces quanto para as tardias.[38]

CAPÍTULO 14 ▪ USO DE RECURSOS FÍSICOS EM MULHERES COM CÂNCER GINECOLÓGICO **183**

Cicatrizes hipertróficas, aderências ou retrações teciduais também são complicações relacionadas com o processo de cicatrização e que podem estar presentes no pós-operatório de câncer vulvar, em virtude de infecção cicatricial, má qualidade de sutura, deiscência e incisão transversal às linhas de fenda. Recursos como massagem cicatricial, exercícios ativos de membros inferiores e alongamentos têm sido descritos na literatura com o objetivo de promover a estimulação mecânica da cicatriz, melhorar o metabolismo e circulação sanguínea local, prevenindo a aderência cicatricial e pericicatricial.[26]

Disfunções Urinárias

A proximidade anatômica entre os tratos genital e urinário inferior na cavidade pélvica faz com que essas estruturas fiquem sujeitas a agressões causadas pelo crescimento tumoral, bem como às sequelas decorrentes do procedimento cirúrgico ou radioterapêutico. Procedimentos cirúrgicos ginecológicos realizados por via abdominal ou vaginal podem afetar a função do trato urinário inferior por denervação vesical, alteração do *status* hormonal, modificação da anatomia pélvica e fibrose local. A radioterapia isolada ou em associação aos procedimentos cirúrgicos também pode afetar a função vesical.[39]

A incontinência urinária afeta 20 a 30% das mulheres de meia-idade e 30 a 50% das mulheres idosas, tendo como fatores de risco: idade, paridade, obesidade, infecções do trato urinário e medicamentos. Para as mulheres submetidas ao tratamento oncoginecológico, especificamente cirurgia e radioterapia, este tipo de complicação pode surgir independentemente da idade. Um estudo que utilizou questionários de sintomas urinários e comparou mulheres submetidas ao tratamento oncoginecológico com mulheres saudáveis observou que, de 40 mulheres submetidas ao tratamento oncológico, 60% relataram pelo menos um sintoma de incontinência urinária. A perda urinária é um indicador significativo de qualidade de vida em sobreviventes de câncer, entretanto, uma grande proporção dessas mulheres não procura ajuda, principalmente por causa do embaraço gerado pela condição ou porque não têm consciência de que a ajuda está disponível.[40]

Outro estudo com 108 mulheres sobreviventes ao câncer ginecológico – 52 com câncer cervical, 28 com câncer de ovário e 28 com câncer de endométrio – e que realizaram histerectomia radical ou histerectomia abdominal total, mostrou que 70 (64,8%) apresentaram disfunção do trato urinário inferior, sem variação significativa entre os dois grupos de cirurgia (68,6 e 61,4%, respectivamente). No entanto, o grupo submetido à histerectomia radical apresentou incidência significativa de incontinência urinária de esforço – 45,1% em comparação com 21% para o grupo de histerectomia total abdominal – além de disfunção miccional – 31,4 e 1,8%, respectivamente.[41]

Em relação à radioterapia, Gilbaz *et al.* (2013) referem que essa modalidade terapêutica, quando associada à histerectomia radical, pode resultar em disfunção miccional. Em contrapartida, observou-se também que as disfunções miccionais diminuíram, alcançando níveis pré-tratamento oncológico, após histerectomia simples, somente. Esse dado mostra que a radioterapia pode contribuir para o aparecimento das disfunções miccionais,[42] disfunções do trato gastrointestinal, principalmente a incontinência fecal e disfunções sexuais.[43]

A braquiterapia, modalidade de tratamento bastante comum na abordagem do câncer cervical, é uma forma de radioterapia em que se coloca uma fonte de radiação dentro ou junto à área que necessita de tratamento e também pode trazer prejuízos para a mulher relacionados com os sintomas urinários e com a sexualidade.

Diante das disfunções urinárias decorrentes do tratamento oncológico, a atuação do fisioterapeuta se faz presente, com o treinamento da musculatura do assoalho pélvico, com objetivo de melhorar a força de contração das fibras musculares, da promoção do rearranjo estático lombopélvico e da reeducação abdominal por meio de exercícios, aparelhos e técnicas que auxiliem a fortalecer os músculos necessários para manter a continência urinária e a função sexual.[44]

Disfunções Sexuais

A proporção de pessoas sobreviventes ao câncer está crescendo. Isso levou à maior conscientização sobre a importância da qualidade de vida, incluindo a função sexual, das pessoas afetadas pelo câncer. A disfunção sexual é uma potencial complicação em longo prazo de muitos tratamentos oncológicos. Isso inclui terapêuticas com impacto direto sobre a área pélvica e órgãos genitais e também tratamentos com impacto mais generalizado sobre a função sexual.[45]

Mulheres com câncer cervical em estágio inicial geralmente são tratadas com cirurgia ou radioterapia pélvica externa, ou os dois, podendo receber também a quimioterapia. Para os tumores avançados, o tratamento padrão envolve radioterapia pélvica externa com braquiterapia, usualmente combinada com a quimioterapia.[46] Um efeito colateral permanente da radioterapia é a secura vaginal, o dano vascular e tecidual, o desgaste do epitélio e a atrofia da vagina com redução da elasticidade e desenvolvimento da fibrose,[47] tendo como consequência a disfunção sexual.

A disfunção sexual é a principal causa de sofrimento induzido por sintomas após os tratamentos do câncer cervical em estágio inicial. Secura vaginal, dispareunia, vagina encurtada e insatisfação sexual fazem parte das disfunções sexuais e alterações vaginais que ocorrem na abordagem deste tumor e podem ser relatadas até 2 anos após a radioterapia, com pequenas mudanças ao longo do tempo. Em relação aos efeitos das modalidades de tratamento dos tumores cervicais sobre a função sexual, o único consenso que há na literatura é de que a cirurgia somente causa menos disfunção sexual quando comparada com a radioterapia.[46]

Como resultado do tratamento oncológico, um terço das mulheres desenvolve estenose vaginal. As técnicas utilizadas e encontradas na literatura para o manejo desta complicação são a reeducação sexual e o uso de dilatadores vaginais. Entretanto, não há evidências de que o uso regular de dilatadores tem resultado significativo para prevenir ou tratar esta condição.[47] Porém, observa-se na prática clínica que o retorno à atividade sexual e à realização de exame vaginal após radioterapia pélvica pode ser alcançado por meio da associação de diferentes estratégias de tratamento para estenose vaginal, como massagem perineal, uso de dilatadores vaginais, treinamento dos músculos do assoalho pélvico e orientações para a relação sexual.[48]

CONSIDERAÇÕES SOBRE A APLICABILIDADE DE RECURSOS FÍSICOS NAS COMPLICAÇÕES DO TRATAMENTO DO CÂNCER GINECOLÓGICO

As alterações cinético-funcionais decorrentes das complicações do tratamento do câncer ginecológico podem ser tratadas e/ou minimizadas pelo uso de recursos físicos, como o calor, frio e eletricidade, ou mecânicos como exercícios e massagens. Faremos neste tópico apenas as considerações referentes à aplicabilidade dos recursos físicos nas complicações.

Fotobiomodulação com LED e com *Laser* de Baixa Potência

A fotobiomodulação tem seu uso aprovado para o tratamento do linfedema pela Food and Drugs Administration desde 2007.[49] Não é o tratamento de primeira escolha para

CAPÍTULO 14 • USO DE RECURSOS FÍSICOS EM MULHERES COM CÂNCER GINECOLÓGICO **185**

o linfedema, mas pode ser um complemento ao tratamento ou uma alternativa para as mulheres que não toleram a realização do Complexo Descongestivo Fisioterapêutico. Há poucos estudos sobre a utilização da fotobiomodulação em mulheres com linfedema no pós-operatório de câncer ginecológico, mas utilizando-se informações de estudos com mulheres no pós-operatório de câncer de mama, a luz, no comprimento de onda infravermelho, tem capacidade de promover a linfangiogênese e diminuir o volume do membro edemaciado.[50-52]

A fotobiomodulação auxilia a reabsorção do fluxo linfático, aumenta o diâmetro, contratilidade e regeneração linfática, estimula a atividade dos macrófagos e a fagocitose dos neutrófilos e monócitos, favorece a regeneração da drenagem linfática, a redução do risco de infecção, além da modulação do processo inflamatório e efeito antiedematoso.[50]

A quimioterapia e a radioterapia podem ter como evento adverso o aparecimento de mucosite oral, vaginal e anal e alguns estudos demonstram o efeito benéfico do uso da fotobiomodulação na prevenção e tratamento desta complicação,[53-54] sendo possível observar redução da dor, do tamanho das lesões e do tempo de cicatrização com uso intra e extraoral.[53]

A fotobiomodulação também pode ser utilizada para sintomas de neuropatia periférica induzida por quimioterapia, com redução da alodinia fria e mecânica, da dor neuropática, da parestesia e melhora da qualidade de vida.[55,56] A fotobiomodulação também pode ser útil na facilitação do processo de reparo tecidual, podendo ser utilizada com bons resultados na deiscência da ferida cirúrgica e no controle da dor pós-operatória.

A fotobiomodulação também pode ser utilizada na prevenção e tratamento da radiodermite aguda e crônica, com a combinação das luzes vermelha, infravermelha e azul. A fotobiomodulação estimula o reparo e reepitelização tecidual, além da deposição de colágeno e modulação do processo inflamatório. Bons resultados terapêuticos também podem ser alcançados na fibrose radioinduzida.

As evidências do uso da fotobiomodulação na estenose vaginal ainda são limitadas, mas promissoras na prática clínica.

Importante ressaltar que uso da fotobiomodulação em pacientes oncológicos não altera a viabilidade e a proliferação celular, não impacta na eficiência celular e nem protege a célula tumoral.[57]

Estimulação Elétrica Nervosa Transcutânea

A estimulação elétrica nervosa transcutânea é um recurso terapêutico amplamente utilizado na fisioterapia para tratamento de dor aguda e crônica.[58] Apesar de os estudos serem inconclusivos, a estimulação elétrica nervosa transcutânea pode ser utilizada com bons resultados em pacientes com dor decorrente da presença de metástases ósseas. Deve ser aplicada no primeiro dermátomo próximo ao sítio da dor ou no trajeto nervoso com baixa ou alta frequência, sempre ajustando a frequência para que ocorra o maior alívio de dor para a paciente.[59]

Embora predominantemente utilizada para alívio da dor, vários são os estudos que indicam seu uso com sucesso, como efeito antiemético[60]– inclusive pós-quimioterapia – e para aumento do fluxo sanguíneo em tecidos isquêmicos e feridas.[59,60]

A estimulação realizada sobre pontos de acupuntura, como o P6, pericárdio 6 ou PC6 (Neiguan - passagem interna), pode induzir o controle de náusea e vômitos, inclusive pós-quimioterapia, com resultados satisfatórios.[62,63]

Alguns estudos isolados apresentam o uso deste recurso para reabilitação da incontinência urinária no pós-operatório de câncer cervical[64] e de neuropatia periférica induzida pela quimioterapia.[65]

Alta Voltagem

A corrente elétrica de alta voltagem é uma corrente polarizada que tem como efeito promover a redução do edema e facilitar o processo de cicatrização, dentre outros, a partir do aumento da vasodilatação tecidual.[66] Pela característica de aumentar o fluxo sanguíneo, hipotetiza-se que seu uso não seja seguro em quadros oncológicos. Na literatura encontra-se apenas um estudo de caso relacionando o uso da corrente elétrica de alta voltagem com o tratamento de linfedema.[67]

Não há estudos correlacionando o uso da corrente elétrica de alta voltagem na deiscência da ferida cirúrgica em pacientes oncológicos. Estudos preliminares precisam ser realizados antes que essa corrente faça parte da prática clínica dos fisioterapeutas que trabalham com pacientes oncológicos.

Ultrassom Terapêutico

O ultrassom é um agente eletrofísico com larga utilização na fisioterapia, entretanto, na prática clínica é contraindicado para indivíduos com câncer em razão da possibilidade de exacerbação do crescimento tumoral[68-70] local, regional ou a distância.

Biofisicamente, os efeitos do ultrassom são divididos em térmicos (onda contínua) e não térmicos (onda pulsada).[71] O contínuo gera uma aceleração do crescimento tumoral pela hipertermia, com temperaturas médias suficientemente altas para aumentar o fluxo sanguíneo e estimular o crescimento tumoral. Já na terapia por ultrassom pulsado, há tempo para que o calor seja dissipado pela condução dos tecidos e no sangue circulante, mas, a partir do efeito mecânico gerado, observa-se efeito de micromassagem resultando em aumento do metabolismo celular, do fluxo sanguíneo e do suprimento de oxigênio.[72,73]

Dois estudos com animais podem ser encontrados na literatura, com indução injetável de células de rabdomiosarcoma em camundongos, evidenciando aumento significativo do volume e peso do tumor em animais expostos à terapia ultrassônica contínua por 2 semanas,[69] sendo esse aumento mais discreto em terapia ultrassônica pulsada.[70]

Não há estudos sobre a utilização do ultrassom terapêutico em indivíduos no pós-operatório de câncer ginecológico. Porém, utilizando informações de estudo experimental com ratas *Spragle Dawley* no pós-operatório de câncer de mama, e que receberam aplicação do ultrassom contínuo e pulsado, observou-se que, respectivamente, 44,4 e 22,2% das ratas apresentaram recidiva local em região de plastrão.[74]

Apesar dos possíveis efeitos benéficos do ultrassom terapêutico para o aumento da cicatrização e reparo tecidual, seu uso em pacientes oncológicos não é seguro e deve ser evitado pelo risco de desenvolvimento de recidiva local.

O uso da estimulação elétrica nervosa transcutânea promove aumento do fluxo sanguíneo e vasodilatação,[59-61] por isso seu uso pode não ser seguro para pacientes oncológicos sem metástases diagnosticadas.

Terapia por Ondas de Choque

Onda de choque extra corpórea caracteriza-se por ser uma energia intensa e curta. Fisicamente descrita como um pulso acústico com pico alto de pressão e um curto ciclo de vida e caracteriza-se por produzir um insulto mecânico controlado ao tecido.[75,76]

A terapia por ondas de choque parece ter aplicabilidade segura em pacientes oncológicos. Seu uso foi contraindicado, pela International Society for Medical Shockwave Treatment, em 2016, sobre a área tumoral e em áreas de metástases ósseas. Evidências científicas sugerem o uso benéfico e promissor da terapia por ondas de choque em pacientes oncológicos com linfedema, pela promoção da angiogênese e linfangiogênese.[77,78]

CONSIDERAÇÕES FINAIS

Diante do exposto, observa-se que a literatura científica é promissora, mas estudos clínicos ainda precisam ser realizados. Resultados obtidos na prática clínica e por similaridade com a utilização em outros cânceres, sugerem que, quando bem aplicado e com os parâmetros adequados, as mulheres com cânceres ginecológicos podem ser muito beneficiadas pela utilização dos agentes eletrofísicos.

REFERÊNCIAS BIBLIOGRÁFICAS

1. Brasil. Ministério da Saúde. Secretaria de Atenção à Saúde. Departamento de Atenção Básica. Controle dos cânceres do colo do útero e da mama/Ministério da Saúde, Secretaria de Atenção à Saúde, Departamento de Atenção Básica. 2. ed. Brasília: Editora do Ministério da Saúde; 2013. p. 124.
2. Amaral MTP, Bastos JFB. Considerações e aspectos cirúrgicos e do tratamento para câncer de colo de útero, vulva e vagina. In: Marques AA, Pinto e Silva MP, Amaral MTP. Tratado de fisioterapia em saúde da mulher. São Paulo: Roca; 2011. p. 139-48.
3. Amaral MTP, Oliveira MMF, Gannuny CS, Pinto e Silva MP, Oliveira ABF. Fisioterapia pós-operatória e nas complicações do câncer ginecológico. In: Marques AA, Pinto e Silva MP, Amaral MTP. Tratado de fisioterapia em saúde da mulher. São Paulo: Roca; 2011. p. 149-60.
4. Ricci MD, Piato S, Pinotti JA. Câncer do colo uterino. In: Ricci MD, Piato JRM, Piato S, Pinotti JA. Oncologia ginecológica: aspectos atuais do diagnóstico e do tratamento. Barueri: Manole; 2008. p. 133-67.
5. Instituto Nacional do Câncer. Estimativa|2016. [Online] Acesso em 15 Ago 2017. Disponível em: http://www.inca.gov.br/estimativa/2016/estimativa-2016-v11.pdf.
6. Derchain SFM, Longatto Filho A, Syrjanen KJ. Neoplasia intraepitelial cervical: diagnóstico e tratamento. Rev Bras Ginecol Obstet. 2005;27(7):425-33.
7. Brasil. Ministério da Saúde. Instituto Nacional de Câncer José Alencar Gomes da Silva (INCA). Diretrizes Brasileiras para o Rastreamento do Câncer do Colo do Útero. 2. ed. Rio de Janeiro: 2016. [Online]. Acesso em: 18 Set 2017. Disponível em: http://bvsms.saude.gov.br/bvs/publicacoes/inca/rastreamento_cancer_colo_utero.pdf
8. Instituto Nacional de Ciência e Tecnologia das Doenças do Papilomavírus Humano. Guia do HPV. [Online] Brasília, 2013. Acesso em 18 Ago 2017. Disponível em: http://www.incthpv.org.br/upl/pdf/130198401720254616_Guia%20do%20HPV%20Julho%202013.pdf
9. Silva IF, Koifman RJ, Parreira VAG, Soares S, Koifman S. Risk factors for cervical cancer in a sample comprising three generations of brazilian women. J Cancer Ther. 2017;8:12-25.
10. Piato S, Ricci MD, Piato JRM. Câncer de vagina. In: Ricci MD, Piato JRM, Piato S, Pinotti JA. Oncologia ginecológica: aspectos atuais do diagnóstico e do tratamento. Barueri: Manole; 2008. p. 127-32.
11. American Cancer Society. Causes, Risk Factors, and Prevention. [Online] CANCER.ORG Acesso em: 25 Ago 2017. Disponível em: https://www.cancer.org/cancer/vaginal-cancer/causes-risks-prevention/risk-factors.html
12. Lima GR, Gebrin LH, Oliveria VC (Org). Ginecologia Oncológica. São Paulo: Atheneu; 1999.
13. Krivac TC, McBroom JW, Elkas JC. Câncer cervical e vaginal. In: Berek JS e Novak: Tratado de Ginecologia. 14. ed. Rio de Janeiro: Guanabara Koogan; 2008, p. 1119-62.

14. Alkatout I, Schubert M, Garbrecht N, Weigel MT, Jonat W, Mundhenke C, et al. Vulvar cancer: epidemiology, clinical presentation, and management options. Int J Womens Health. 2015 Mar;20(7):305-13.
15. Ricci MD, Piato JRM, Piato S. Câncer de vulva. In: Ricci MD, Piato JRM, Piato S, Pinotti JA. Oncologia ginecológica: aspectos atuais do diagnóstico e do tratamento. Barueri: Manole; 2008. p. 107-26.
16. American Cancer Society. Risk Factors for Vulvar Cancer. [Online] CANCER.ORG. Acesso em: 22 July 2017. Disponível em: https://www.cancer.org/cancer/vulvar-cancer/causes-risks-prevention/risk-factors.html
17. Hakim AA, Terada KY. Sentinel node dissection in vulvar cancer. Curr Treat Options Oncol. 2006;7(2):85-91.
18. Ricci MD, Imianoski F, Piato S. Câncer epitelial de ovário. In: Ricci MD, Piato JRM, Piato S, Pinotti JA. Oncologia ginecológica: aspectos atuais do diagnóstico e do tratamento. Barueri: Manole; 2008. p. 211-40.
19. Lima GR, Girão MJBC, Carvalho FM. Ovário. In: Lima GR, Gebrin LH, Oliveira VC (Org). Ginecologia oncológica. São Paulo: Atheneu; 1999. p. 358-89.
20. Aletti GD, Gallenberg MM, Cliby WA, Jatoi A, Hartmann LC. Current management strategies for ovarian cancer. Mayo Clin Proc (Rochester). 2007;82(6);751-70.
21. Fader AN, Rose PG. Role of surgery in ovarian carcinoma. J Clin Oncol (Cleveland). 2007 July;25:2873-83.
22. Piato JRM, Piato DSAM. Câncer da tuba uterina. In: Ricci MD, Piato JRM, Piato S, Pinotti JA. Oncologia ginecológica: aspectos atuais do diagnóstico e do tratamento. Barueri: Manole; 2008. p. 191-6.
23. National Cancer Institute. [Online] Acesso em: 05 Ago 2017. Disponível em: http://www.cancer. gov/cancertopics/pdq/treatment.
24. Abrão MS, Marques JA. Câncer de Endométrio. In: Abrão FS. Tratado de oncologia genital e mamária. São Paulo: Roca; 1995. p. 335-43.
25. Coelho FRG, Costa RLR. Câncer de endométrio. In: Padronização em ginecologia oncológica. Ribeirão Preto: Tecmed; 2005. p. 319.
26. American Cancer Society. Treating Endometrial Cancer. [Online] CANCER.ORG. Acesso em: 05 Ago 2017. Disponível em: https://www.cancer.org/cancer/endometrial-cancer/treating/surgery. html.
27. Brasil. Ministério da Saúde. Instituto Nacional de Câncer. Cuidados paliativos oncológicos: controle da dor. Rio de Janeiro: INCA, 2001.
28. Sampaio LR, de Moura CV, de Resende MA. Recursos fisioterapêuticos no controle da dor oncológica: revisão da literatura. Rev Bras Cancerol. 2005;51(4):339-34.
29. Cardoso MGM. Classificação, fisiopatologia e avaliação da dor. In: Carvalho RT, Parsons HA. Manual de cuidados paliativos - ANCP (Academia Nacional de Cuidados Paliativos). Ampliado e atualizado. 2. ed. 2012. p. 113-22.
30. Andrade BA, Sera CTN, Yasukawa AS. A equipe multiprofissional em cuidados paliativos: o papel do fisioterapeuta na equipe. In: Carvalho RT, Parsons HA. Manual de cuidados paliativos - ANCP (Academia Nacional de Cuidados Paliativos). Ampliado e atualizado. 2. ed. ANCP; 2012. p. 353-57.
31. Ohba Y, Todo Y, Kobayashi N, Kaneuchi M, Watari H, Takeda M, et al. Risk factors for lower-limb lymphedema after surgery for cervical cancer. Int J Clin Oncol. 2011;16:238-43.
32. Yost KJ, Cheville AL, Al-Hilli MM, Mariani A, Barrette BA, McGree ME, et al. Lymphedema after surgery for endometrial cancer: prevalence, risk factors and quality of life. Obstet Gynecol. 2014;124(201):307-15.
33. Graf N, Rufibach K, Schmidt AM, Fehr M, Fink D, Baege AC. Frequency and risk factors of lower limb lymphedema following lymphadenectomy in patients with gynecological malignancies. Eur J Gynaecol Oncol. 2013;34(1):23-7.
34. Lin JY, Du Beshter B, Angel C, Dvoretsky PM. Morbidity and recurrence with modifications of radical vulvectomy and groin dissection. Gynecol Oncol. 1992;47(1):80-6.

35. International Society of Lymphology. The diagnosis and treatment of peripheral lymphedema: 2020 Consensus Document of the International Society of Lymphology. Lymphology. 2020;53(1):3-19.
36. Rajaram S, Gupta B. Management of vulvar cancer. Rev Recent Clin Trials. 2015;10(4):282-8.
37. Gaarenstroom KN, Kenter GG, Trimbos JB, Agous I, Amant F, Peters AA, et al. Postoperative complications after vulvectomy and inguinofemoral lymphadenectomy using separate groin incisions. Int J Gynecol Cancer. 2003;13(4):522-7.
38. Leminen A, Forss M, Paavonen J. Wound complications in patients with carcinoma of the vulva. Comparison between radical and modified vulvectomies. Eur J Obstet Gynecol Reprod Biol. 2000;93(2):193-7.
39. Machado MT, Ricci MD, Cintra CC, Haddad JM. Complicações urológicas em oncologia ginecológica. In: Ricci MD, Piato JRM, Piato S, Pinotti JA. Oncologia ginecológica: aspectos atuais do diagnóstico e do tratamento. Barueri: Manole; 2008. p. 355-72.
40. Del Priore G, Taylor SY, Esdaile BA, Masch R, Martas Y, Wirth J. Urinary incontinence in gynecological oncology patients. Int J Gynecol Cancer. 2005;15(5):911-4.
41. Manchana T. Long-term lower urinary tract dysfunction in gynecologic cancer survivors. Asian Pac J Cancer Prev. 2011;12(1):285-8.
42. Gilbaz E, Gungor Ugurlucan F, Aslay I, Yalcin O. The effects of simple and radical hysterectomy and radiotherapy on lower urinary tract symptoms and urodynamics. Eur J Gynaecol Oncol. 2013;34(3):248-53.
43. Lind H, Waldenström AC, Dunberger G, al-Abany M, Alevronta E, Johansson KA, et al. Late symptoms in long-term gynaecological cancer survivors after radiation therapy: a population-based cohort study. Br J Cancer. 2011;105(6):737-45.
44. Brito CMM, Schmidt FMQ, Canettieri MG, la Quintana MM, Andrade PAS, Gimenez TMM. Reabilitação da disfunção vesicoesfincteriana. In: Brito CMM, Bazan M, Pinto CA, Baia WRM, Battistella LR. Manual de reabilitação em oncologia do ICESP. Barueri: Manole; 2014. p. 610-32.
45. Candy B, Jones L, Vickerstaff V, Tookman A, King M. Interventions for sexual dysfunction following treatments for cancer in women. Cochrane Database Syst Rev. 2016;2:CD005540.
46. Ye S, Yang J, Cao D, Lang J, Shen K. A Systematic review of auality of life and sexual function of patients with cervical cancer after treatment. Int J Gynecol Cancer. 2014;24:1146Y1157.
47. Miles T, Johnson N. Vaginal dilator therapy for women receiving pelvic radiotherapy. Cochrane Database Syst Rev. 2014;(9):CD007291.
48. Oliveira NFF, Amaral MTP, Pinto e Silva M, Miquelutti MA, de Oliveira MMF, Marques A, et al. Rehabilitation strategies for vaginal stenosis following pelvic radiotherapy. Fisioterapia Brasil. 2015;16(2):123-7.
49. Jang DH, Song DH, Chang EJ, Jeon JY. Anti-inflammatory and lymphangiogenetic effects of low-level laser therapy on lymphedema in an experimental mouse tail model. Lasers Med Sci. 2016;31(2):289-96.
50. Dirican A, Andacoglu O, Johnson R, McGuire K, Mager L, Soran A. The short-term effects of low-level laser therapy in the management of breast-cancer-related lymphedema. Support Care Cancer. 2011, 19: 685-90.
51. Robijns J, Censabella S, Bulens P, Maes A, Mebis J. The use of low-level light therapy in supportive care for patients with breast cancer: review of the literature. Lasers Med Sci. 2017;32(1):229-42.
52. Smoot B, Chiavola-Larson L, Lee J, Manibusan H, Allen DD. Effect of low-level laser therapy on pain and swelling in women with breast cancer-related lymphedema: a systematic review and meta-analysis. J Cancer Surviv. 2015;9(2):287-304.
53. Zecha JA, Raber-Durlacher JE, Nair RG, Epstein JB, Elad S, Hamblin MR, et al. Low-level laser therapy/photobiomodulation in the management of side effects of chemoradiation therapy in head and neck cancer: part 2: proposed applications and treatment protocols. Support Care Cancer. 2016;24(6):2793-805.
54. Antunes HS, Herchenhorn D, Small IA, Araújo CMM, Viégas CMP, Ramos GA, et al. Long-term survival of a randomized phase III trial of head and neck cancer patients receiving concurrent

chemoradiation therapy with or without low-level laser therapy (LLLT) to prevent oral mucositis. Oral Oncol. 2017 Aug;71:11-5.

55. Hsieh YL, Fan YC, Yang CC. Low-level laser therapy all eviates mechanical and cold allodynia induced by oxaliplatin administration in rats. Support Care Cancer. 2016 Jan;24(1):233-42.

56. Hsieh YL, Chou LW, Hong SF, Chang FC, Tseng SW, Huang CC, et al. Laser acupuncture attenuates oxaliplatin-induced peripheral neuropathy in patients with gastrointestinal cancer: a pilot prospective cohort study. Acupunct Med. 2016 Oct;34:398-405.

57. Cialdai F, Landini I, Capaccioli S, Nobili S, Mini E, Lulli M, et al. In vitro study on the safety of near infrared laser therapy in its potential application as postmastectomy lymphedema treatment. J Photochem Photobiol B. 2015;151:285-96.

58. Franco OS, Paulitsch FS, Pereira APC, Teixeira AO, Martins CN, Silva AMV, et al. Effects of different frequencies of transcutaneous electrical nerve stimulation on venous vascular reactivity. Braz J Med Biol Res. 2014;47(5):411-8.

59. Loh J, Gulati A. The use of transcutaneous electrical nerve stimulation (TENS) in a major cancer center for thetreatment of severe cancer-related pain and associated disability. Pain Med. 2015;16(6):1204-10.

60. Guimarães CSO, Santos Tavares FC, Santos MN, Guimarães GC, Olegário JGP, Rocha LP, et al. Transcutaneous electrical nerve stimulation and placental vascularization in cases of uterine blood flow restriction. Fetal Pediatr Pathol. 2013;32(2):88-96.

61. Vilela-Martin JF, Giollo-Junior LT, Chiappa GR, Cipriano-Junior G, Vieira PJC, Ricardi FS, et al. Effects of transcutaneous electrical nerve stimulation (TENS) on arterial stiffness and blood pressure in resistant hypertensive individuals: study protocol for a randomized controlled trial. Trials. 2016 Mar;17:168.

62. Tonezzer T, Tagliaferro J, Cocco M, Marx A. Uso da estimulação elétrica nervosa transcutânea aplicado ao ponto de acupuntura PC6 para a redução dos sintomas de náusea e vômitos associados à quimioterapia antineoplásica. Rev Bras Cancerol. 2012;58(1):7-14.

63. Untura LP, Conti LR, Vieira CA, Rezende LF. Estimulação elétrica nervosa transcutânea (TENS) no controle de náuseas e vômitos pós-quimioterapia. Rev Univ Vale do Rio Verde. 2012;10(2):220-8.

64. Sun XL, Wang HB, Wang ZQ, Cao TT, Yang X, Han JS, et al. Effect of transcutaneous electrical stimulation treatment on lower urinary tract symptoms after class III radical hysterectomy in cervical cancer patients: study protocol for a multicentre, randomized controlled trial. BMC Cancer. 2017;17(1):416.

65. Tonezzer T, Caffaro LAM, Scasni KR, Silva FCB, Brito CMM, Sarri AJ, et al. Effects of transcutaneous electrical nerve stimulation on chemotherapy-induced peripheral neuropathy symptoms (CIPN): a preliminary case-control study. J Phys Ther Sci. 2017;29(4):685-92.

66. Gomes NCMC, Berni-Schwarzenbeck KCS, Packer AC, Bigaton DR. Efeito da estimulação elétrica de alta voltagem catódica sobre a dor em mulheres com DTM. Rev Bras Fisioter. 2012 Jan;16(1):10-5.

67. Garcia LB, Guirro ECO, Montebello MIL. Efeitos da estimulação elétrica de alta voltagem no linfedema pós-mastectomia bilateral: estudo de caso. Fisioterapia e Pesquisa. 2007;14(1):67-71.

68. Maxwell L. Therapeutic ultrasound and tumour metastasis. Physiotherapy. 1992;81(5):272-5.

69. Sicard-Rosenbaum L, Lord D, Danoff JV, Thom AK, Eckhaus, MA. Effects of continuous therapeutic ultrasound on growth and metastasis of subcutaneous murine tumors. Phys Ther. 1995 Jan;75(1):9-19.

70. Sicard-Rosenbaum L, Danoff JV, Guthrie JA, Eckhaus MA. Effects of energy-matched pulsed and continuous ultrasound on growth in mice. Phys Ther. 1998 Mar;78(3): 271-7.

71. Baker KG, Robertson VJ, Duck FA. A review of therapeutic ultrasound: biophysical effects. Phys Ther 2001;81(7):1351-8.

72. Low J, Reed A. Eletroterapia explicada – princípios e práticas. 3. ed. Barueri: Manole; 2001.

73. Kitchen S, Bazin S. Eletroterapia de Clayton. 10. ed. Barueri: Manole; 1998.

74. Rezende LF, Costa ECS, Schenka NGA, Schenka AA, Uemura G. Effects of continuous and pulsed therapeutic ultrasound in the appearance of local recurrence of mammary cancer in rats. J BUON. 2012 July;17(3):581-4.
75. Arn A, Garca O, Hernn I, Sancho J, Acosta A, Barret JP. Extracorporeal shock waves,a new non-surgical method to treat severe burns. Burns. 2010;36(6):8449.8.
76. Lawler AC, Ghiraldi EM, Tong C, Friedlander JI. Extracorporeal Shock Wave Therapy:Current Perspectives and Future Directions. Curr Urol Rep. 2017;18(4)
77. Cebicci MA, Sutbeyaz ST, Goksu SS, Hocaoglu S, Oguz A, Atilabey A. Extracorporeal Shock Wave Therapy for Breast Cancer-Related Lymphedema: A Pilot Study.
78. Kim SY, Bae H, Ji HM. Computed Tomography as an Objective Measurement Tool forSecondary Lymphedema Treated With Extracorporeal Shock Wave Therapy. Ann Rehabil Med. 2015;39(3):488493.

Parte VI Fisioterapia Dermatofuncional

TRATAMENTO DAS PRINCIPAIS DISFUNÇÕES ESTÉTICAS

CAPÍTULO 15

Ana Laura Martins de Andrade ▪ Érika Patrícia Rampazo da Silva

INTRODUÇÃO

Fisioterapia é a ciência que estuda, diagnostica, previne e recupera pacientes com distúrbios cinéticos funcionais intercorrentes em órgãos e sistemas do corpo humano.[1] Tem como objetivo preservar, manter, desenvolver ou restaurar a integridade de órgãos, sistemas ou funções.[1] Possui diversas áreas de atuação, como: ortopedia, neurologia, cardiovascular, respiratória, esportiva, saúde da mulher e dermatofuncional.[1]

Inicialmente, a Fisioterapia Dermatofuncional era conhecida como "Fisioterapia Estética", entretanto, tal denominação não englobava todas as disfunções do tegumento e endócrino-metabólicas.[2] A Fisioterapia Dermatofuncional tem como objetivo melhorar e/ou aumentar a capacidade funcional do indivíduo, portanto, atua em disfunções que afetam direta ou indiretamente a pele.[2] Atualmente esta área encontra-se em ascensão em virtude do aumento da procura por procedimentos que aprimorem a qualidade estética e atenuem a ação do processo de envelhecimento sobre o corpo.

Há várias possibilidades de tratamentos para diversas disfunções estéticas, dentre elas, destaca-se a importância da utilização de agentes eletrofísicos como terapia isolada ou complementar. Este capítulo tem como objetivo abordar a eficácia de agentes eletrofísicos nas seguintes disfunções estéticas: fibroedema geloide, obesidade, adiposidade localizada, estrias e envelhecimento facial.

FIBROEDEMA GELOIDE

Fibroedema geloide (FEG) é popularmente conhecido como celulite, termo empregado na década de 1920 na França para designar alterações estéticas que ocorrem na superfície da pele,[3] no entanto, o termo celulite (palavra de origem latina, *cellulite),* refere-se a uma patologia que geralmente está associada a uma infecção bacteriana.[4] FEG refere-se a uma alteração estética do relevo cutâneo em que diversas alterações estruturais na derme afetam tanto o tecido cutâneo quanto o adiposo em diversos graus[4] e também pode ser conhecido como lipodistrofia ginoide, lipodistrofia localizada, hidrolipodistrofia ginoide, lipoesclerose nodular, paniculite patológica edematofibrosclerótica, paniculose, adipose edematosa, dermopaniculose deformante[5] ou, ainda, paniculopatia edematofibrosclerótica.[4,6]

A prevalência é alta (80-90%) em mulheres após a puberdade independentemente da raça[5] e pode piorar com níveis elevados de estrogênio como na gestação ou amamentação e uso crônico de contraceptivos orais.[5] Outros fatores que podem contribuir para o aparecimento do FEG é a predisposição genética, hábitos alimentares, condicionamento físico ou fatores emocionais.[3]

A fisiopatologia do FEG é multifatorial e pode estar associada: ao dimorfismo sexual do tecido conjuntivo subcutâneo, aos efeitos do aumento localizado na tensão tecidual e às anormalidades inflamatórias e circulatórias locais, como alterações na microcirculação vascular e linfática do tecido adiposo subcutâneo.[5] O FEG caracteriza-se pela formação de edema no tecido conjuntivo, causado pelo acúmulo de proteoglicanas no meio extracelular que levam consigo grande quantidade de água.[7] O aumento do número de adipócitos pode levar a uma compressão no sistema venoso e linfático.[7] Além disso, também pode comprometer o sistema nervoso em razão do rompimento das fibras elásticas e da proliferação das fibras de colágeno que gera um espessamento do tecido até tornar-se fibrótico.[7] O aumento e o espessamento destes septos fibrosos subcutâneos na posição perpendicular geram na pele pequenas depressões (aspecto de casca de laranja ou saco de nozes) que estão em maior porcentagem somente em mulheres com FEG comparado aos homens ou mulheres sem FEG.[5,7]

O FEG pode afetar qualquer área com tecido adiposo subcutâneo, no entanto, as áreas mais frequentemente afetadas são: quadris, nádegas, regiões laterais e posteriores das coxas, região inferior do abdome e regiões posteriores dos braços.[5] Para detecção destas áreas recomenda-se que a avaliação do paciente seja na posição ortostática, pode ser feito um pinçamento com a palma das mãos ou com o polegar e o dedo indicador ou, ainda, solicitar uma contração muscular ativa. Tais procedimentos geram uma grande tensão sobre os septos fibrosos e sua comunicação com sistema musculoaponeurótico adjacente produzem piora do seu aspecto clínico (casca de laranja ou saco de nozes).[5]

Durante a palpação do FEG, pode-se observar a "tétrade de Ricoux" que é representada por 4 evidências clínicas: aumento da espessura do tecido celular subcutâneo, maior consistência tecidual, maior sensibilidade à dor e diminuição da mobilidade por aderência aos planos mais profundos.[4]

No "teste da casca de laranja" pressiona-se o tecido adiposo entre os dedos polegar e indicador ou entre as palmas das mãos, e a pele se parecerá como uma casca de laranja com aparência rugosa.[4]

O "teste de preensão" (*pinch test*) é importante para verificar se há alteração de sensibilidade. Este teste é considerado positivo se houver uma sensação dolorosa após a preensão da pele associada a um movimento de tração.[4]

Outro teste de palpação que pode ser feito é um rolamento dos dedos nas áreas atingidas, nota-se numerosos nódulos duros que são nódulos do infiltrado tecidual.[4] Também pode ser observado aumento local da sensibilidade dolorosa, aumento do volume e da consistência do tecido subcutâneo.[4]

A avaliação visual e palpatória permite que o FEG seja classificado de acordo com as alterações cutâneas macroscópicas, sensibilidade à dor e prognóstico.[4]

- *Grau I – Fibroedema geloide brando:* O FEG não é visível e não há alteração da sensibilidade à dor. É percebido somente pela compressão do tecido entre os dedos ou pela contração muscular voluntária;[4]
- *Grau II – Fibroedema geloide moderado:* O FEG é visível sem a compressão dos tecidos e há alteração de sensibilidade. É frequentemente curável;[4]
- *Grau III – Fibroedema geloide grave:* O FEG é visível com o indivíduo tanto na posição ortostática quanto em decúbito. A pele fica enrugada, flácida e com aspecto de "saco de nozes".[4]

CAPÍTULO 15 • TRATAMENTO DAS PRINCIPAIS DISFUNÇÕES ESTÉTICAS

Outros instrumentos podem auxiliar na avaliação do FEG, como: ressonância nuclear magnética, ultrassom, radiografia, xerografia, ecografia bidimensional, termografia cutânea e fluxometria *laser* com Doppler.[4,5]

Pelo fato de a etiologia do FEG ser multifatorial, torna-se relevante que o tratamento tenha uma abordagem multidisciplinar com procedimentos e recursos complementares, além de mudanças de hábitos como: alimentação, sedentarismo, etilismo, tabagismo entre outros. Apesar de não haver cura para o FEG, há diversos recursos que podem auxiliar na sua melhora, dentre eles destacam-se os seguintes agentes eletrofísicos: fotobiomodulação, ultrassom, correntes elétricas, radiofrequência e terapia por ondas de choque.

Fotobiomodulação

A fotobiomodulação pode ser utilizada isoladamente bem como associada a outros recursos e/ou técnicas como: radiofrequência, massagem ou vibração.[4,8,9] A ação da fotobiomodulação no tratamento do FEG está relacionada com a estimulação da microcirculação local, melhora do aspecto visual ou textura da pele e analgesia.[4,8]

Embora o mecanismo exato de ação desta terapia não seja totalmente esclarecido, acredita-se que a emissão da luz *laser* induza uma cascata biológica a nível celular que resulte em efeitos clínicos observáveis que incluem a promoção da síntese do colágeno, aumento do metabolismo e do ATP, bem como a liberação de β-endorfina.[8]

Jackson *et al.* (2013) avaliaram a eficácia da fotobiomodulação na melhora da aparência do FEG, nas nádegas e coxas, em mulheres entre 18 e 55 anos, com grau II e III. Foi utilizado *laser* com comprimento de onda de 532 nm, 4 emissores de diodo e potência média de 17 mW por duas semanas de tratamento em um total de 6 sessões. Foi concluído que o tratamento isolado com a fotobiomodulação é seguro e eficaz para a melhora da aparência do FEG comparado ao tratamento placebo, além desta melhora ter se mantido após 4 semanas.[8]

Savoia *et al.* (2013) obervaram a ação da fotobiomodulação associada à terapia de vibração em homens e mulheres com idade entre 18 e 64 anos com FEG fibroso. O tratamento foi realizado 2 vezes por semana durante 4 semanas com *laser* (635 nm de comprimento de onda e 40 mW de potência) e uma plataforma de vibração que oscila de 4 a 25 Hz. O tempo total de cada sessão foi de 28 minutos. A combinação de ambos os recursos mostrou-se eficaz para resolução do FEG fibroso.[9]

Ultrassom

Assim como a fotobiomodulação, a utilização do ultrassom para FEG pode ser de forma isolada ou associada a outros recursos.[4] Sabe-se que esta terapêutica, além dos efeitos fisiológicos, também tem a capacidade de veiculação de substâncias através da pele (fonoforese).[4] Dentre os efeitos esperados desta terapêutica podemos citar: neovascularização, aumento da circulação, rearranjo e aumento da extensibilidade das fibras colágenas, melhora das propriedades mecânicas do tecido e aumento da permeabilidade das membranas, sendo este fator o que torna possível a penetração dos fármacos no organismo.[4]

O ultrassom pode ser utilizado em todos os graus do FEG. Em relação aos parâmetros, a literatura recomenda a utilização de 3 MHz de frequência, pois maiores frequências atingem tecidos mais superficiais, modo contínuo e intensidade de 0,8 W/cm² a 1,5 W/cm².[10] Silva *et al.* (2013) concluíram que 10 aplicações isoladas do ultrassom (Pulsado, 1,5 W/cm²) ou ultrassom associado à hialuronidase (fonoforese) foram eficazes na melhora do aspecto da pele em mulheres com FEG glútea (grau II).[11]

Há outros tipos de ultrassom como o ultrassom focalizado de alta intensidade que tem sido utilizado para melhora da aparência do FEG, embora haja pouca literatura, discute-se que este recurso cause alterações arquitetônicas no tecido adiposo subcutâneo, interrompendo a estrutura do FEG e suas respectivas depressões.[12] Moravvej *et al.* (2015) verificaram que a utilização do ultrassom focalizado (20-60 Hz, 0,5 a 3 W/cm², 30-45 minutos) associado à drenagem a vácuo foi eficaz na melhora da aparência do FEG em mulheres com adiposidade abdominal.[13]

Correntes Elétricas

Uma vez que o FEG apresenta dor e alterações no sistema circulatório e linfático, as correntes elétricas polarizadas, corrente galvânica e correntes diadinâmicas de Bernard são indicadas para melhora deste quadro.

A corrente galvânica pode ser utilizada de forma pura ou associada a drogas despolimerizantes (iontoforese).[4] Na forma pura tem como objetivo o aumento da circulação local que é mais evidente sob a polaridade negativa e na iontoforese a medicação promove a despolarização da substância fundamental amorfa.[4] Parienti (2001) recomenda a realização de 20 sessões de iontoforese no FEG, sendo que os resultados passam a ser notáveis a partir da sexta ou sétima sessão de ionização.[14]

As correntes diadinâmicas de Bernard são recomendadas, pois podem auxiliar na melhora da circulação e também podem promover analgesia. Para estimulação da circulação recomenda-se utilizar o modo curtos períodos (CP) e para diminuição dos processos dolorosos recomenda-se o modo difásico (DF).

As correntes excitomotoras têm como objetivo o fortalecimento muscular e são complementares ao tratamento do FEG. As contrações musculares rítmicas promovidas pelas correntes excitomotoras geram um efeito de bomba sobre os vasos sanguíneos e linfáticos e assim aumentam a circulação local. Rossi (2001) recomenda frequências de 0,5 a 60 Hz em sessões de 15 a 20 minutos de 2 a 3 vezes por semana,[15] sendo que os resultados são esperados a partir da 10ª sessão.[15]

Outra possibilidade de aplicação das correntes excitomotoras é a eletrolipoforese ou eletrolipólise, que consiste em uma técnica em que é utilizada uma corrente de baixa frequência associada a vários pares de agulhas (finas e longas) sendo estas posicionadas no tecido subcutâneo na área a ser tratada.[4,16] Essa técnica atua na destruição e eliminação de adipócitos e lipídios acumulados, estimula as trocas metabólicas e como efeito secundário, promove vasodilatação e aumento do fluxo sanguíneo, sendo estes efeitos de suma importância para o tratamento do FEG.[16] Estudos mostram que para eficácia da técnica recomenda-se a utilização de 10 sessões com frequência de aplicação de 5 a 50 Hz, sendo a mais comum 25 Hz.[16,17]

Radiofrequência

A radiofrequência é mais uma tecnologia que tem sido estudada para o tratamento do FEG. Consiste em uma radiação no espectroeletromagnético com uma frequência que varia de 3 KHz a 1 MHz.[18] A radiofrequência produz calor por conversão em camadas mais profundas da pele.[19] O aumento da temperatura no local promove a oxigenação, nutrição e vasodilatação local, além de ativar fibroblastos e estimular a contração de fibras colágenas.[18,19]

Na prática clínica, sistemas modernos de radiofrequência utilizam comumente três configurações: monopolar, bipolar e multipolar. A literatura apresenta que a radiofrequência monopolar é caracterizada pela geração de calor profundo, sendo utilizado um único eletrodo sobre a área tratada e uma placa de aterramento, sendo que a maior concentração de energia elétrica e, consequentemente, o calor está localizado próximo à área do eletrodo, porém, os resultados desta técnica são tardios e podem gerar desconforto ao indivíduo.[20] Em contrapartida, a utilização da radiofrequência bipolar promove aquecimento em uma profundidade mais limitada, com a penetração de aproximadamente metade da distância entre os dois eletrodos, sendo emitida uma corrente alternada rápida com distribuição de energia controlada, assim os resultados aparecem de maneira mais imediata quando comparados com a radiofrequência monopolar.[21,22] Com relação aos dispositivos multipolares, seu funcionamento é semelhante ao bipolar, porém, este consiste na utilização de três ou mais eletrodos com cargas positivas e negativas, que produzem aquecimento volumétrico homogêneo nas camadas superficiais e profundas, sendo essa configuração a que causa menor desconforto ao indivíduo.[20,23]

Wanitphakdeedecha *et al.* (2017) avaliaram a eficácia da radiofrequência multipolar no FEG abdominal de graus II e III.[24] Vinte e cinco mulheres foram tratadas por 8 semanas (1 ×/semana) com a radiofrequência octopolar de 1 MHz por 30 minutos.[24] Os autores concluíram que a radiofrequência foi favorável na melhora do aspecto do FEG e satisfação das pacientes.[24]

Atualmente a literatura demonstra que a radiofrequência, quando associada a outras técnicas[25] ou recursos eletroterapêuticos, desempenham respostas mais eficazes no tratamento do FEG.[18,25] Kapoor *et al.* (2017) realizaram um estudo em que foram associadas as técnicas de radiofrequência monopolar e o ultrassom no tratamento do FEG em 275 indivíduos com idade entre 29 a 66 anos. Após a realização de três sessões de tratamento, foi observado melhora na circulação local e do aspecto no FEG.[18]

Terapia por Ondas de Choque

A terapia por ondas de choque é caracterizada por um pulso de alta pressão (80 Mpa) em um intervalo de tempo extremamente curto.[26] Esta terapia produz ondas mecânicas de pressão que levam ao aumento da permeabilidade celular, da expressão gênica, dos fatores de crescimento, de proteínas entre outros mecanismos de sinalização celular[27] pela formação de microbolhas (cavitação) e aumento da temperatura local, que favorecem o efeito terapêutico.[26] Há quatro tipos de geradores de ondas de choque: o sistema eletro-hidráulico, o piezoelétrico, o eletromagnético e o pneumático, sendo os dois últimos mais utilizados na dermatofuncional.[26] O equipamento pode emitir dois tipos de ondas: focais (mais intensas e profundas) e radiais (menos intensas e mais superficiais).[26]

A eficácia da terapia por ondas de choque tem sido investigada nos últimos anos para o tratamento do FEG, uma vez que esta terapia é benéfica para melhora da elasticidade da pele e revitalização dérmica no FEG.[28] Os mecanismos pelos quais a terapia por ondas de choque atua no tecido subcutâneo não estão totalmente elucidados, porém, acredita-se que a onda de choque reduza os septos fibrosos e, consequentemente, suavize a pele afetada.[28] Além disso, a terapia por ondas de choque também atua na redução do linfedema[27,29] e na regulação positiva das células progenitoras endoteliais.[30]

A metanálise de Knobloch & Kraemer (2015) investigou a eficácia da terapia por ondas de choque no FEG em que foram incluídos 11 ensaios clínicos que abordaram a utilização da terapia por ondas de choque tanto radial quanto focalizada.[28] Os estudos demonstraram que ambos os dispositivos favoreceram a melhora do grau e do aspecto do FEG quando utilizado por uma ou duas sessões semanais num total de 6 a 8 sessões.[28] Além disso, foi evidenciado que a eficácia da terapia por ondas de choque foi mantida no acompanhamento de 3 a 6 meses.[28]

Essa técnica ainda se destaca por ser um método seguro e não invasivo que leva à restruturação da pele e do tecido subcutâneo, sendo um campo promissor para estudos e aplicações.[26]

OBESIDADE

O tecido adiposo é o principal reservatório energético do organismo e é composto, predominantemente, por células denominadas adipócitos.[4,31] A obesidade é definida como aumento generalizado do tecido adiposo resultante de um balanço energético onde a ingestão supera o gasto.[4] De acordo com a Organização Mundial da Saúde (OMS), o grau de obesidade pode ser definido pelo cálculo do IMC (índice de massa corpórea), obtido pela divisão da massa corpórea do indivíduo (em quilograma) pelo quadrado de sua altura (em metro), onde índices entre 25 e 29,9 indicam sobrepeso, de 30 a 39,9 obesidade e, acima de 40, obesidade mórbida.[7]

Mudanças na dieta e estilos de vida sedentários têm aumentado as taxas de obesidade,[7,32] no entanto, sua etiologia é multifatorial, está associada a fatores genéticos, metabólicos (baixo metabolismo basal), emocionais e sexo (mulheres têm maior predisposição ao depósito de gorduras).[4,7] Também pode ser agravada pela ingestão de drogas como antidepressivos, corticotireoides, anticoncepcionais, bloqueadores ß-adrenérgicos ou insulina, entre outros.[7] Sendo assim, conforme sua etiologia, pode ser classificada em obesidade endógena (5% dos casos) quando associada a causas hormonais, tumorais ou genéticas ou obesidade exógena (95% dos casos) quando é decorrente do aumento na ingestão de alimentos com pequeno gasto calórico.[4]

Há um crescimento consciente da necessidade de controlar a obesidade e o sobrepeso causado por sua associação e/ou predisposição ao desenvolvimento de doenças crônicas como *diabetes melittus* não dependente de insulina (tipo II), tumores,[32,33] doenças cardiovasculares (hipertensão arterial, insuficiência cardíaca congestiva e arterioesclerose),[7,33] doenças articulares degenerativas (gota, osteoartrite), esteatose hepática, apneia do sono, além de alterações posturais como aumento da lordose lombar e anteversão da pelve.[7,33]

O tratamento da obesidade não está relacionado somente com a diminuição da ingestão calórica, como também com o aumento do gasto energético pela atividade física e educação do paciente.[4] Além disso, em alguns casos há a necessidade de terapia medicamentosa, sendo assim o sucesso do tratamento demanda uma equipe multidisciplinar e a Fisioterapia também pode contribuir com a adição de agentes eletrofísicos que têm sido mais comumente utilizados na adiposidade localizada. Diante da escassez de estudos que associem agentes eletrofísicos no tratamento da obesidade, Sene-Fiorese *et al.* (2015) avaliaram o efeito do exercício associado à fotobiomodulação no perfil metabólico e na adiponectinemia em mulheres obesas. Os autores concluíram que a fotobiomodulação aplicada após os exercícios (aeróbico + resistência) diminuiu a porcentagem da massa adiposa, aumentou a massa muscular e a concentração de adiponectina comparado ao grupo-placebo.[34]

ADIPOSIDADE LOCALIZADA

A adiposidade localizada é caracterizada pelo aumento na espessura e consistência do tecido adiposo subcutâneo disposto no corpo de forma desordenada[35] e está relacionada com uma das maiores causas de insatisfação quanto ao contorno corporal e diminuição de autoestima.[36] O padrão de distribuição do tecido adiposo é hereditário e pode ser influenciado

CAPÍTULO 15 • TRATAMENTO DAS PRINCIPAIS DISFUNÇÕES ESTÉTICAS

por idade e sexo, sendo que nas mulheres a distribuição pode ser predominantemente na região inferior do corpo (quadris e coxas) e normalmente é denominada como adiposidade periférica ou ginoide.[4,7] Nos homens, o acúmulo de tecido adiposo pode ser maior na parte superior do corpo e é referido como adiposidade androide.[4,7]

Agentes eletrofísicos, como fotobiomodulação, ultrassom, radiofrequência e terapia por ondas de choque, têm sido estudados para o tratamento da adiposidade localizada. É importante ressaltar que estes agentes eletrofísicos podem ser utilizados de forma isolada e/ou associada, no entanto, estudos de alta qualidade são necessários para verificar a eficácia destes.

Fotobiomodulação

A terapia por fotobiomodulação tem sido indicada por alguns autores no tratamento da adiposidade localizada. Acredita-se que a ação da radiação *laser* desempenhe uma atividade bioquímica nos adipócitos por meio da estimulação mitocondrial e como consequência o aumento da adenosina trifosfato (ATP) e subsequente regulação da adenosina monofosfato (AMP), que causa a quebra de lipídios celulares nos adipócitos, convertendo os triglicerídeos em ácidos graxos e glicerol.[9,37]

Um estudo realizado por Nestor *et al.* (2012) avaliou a ação da fotobiomodulação no tratamento da adiposidade localizada em membros superiores de 40 mulheres.[38] Foi utilizado um *laser* de 5 diodos com 635 nm de comprimento de onda, 17 mW de potência e fluência 3,94 J/cm², com 6 sessões de tratamento durante 2 semanas.[38] Os autores concluíram que a fotobiomodulação reduziu de forma significativa a circunferência braquial das mulheres tratadas.[38]

A fotobiomodulação aplicada com um laser Nd:YAG (*neodymiun-doped yttrium alumminim garnet*) também pode ser utilizada para o tratamento da adiposidade localizada, uma vez que seus efeitos térmicos podem auxiliar na redução do tecido adiposo e também favorecer procedimentos cirúrgicos como a lipoaspiração.[37]

Ultrassom

O ultrassom terapêutico se destaca como uma técnica não invasiva no tratamento da adiposidade localizada, atua na lipólise do tecido adiposo pela promoção de ondas mecânicas que provocam a cavitação instável na membrana do adipócito e sua aplicação pode ser de forma não focalizada ou focalizada.[39] Diante de sua atuação, é um recurso que também pode ser utilizado previamente a um procedimento de lipoaspiração com o intuito de facilitar a extração do tecido adiposo.[10]

Vale ressaltar que apesar de observarmos na prática clínica a utilização do ultrassom não focalizado para melhora do contorno corporal, poucos são os estudos que o utilizaram de forma isolada para o tratamento da adiposidade localizada. A literatura apresenta maior eficácia dessa técnica quando associada a outros recursos elétricos como a utilização da corrente Aussie através da terapia combinada.[40]

Para o ultrassom não focalizado recomenda-se sua utilização no modo contínuo com frequência de ondas de 3 MHz e intensidade média espacial alta de 2 a 3 W/cm².[10] Milanesi *et al.* (2014) observaram a eficácia do ultrassom não focalizado na adiposidade localizada em mulheres, sendo constatada redução do tecido adiposo nas áreas do glúteo, coxa e tronco após 10 semanas de tratamento.[41] Discute-se que os efeitos adquiridos estejam relacionados tanto com os efeitos térmicos como não térmicos do ultrassom.[41]

O ultrassom focalizado de alta intensidade (*high-intensity focused ultrasound* - HIFU) tem sido usado como método extracorpóreo não invasivo para tumores por ablação.[36] A propagação não linear de ondas ultrassônicas nos tecidos induz as partículas na área focal a sofrerem forças mecânicas, o que resultará em considerável movimentação do tecido, promovendo efeitos biológicos.[36] Os efeitos biológicos resultam do aumento da temperatura e fenômeno mecânico, incluindo cavitação acústica e forças de radiação.[36] Sendo assim, as mudanças celulares promovidas pelo HIFU sobre a membrana do adipócito são: ruptura da membrana por cavitação, dano térmico, lise da membrana, podendo ocorrer quebra ou solubilização dos lipídios por ablação parcial ou total dos adipócitos, com destruição da membrana plasmática deles.[36,42] Este fenômeno é conhecido como adipocitólise.[36]

Fonseca *et al.* (2018) concluíram que a aplicação do ultrassom focalizado de alta intensidade diminuiu significativamente a cirtometria e a espessura da camada de gordura, sendo que foi observado, histologicamente, o rompimento de adipócitos e colapso de membranas.[36]

Radiofrequência

A radiofrequência é indicada para o tratamento da adiposidade localizada, pois sua estimulação térmica aumenta o metabolismo do adipócito por meio da degradação enzimática dos triglicerídeos mediada pela lipase, apoptose e ruptura dos adipócitos.[37] O aumento da temperatura produzido pela radiofrequência entre 42° e 45°C e mantida por no mínimo 15 minutos, leva à apoptose e morte celular programada, o que gera a desnaturação da membrana e a liberação de lipídios. Assim, elevar e manter a temperatura dos adipócitos acima do limiar apoptótico resulta em uma redução excessiva do volume de tecido adiposo.[43] A aplicação pode ser monopolar, bipolar ou multipolar e associada[18] ou não a outros recursos conforme a área a ser tratada.[37]

Manuskiati *et al.* (2009) verificaram a eficácia da radiofrequência para adiposidade de coxas e região abdominal em mulheres.[20] Foram realizadas 8 sessões, com eletrodo tripolar, frequência de 1 MHz e a potência variou de 20 a 28,5 W conforme a sensibilidade e a resposta da pele.[20] Os autores concluíram que a radiofrequência tripolar foi eficaz na redução da circunferência das regiões tratadas.[20]

Choi *et al.* (2018) avaliaram a eficácia e segurança da radiofrequência na melhora do contorno corporal da região abdominal.[43] O tratamento foi realizado com um dispositivo de radiofrequência de 27,12 MHz, aplicação sem contato com 1 cm de distância da região a ser tratada e aquecimento de até 43°C.[43] Após 6 sessões de tratamento (uma sessão por semana) foi observada a redução circunferencial da região abdominal e flancos.[43]

Terapia por Ondas de Choque

A terapia por ondas de choque é uma técnica recomendada para o tratamento da adiposidade localizada, principalmente nas regiões das costas, flancos ou abdome.[44] Acredita-se que sua indicação esteja relacionada com o fato de que altas energias geradas pelas ondas de choque levam à apoptose de células adiposas.[26]

Adatto *et al.* (2011) avaliaram a eficácia e segurança de 8 sessões de terapia por ondas de choque no tratamento da adiposidade localizada de 14 mulheres. Foi demonstrada uma diminuição significante na espessura do tecido adiposo subcutâneo e uma redução significante na circunferência das coxas; sendo assim foi concluído que esta técnica é segura e eficaz para o tratamento desta disfunção.[45]

ESTRIAS

As estrias são caracterizadas por atrofia tegumentar adquirida que surge a partir do rompimento de fibras elásticas e colágenas (responsáveis pela firmeza da pele). Possuem pouca quantidade de fibroblastos e substância amorfa abundante, ocasionando menor elasticidade e desidratação, gerando "cicatrizes" que geralmente apresentam-se dispostas de forma bilaterais, paralelas, lineares e perpendiculares às linhas da fenda cutânea (linhas de Langer).[4,7]

Clinicamente, as estrias podem apresentar aspectos avermelhados ou esbranquiçados de acordo com a fase que o processo de ruptura da pele se encontra. Inicialmente as estrias são lesões lineares, avermelhadas ou cor da pele, podendo ser discretamente elevadas ou deprimidas, além de poderem apresentar pruridos ou dor no local, sendo comumente chamadas de "estrias rubras". Em uma fase mais tardia, com o processo já consolidado, as estrias apresentam-se esbranquiçadas, caracterizadas pela diminuição e ruptura das fibras elásticas e colágenas, sendo assim denominadas de "estrias albas", sendo que nessa fase não podem ser revertidas.[4,46]

As estrias podem acometer ambos os sexos, ao longo de toda vida, porém, existe maior predominância para o sexo feminino, sendo mais frequentes nas regiões das nádegas, seios, coxas, abdome e costas.[47]

Com etiologia ainda desconhecida, acredita-se que geralmente essas lesões aparecem após a distensão excessiva ou abrupta da pele que desencadeia uma inflamação e, posteriormente, rompimento das fibras elásticas e colágenas. As estrias podem surgir como consequência de diversas situações: crescimento rápido durante a puberdade, aumento excessivo dos músculos por exercícios físicos exagerados, colocação de próteses, gravidez, obesidade, uso prolongado de corticosteroides tópicos, orais ou injetáveis e afecções de pele.[48,49]

Existem três teorias que buscam esclarecer a etiologia dessas lesões, sendo que a mais aceita é a teoria endocrinológica. Guirro e Guirro (2004) descrevem brevemente essas três teorias:

- *Teoria mecânica:* Nessa teoria acredita-se que o surgimento das estrias se dá pelo acúmulo exagerado de gordura no tecido adiposo, gerando danos às fibras elásticas e colágenas da pele, ou por estiramento "rápido" da pele, como por exemplo, na região abdominal em gestantes, na puberdade com o "estirão de crescimento", assim como a deposição de gordura em obesos;[4]
- *Teoria endocrinológica:* Essa teoria considera a teoria mecânica muito "simplista" e é a mais aceita na literatura. Defende-se a ideia de que o aparecimento das estrias está diretamente ligado ao estiramento da pele desgastada em consequência de alguma patologia e uso de medicamentos hormonais ou esteroides;[4]
- *Teoria infecciosa:* Essa teoria sugere que processos infecciosos são os responsáveis pelo aparecimento de estrias. Wiener (1947) relatou em seu estudo o surgimento de estrias em adolescentes com processos infeciosos como febre, hanseníase entre outras alterações. Porém, essa teoria não é muito aceita, já que a maioria dos estudos tem apresentado que a utilização de medicamentos está mais diretamente ligada ao surgimento das estrias que o próprio processo infecioso.[4]

Além dessas teorias, acredita-se que também exista uma relação genética e familiar, sendo observado que os pacientes que possuem uma grande quantidade de estrias apresentam diminuição da expressão de genes determinantes na formação do colágeno, elastina e fibronectina.[4]

O tratamento para as estrias representa um grande desafio clínico, pois a maioria não apresenta resultados satisfatórios, no entanto, vale ressaltar que o ideal é que o tratamento se inicie logo que elas surjam, quando se encontram com coloração avermelhada.

A maioria dos tratamentos conhecidos pode ser realizada de forma isolada ou associada, sendo a Fisioterapia uma alternativa muito requisitada em razão da diversidade de recursos que podem ser aplicados. Os tratamentos para essa disfunção visam à indução da síntese de colágeno e elastina através da regeneração e restauração da pele, restabelecendo a elasticidade cutânea e melhora do aspecto.[50,51] Abaixo listamos os agentes eletrofísicos mais utilizados para o tratamento deste tipo de disfunção: galvanopuntura e dermoabrasão.

Galvanopuntura

Essa técnica consiste em um equipamento gerador de corrente contínua filtrada com fluxo constante de elétrons em uma só direção, características da microcorrente galvânica. O equipamento é composto por dois eletrodos, um passivo (em placa) e um ativo especial, o qual possui uma fina agulha acoplada. Esta corrente estimula uma inflamação tecidual provocada pela inserção da agulha associada ao uso da corrente, com o objetivo de suavizar as estrias através da regeneração celular.[4,52]

Clinicamente essa técnica pode ser aplicada por equipamentos específicos (STRIAT®), em que a agulha já é acoplada ao eletrodo ativo, ou por meio de adaptação de uma caneta com agulha em equipamentos de corrente galvânica para a promoção do mesmo estímulo.

Esse método basicamente associa os efeitos intrínsecos da microcorrente galvânica e os processos envolvidos na inflamação aguda, em que o estímulo físico da agulha desencadeia um processo de reparação com o objetivo de restabelecer a integridade dos tecidos por meio da proliferação dos queratinócitos e a liberação de fatores de crescimento que promovem a deposição de colágeno pelos fibroblastos.[4,52]

Apesar de ser uma técnica invasiva superficial, é necessário questionar sempre o paciente quanto à sua predisposição para o surgimento de queloides. Se faz indispensável uma avaliação detalhada com relação à cor da pele, já que algumas tonalidades, como a pele negra, são mais predispostas a queloide.

Bitencourt *et al.* (2016) avaliaram a segurança e a eficácia da utilização da galvanopuntura (GG) no tratamento de estrias glúteas de 38 mulheres com idade média de 25 anos. Utilizou-se um equipamento comercial específico da GG com a agulha já acoplada ao eletrodo ativo, a 200 mA e um total de 10 sessões. Os resultados demonstraram que a técnica, além de fornecer melhor satisfação dos pacientes e melhora da aparência das estrias, não produziram danos inflamatórios sistêmicos, concluindo ser uma técnica eficaz e segura.

Dermoabrasão

Essa técnica é caracterizada pela esfoliação da pele por meio de um fluxo de microcristais com vácuo controlado que remove células envelhecidas da pele.[4,52] Há vários níveis de abrasão e estes estão relacionados com os seguintes fatores: nível de sucção, movimento e velocidade das manobras, tempo de exposição, número de repetições na mesma área e tipo de pele.[4] A fisioterapia atua nos níveis de abrasão superficial, que atinge somente a epiderme e o intermediário, que envolve a epiderme e parte da derme.[4]

A dermoabrasão é indicada para o tratamento de estrias uma vez que provoca lesão local que induz a regeneração tecidual, ocorre síntese proteica pelo estímulo dos fibroblastos e neovascularização.[10] Ferreira *et al.* (2018) abordaram o uso da dermoabrasão no tratamento de mulheres com estrias na região glútea. O estudo foi conduzido com um

CAPÍTULO 15 ▪ TRATAMENTO DAS PRINCIPAIS DISFUNÇÕES ESTÉTICAS

grupo tratado por dermoabrasão, outro com a galvanopuntura e um grupo-controle.[52] Os resultados demonstraram que, após 10 sessões de tratamento, houve diminuição na espessura das estrias das mulheres tratadas pela dermoabrasão comparado ao grupo-controle.[52]

ENVELHECIMENTO FACIAL

Envelhecer é um processo natural, lento, progressivo e irreversível, influenciado por fatores intrínsecos, que são inevitáveis em consequência do envelhecimento fisiológico sendo geneticamente determinado e fatores extrínsecos, que está diretamente relacionado com a qualidade de vida em que o organismo foi submetido.[4,53]

Dentre as diversas alterações decorrentes do processo natural do envelhecimento, acredita-se que o órgão humano que mais revela o envelhecimento é a pele, pois esta se torna delgada, com diminuição da secreção de glândulas e diminuição das fibras de colágeno e elastina, tornando o tecido mais rígido e com menor elasticidade, além da atrofia de melanócitos.[4] Em consequência dessas alterações aliadas à diminuição da velocidade de oxigenação e consequente desidratação ocorre o surgimento das rugas e flacidez tecidual.[53,54]

As rugas são formadas a partir das linhas de tensão, que estão distribuídas em todo nosso corpo, e tem como função fornecer extensibilidade a pele de acordo com as demandas naturais de cada região. As rugas se tornam permanentes com o passar dos anos em consequência da diminuição dos componentes naturais da pele, descritos anteriormente.

O surgimento das rugas nas regiões da face, pescoço, dorso da mão e antebraço são mais expressivas pelo fato dessas áreas sofrerem maiores influências de fatores extrínsecos, como a radiação solar. Além disso, algumas áreas como a face apresentam maior atividade muscular por meio de mímica/expressão facial.[4,55]

Com relação à classificação clínica, as rugas podem ser denominadas como rugas superficiais e rugas profundas. A principal diferença entre elas é o fato de as rugas profundas não sofrerem modificações quando a pele é "esticada". Acredita-se que nesse tipo de rugas as fibras elásticas são grossas e tortuosas, especificamente no local, e geralmente estas são consequências de fatores extrínsecos. Em contrapartida, as rugas superficiais são decorrentes do envelhecimento cutâneo cronológico e possuem alterações das fibras elásticas, sendo estas finas e enroladas, não somente no local como em toda região próxima à ruga, além de sofrerem alterações quando a pele é movimentada.[4]

A literatura ainda nos mostra que as rugas podem ser divididas em três categorias, sendo elas as rugas dinâmicas, estáticas e gravitacionais.[4,46]

- *Rugas dinâmicas:* São comumente conhecidas como "linhas de expressão", elas surgem a partir de movimentos da musculatura facial;
- *Rugas estáticas:* Decorrente da fadiga de estruturas da pele, elas estão presentes mesmo com a ausência de movimentos e são consequências da movimentação repetitiva da mímica facial;
- *Rugas gravitacionais:* São semelhantes às rugas estáticas e surgem a partir do envelhecimento cutâneo e da ptose de estruturas da pele.

As alterações decorrentes do envelhecimento apresentam diversas características que podem ser classificadas em diferentes graus, como descrito na tabela abaixo, com base na classificação do fotoenvelhecimento facial, segmentado pela idade, criada pelo dermatologista Dr. Richard Glogau, conforme demonstra o Quadro 15-1.

Quadro 15-1. Classificação do Fotoenvelhecimento Facial Segmentado pela Idade

Grau I	Grau II	Grau III	Grau IV
Leve	**Moderado**	**Avançado**	**Grave**
Ausência de rugas	Rugas dinâmicas	Rugas estáticas	Muita flacidez e rugas
Fotoenvelhecimento precoce	Fotoenvelhecimento precoce/moderado	Fotoenvelhecimento avançado	Fotoenvelhecimento grave
Discretas alterações de pigmentação	Lentigos senis precoces e visíveis	Discromias óbvias Telangiectasias	Pele amarelo-acinzentada
	Ceratoses	Ceratoses	Lesão cutânea
20 a 30 anos	30 a 40 anos	40 a 50 anos	Acima de 60 anos

Os tratamentos e intervenções utilizados para as consequências do envelhecimento facial são direcionados mais como abordagens preventivas do que curativas, já que determinadas consequências não podem ser revertidas em razão do processo natural do envelhecimento.

Fotobiomodulação

A ação da fotobiomodulação nas rugas está diretamente relacionada com o aumento do número de fibras de colágeno que, por consequência, aumentam a tensão epidérmica resultando em melhor aspecto da pele, porém, a literatura é escassa com relação à utilização deste recurso, havendo ainda grande discrepância na parametrização além da falta de conhecimento dos mecanismos de ação.[4,56,57] Além disso, vale ressaltar que não se deve irradiar as regiões muito próximas a cavidade ocular, pálpebras e região anterior do pescoço, pela proximidade à glândula tireoide.[4]

Radiofrequência

A radiofrequência pode ser utilizada no tratamento das consequências advindas do envelhecimento facial como flacidez e rugas. Acredita-se que o aquecimento gerado por essa técnica atue nas camadas mais profundas da pele, estimulando e remodelando fibrilas de colágeno e elastina o que proporciona uma melhora da elasticidade e da força tensora da pele.[58] O tratamento pode ser realizado de forma isolada ou associada a outros recursos.[59]

Han *et al.* (2018) avaliaram a segurança e eficácia da radiofrequência monopolar para o tratamento de rugas periorbitais. Foram realizadas 3 sessões com duas semanas de intervalo e foi constatado que após um mês do término do tratamento houve redução significante das rugas periorbitais.[60]

Gold *et al.* (2017) avaliaram um protocolo de alta energia de um combinado de radiofrequência bipolar e luz infravermelha na melhora do envelhecimento facial. Foi demonstrado que o protocolo utilizado foi seguro e efetivo para melhora das rugas faciais e rejuvenescimento facial da pele. Os resultados apareceram gradualmente durante o tempo e foram mantidos por no mínimo 6 meses após o tratamento.[59]

Kown *et al.* (2018) relataram que abordagens isoladas no tratamento do envelhecimento de pele flácida pode não ser tão efetivo, portanto, avaliaram a efetividade e segurança da combinação da radiofrequência monopolar e o ultrassom focalizado no levantamento

CAPÍTULO 15 • TRATAMENTO DAS PRINCIPAIS DISFUNÇÕES ESTÉTICAS

e flacidez facial. Foi realizada uma sessão de tratamento e os pacientes foram reavaliados após 20 semanas do mesmo. Foi observada melhora significativa na flacidez da pele, na satisfação dos pacientes, além do aumento do número de fibras de colágeno na derme. Sendo assim, a combinação dos recursos mostrou-se eficaz no rejuvenescimento facial.[61]

Ultrassom Focalizado

O ultrassom focalizado intenso é uma tecnologia não invasiva para o *lifting* facial.[62] Uma característica importante é a sua capacidade de atingir tecidos mais profundos comparado a outras tecnologias.[62] O ultrassom focalizado produz pequenas lesões microtérmicas em profundidades bem definidas na derme até a camada fibromuscular, causa contração tecidual induzida termicamente com subsequente formação do colágeno e, assim, torna-se um recurso importante para a melhora da rigidez e rejuvenescimento da pele.[61]

Sua utilização pode ser de forma associada a outros recursos como supracitado no estudo de Kown *et al.* (2018), ou isoladamente, como no estudo de Sue *et al.* (2016), que avaliaram a segurança e a eficácia do ultrassom focalizado intenso no rejuvenescimento facial. Vinte e oito indivíduos com flacidez facial relacionada com a idade receberam 3 sessões em um intervalo de 4 semanas. Após o tratamento e no acompanhamento de 3 meses foi observada melhora da flacidez da pele, satisfação dos pacientes, além de, histologicamente, ter sido observado aumento das fibras colágenas comparado à avaliação pré-tratamento. Sendo assim, os autores concluíram que o ultrassom focalizado intenso é seguro e eficaz para rejuvenescimento facial.[62]

Eletrolifting

O envelhecimento facial também pode ser tratado pela técnica de *eletrolifting*, que tem como finalidade produzir um "levantamento" (*lifting*) da pele e de estruturas adjacentes que visa à atenuação de rugas e linhas de expressão.[10] É um método invasivo, mas superficial, que associa os efeitos de um eletrodo em forma de agulha com uma corrente contínua (galvânica), sendo também denominado como "Galvanopuntura" ou "Microgalvanopuntura".[10] A agulha provoca uma lesão traumática na epiderme e associada aos efeitos da corrente galvânica gera um processo inflamatório em que ocorre a vasodilatação seguida da estimulação de fibroblastos e consequente formação de fibras colágenas e elastinas importantes para dissimulação parcial ou total das linhas de expressão e suas variações.[4,10]

A execução da técnica pode ser de três formas: deslizamento da agulha dentro do canal da ruga, penetração da agulha em pontos adjacentes e no interior da ruga e escarificação em que a agulha é posicionada a 90° graus e é realizado deslizamento no canal da ruga.[4] A intesidade da corrente é dada pela sensibilidade do paciente conforme cada região de aplicação.[4] É importante destacar que a execução da técnica deve ser feita com cautela uma vez que aplicada incorretamente pode gerar uma lesão antiestética (corte, arranhão e/ou sangramento).[10]

CONSIDERAÇÕES FINAIS

A Fisioterapia Dermatofuncional é uma área promissora no tratamento das disfunções estéticas. Observa-se clinicamente que a utilização de diversos agentes eletrofísicos tem-se tornado cada vez mais comum, no entanto, a quantidade de estudos científicos de alta qualidade ainda é precária. Diante da importância da aplicação de agentes eletrofísicos nestas disfunções, torna-se relevante que ensaios clínicos controlados randomizados de alta qualidade sejam realizados para verificar a eficácia destes recursos em relação à sua aplicação isolada ou associada a outras terapias, bem como as possibilidades de parâmetros e frequência dos tratamentos.

REFERÊNCIAS BIBLIOGRÁFICAS

1. COFFITO - Conselho Federal de Fisioterapia e Terapia Ocupacional. [Online] Disponível em: https://www.coffito.gov.br.
2. ABRAFIDEF - Associação Brasileira de Fisioterapia Dermatofuncional. [Online] Disponível em: www.abrafidef.org.br.
3. Ferreira LL, Abe HT. Treatment of fiber edema geloid with radiofrequency. Rev Pesq Fisioter. 2014;4(3):206-14.
4. Guirro E, Guirro R. Fisioterapia Dermato-Funcional: fundamentos, recursos, patologias. 3. ed. Barueri: Manole; 2004. p. 560.
5. Friedmann DP, Vick GL, Mishra V. Cellulite: A review with a focus on subcision. Clin Cosmet Investig Dermatol. 2017;10:17-23.
6. Frederico MR, Gomes SVC, Melo VC, Martins RB, Lauria MC, Moura RL, et al. Tratamento de celulite (PaniculopatiaEdemato Fibroesclerótica) utilizandofonoforese com substância acoplanteà base de hera, centella asiática ecastanha da índia. Fisioter Ser. 2006;1(1):6-10.
7. Milani GB, Maria S, João A, Farah EA. Fundamentos da Fisioterapia dermato-funcional: revisão de literatura. Fisioter Pesq. 2006;12(3):37-43.
8. Jackson RF, Roche GC, Shanks SC. A double-blind, placebo-controlled randomized trial evaluating the ability of low-level laser therapy to improve the appearance of cellulite. Lasers Surg Med. 2013;45(3):141-7.
9. Savoia A, Landi S, Vannini F, Baldi A. Low-level laser therapy and vibration therapy for the treatment of localized adiposity and fibrous cellulite. Dermatol Ther. 2013;3(1):41-52.
10. Borges FS. Dermato-funcional: modalidades terapêuticas nas disfunções estéticas. Ed. Phorte; 2006. p. 541.
11. Silva CM, de Mello Pinto MV, Barbosa LG, Filho SDDS, Rocha LLV, Gonçalves RV. Effect of ultrasound and hyaluronidase on gynoid lipodystrophy type II - An ultrasonography study. J Cosmet Laser Ther. 2013;15(4):231-6.
12. Juhász M, Korta D, Mesinkovska NA. A review of the use of ultrasound for skin tightening, body contouring, and cellulite reduction in dermatology. Dermatologic Surg. 2018;44(7):949-63.
13. Moravvej H, Akbari Z, Mohammadian S, Razzaghi Z. Focused ultrasound lipolysis in the treatment of abdominal cellulite: an open-label study. J lasers Med Sci. 2015;6(3):102-5.
14. Parienti IJ. Medicina estética. São Paulo; Andrei; 2001. p. 298.
15. Rossi MH. Dermatopaniculopatias e ultra-som. Material do IBRAPE; 2001.
16. Machado GC, Vieira RB, Oliveira NML de, Lopes CR. Análise dos efeitos do ultrassom terapêutico e da eletrolipoforese nas alterações decorrentes do fibroedema geloide. Fisioter em Mov. 2011;24(3):471-9.
17. Valls MGC, Queiroz ES, Meneghetti CHZ, Giusti HHKD. Análise dos efeitos da eletrolipólise no tratamento do fibro edema gelóide por meio da biofotogrametria computadorizada. Fisioter Bras. 2012;13(1):54-8.
18. Kapoor R, Shome D, Ranjan A. Use of a novel combined radiofrequency and ultrasound device for lipolysis, skin tightening and cellulite treatment. J Cosmet Laser Ther. 2017;19(5):266-74.
19. Fritz K, Salavastru C, Gyurova M. Clinical evaluation of simultaneously applied monopolar radiofrequency and targeted pressure energy as a new method for noninvasive treatment of cellulite in postpubertal women. J Cosmet Dermatol. 2018;17(3):361-4.
20. Manuskiatti W, Wachirakaphan C, Lektrakul N, Varothai S. Circumference reduction and cellulite treatment with a tripollar radiofrequency device. J Am Acad Dermatol. 2009;60(3):AB188.
21. Jimenez Lozano JN, Vacas-Jacques P, Anderson RR, Franco W. Effect of fibrous septa in radiofrequency heating of cutaneous and subcutaneous tissues: computational study. Lasers Surg Med. 2013;45(5):326-38.

CAPÍTULO 15 • TRATAMENTO DAS PRINCIPAIS DISFUNÇÕES ESTÉTICAS

22. Elsaie ML. Cutaneous remodeling and photorejuvenation using radiofrequency devices. Indian J Dermatol. 2009;54(3):201-5.
23. Malerich Bs SA, Nassar AH, Dorizas AS, Sadick Md NS. Radiofrequency: an update on latest innovations. J Drugs Dermatol. 2014;13(11):1331-5.
24. Wanitphakdeedecha R, Sathaworawong A, Manuskiatti W, Sadick NS. Efficacy of multipolar radiofrequency with pulsed magnetic field therapy for the treatment of abdominal cellulite. J Cosmet Laser Ther 2017;19(4):205-9.
25. Hexsel DM, Siega C, Schilling-Souza J, Porto MD, Rodrigues TC. A bipolar radiofrequency, infrared, vacuum and mechanical massage device for treatment of cellulite: A pilot study. J Cosmet Laser Ther. 2011;13(6):297-302.
26. Modena DAO, da Silva CN, Grecco C, Guidi RM, Moreira RG, Coelho AA, et al. Extracorporeal shockwave: mechanisms of action and physiological aspects for cellulite, body shaping, and localized fat – Systematic review. J Cosmet Laser Ther. 2017;19(6):314-9.
27. Kim IG, Lee JY, Lee DS, Kwon JY, Hwang JH. Extracorporeal shock wave therapy combined with vascular endothelial growth factor-C hydrogel for lymphangiogenesis. J Vasc Res. 2013;50(2):124-33.
28. Knobloch K, Kraemer R. Extracorporeal shock wave therapy (ESWT) for the treatment of cellulite - A current metaanalysis. Int J Surg 2015;24:210-7.
29. Bae H, Kim HJ. Clinical outcomes of extracorporeal shock wave therapy in patients with secondary lymphedema: A pilot study. Ann Rehabil Med. 2013;37(2):229-34.
30. Raabe O, Shell K, Goessl A, Crispens C, Delhasse Y, Eva A, et al. Effect of extracorporeal shock wave on proliferation and differentiation of equine adipose tissue-derived mesenchymal stem cells in vitro. Am J Stem Cells. 2013;2(1):62-73.
31. Weyer C, Pratley RE, Snitker S, Spraul M, Ravussin E, Tataranni PA. Ethnic differences in insulinemia and sympathetic tone as links between obesity and blood pressure. Hypertens (Dallas, Tex 1979) 2000;36(4):531-7.
32. Lee CH, Cheung B, Yi G-H, Oh B, Oh YH. Mobile health, physical activity, and obesity. Medicine (Baltimore). 2018;97(38):e12309.
33. Miwa H, Kino M, Han LK, Takaoka K, Tsujita T, Furuhata H, et al. Effect of ultrasound application on fat mobilization. Pathophysiol Off J Int Soc Pathophysiol. 2002;9(1):13.
34. Sene-Fiorese M, Duarte FO, De Aquino Junior AE, Campos RMDS, Masquio DCL, Tock L, et al. The potential of phototherapy to reduce body fat, insulin resistance and "metabolic inflexibility" related to obesity in women undergoing weight loss treatment. Lasers Surg Med. 2015;47(8):634-42.
35. den Boer MAM, Berbée JFP, Reiss P, van der Valk M, Voshol PJ, Kuipers F, et al. Ritonavir impairs lipoprotein lipase-mediated lipolysis and decreases uptake of fatty acids in adipose tissue. Arterioscler Thromb Vasc Biol. 2006;26(1):124-9.
36. Fonseca VM, Campos PS, Certo TF, de-Faria LT, Juliano PB, Cintra DE, et al. Efficacy and safety of noninvasive focused ultrasound for treatment of subcutaneous adiposity in healthy women. J Cosmet Laser Ther. 2018;1-10.
37. Friedmann DP. A review of the aesthetic treatment of abdominal subcutaneous adipose tissue. Dermatologic Surg. 2015;41(1):18-34.
38. Nestor MS, Zarraga MB, Park H. Effect of 635nm low-level laser therapy on upper arm circumference reduction: A double-blind, randomized, sham-controlled trial. J Clin Aesthet Dermatol. 2012;5(2):42-8.
39. Zhou B, Leung BYK, Sun L. The effects of low-intensity ultrasound on fat reduction of rat model. Biomed Res Int. 2017;2017:4701481.
40. Canela VC, Crivelaro CN, Ferla LZ, Pelozo GM, Azevedo J, Liebano RE, et al. Synergistic effects of combined therapy: Nonfocused ultrasound plus Aussie current for noninvasive body contouring. Clin Cosmet Investig Dermatol. 2018;11:203-12.
41. Milanese C, Cavedon V, Piscitelli F, Zancanaro C. Effect of low-intensity, low-frequency ultrasound treatment on anthropometry, subcutaneous adipose tissue, and body composition of young normal weight females. J Cosmet Dermatol. 2014;13(3):202-7.

42. Pereira JX, Cavalcante Y, Wanzeler de Oliveira R. The role of inflammation in adipocytolytic nonsurgical esthetic procedures for body contouring. Clin Cosmet Investig Dermatol. 2017;10:57-66.
43. Choi SY, Kim YJ, Kim SY, Lee WJ, Chang SE, Lee MW, et al. Improvement in abdominal and flank contouring by a novel adipocyte-selective non-contact radiofrequency device. Lasers Surg Med. 2018;50(7):738-44.
44. Ferraro GA, De Francesco F, Cataldo C, Rossano F, Nicoletti G, D'Andrea F. Synergistic effects of cryolipolysis and shock waves for noninvasive body contouring. Aesthetic Plast Surg. 2012;36(3):666-79.
45. Adatto MA, Adatto-Neilson R, Novak P, Krotz A, Haller G. Body shaping with acoustic wave therapy AWT(®)/EPAT(®): randomized, controlled study on 14 subjects. J Cosmet Laser Ther. 2011;13(6):291-6.
46. Kede MPV, Sabatovich O. Dermatologia estética, 3.ed. (CIDADE?): Athenas; 2015.
47. Elsaie M, Baumann L, Elsaaiee L. Striae distensae (stretch marks) and different modalities of therapy: an update. Dermatol Surg. 2009;35(4):563-73.
48. Korgavkar K, Wang F. Stretch marks during pregnancy: a review of topical prevention. Br J Dermatol. 2015 Mar;172(3):606-15.
49. Liu L, Ma H, Li Y. Interventions for the treatment of stretch marks: a systematic review. Cutis. 2014 Aug;94(2):66-72.
50. Angelis F, Kolesnikova L, Renato F, Liguori G. Treatment of striae distensae in Fitzpatrick skin Types II to IV: Clinical and histological. Results J. 2013;31(4):411-9.
51. Ryu H, Kim S, Jung H, Ryoo Y, Lee K, Cho J. Clinical improvement of striae distensae in Korean patients using a combination of fractionated microneedle radiofrequency and fractional carbon dioxide laser. Am Soc Dermatol Surg. 2013;39:1452-8.
52. Ferreira ACR, Guida ACP, Arruda A, Parisi JR, Sousa L. Galvano-puncture and dermabrasion for striae distensae: a randomized controlled trial. J Cosmet Laser Ther. 2018;1-5.
53. Press D. Role of adipose tissue in facial aging. Clin Interv Aging. 2017;2:2069-76.
54. DiLoreto R, Murph CT. The cell biology of aging. Mol Biol Cell. 2015;26(25):4524-31.
55. Gomes RK, Damazio MG. Cosmetologia: descomplicando os principios ativos, 3.ed. São Paulo; LMP; 2009.
56. Russell BA, Kellett N, Reilly LR. A study to determine the efficacy of combination LED light therapy (633 nm and 830 nm) in facial skin rejuvenation. J Cosmet Laser Ther. 2005;7(3-4):196-200.
57. Kim H-K, Choi J-H. Effects of radiofrequency, electroacupuncture, and low-level laser therapy on the wrinkles and moisture content of the forehead, eyes, and cheek. J Phys Ther Sci. 2017;29:290-4.
58. Giraldo JCS. Experiência personal em El manejo de La flaccidez corporal com radiofrequência. An do XVI Congr Mund Med Estética. 2007;11-4.
59. Gold MH, Biesman BS, Taylor M. Enhanced high-energy protocol using a fractional bipolar radiofrequency device combined with bipolar radiofrequency and infrared light for improving facial skin appearance and wrinkles. J Cosmet Dermatol. 2017;16(2):205-9.
60. Han SH, Yoon YM, Lee YW, Choe YB, Ahn KJ. Usefulness of monopolar thermal radiofrequency treatment for periorbital wrinkles. Ann Dermatol. 2018;30(3):296-303.
61. Kwon HH, Lee W, Choi SC, Jung JY, Bae Y, Park G. Combined treatment for skin laxity of the aging face with monopolar radiofrequency and intense focused ultrasound in Korean subjects. J Cosmet Laser Ther. [Online] 2018;00(00):1-5.
62. Suh DH, Kim DH, Lim HK, Lee SJ, Song KY, Kim HS. Intense focused ultrasound (IFUS) with a modified parameter on facial tightening: A study on its safety and efficacy. J Cosmet Laser Ther. 2016;18(8):448-51.

FISIOTERAPIA NO PRÉ E PÓS-OPERATÓRIO DE CIRURGIAS PLÁSTICAS

CAPÍTULO 16

Stella Pelegrini • Richard Eloin Liebano

DEFINIÇÃO

A Cirurgia Plástica é uma especialidade cirúrgica com o objetivo de reconstrução de estruturas faciais e/ou corporais que apresentam alterações anatômicas ou funcionais, contribuindo para a melhora das condições estéticas e da qualidade de vida.[1] Há dois tipos de cirurgia plástica: Cirurgia Plástica Reparadora e Cirurgia Plástica Estética. A Cirurgia Plástica Reparadora está relacionada com a deformidade congênita ou adquirida e tem como objetivo melhorar o estado funcional do indivíduo, aproximando-o do conceito de normalidade. Já a Cirurgia Plástica Estética é realizada para dar nova forma às estruturas normais do corpo; com o objetivo melhorar a aparência e corrigir aspectos inestéticos. Vale ressaltar que a funcionalidade se mantém preservada.[2-4]

TIPOS DE CIRURGIAS PLÁSTICAS ESTÉTICAS

Entre as cirurgias plásticas estéticas mais realizadas encontra-se a abdominoplastia, que tem por objetivo a remoção de tecido cutâneo excessivo entre a cicatriz umbilical e a região suprapúbica, transposição umbilical e plicatura do músculo reto abdominal, indicada para flacidez tissular pós-cirurgia bariátrica e mudanças fisiológicas que tenham ocorrido durante a gestação como, por exemplo, estrias e diástase abdominal.[5,6]

A lipoaspiração tem o objetivo de remover a gordura localizada subcutânea por meio de uma cânula de metal que destrói mecanicamente alguns adipócitos, que são aspirados por um equipamento a vácuo; pode ser realizada em diversas regiões como: abdome, flancos, região das costas, coxas ou região de papada facial.[7,8]

Mastoplastia é a cirurgia de mama que pode ser redutora ou de aumento. Na mastoplastia redutora é removido o excesso de pele e a gordura, e na mastoplastia de aumento é introduzido no plano subglandular ou submuscular, um implante mamário. Ambas têm como objetivo estético a harmonia mamária, sendo indicadas para ptose mamária e queixas insatisfatórias de tamanho de mama. A mastoplastia de aumento também é indicada para casos de mastectomia pós-câncer de mama.[9,10]

A ritidoplastia é uma cirurgia de redução de rugas e flacidez com o objetivo de retardar o envelhecimento cutâneo e promover um aspecto facial mais jovial.[11]

Independente da cirurgia plástica realizada, estética ou reparadora, todas são invasivas e ocorre uma dissecção extensa de tecidos moles, o que leva a traumas pós-cirúrgicos, definidos a seguir.

211

FISIOPATOLOGIA DO TRAUMA CIRÚRGICO
Sinais e Sintomas
Edema e Seroma
O edema é caracterizado por um acúmulo de líquido no interstício proveniente do excesso de proteínas plasmáticas, sendo formado quando o fluxo linfático excede a capacidade de transporte do sistema linfático.[12] No caso das cirurgias plásticas, o edema pós-operatório ocorre por traumatismos nos vasos sanguíneos e linfáticos e pela ação de mediadores químicos inflamatórios que são liberados após a lesão. Já o seroma é o acúmulo de líquido com predomínio de neutrófilos e proteínas que ocorrem por secção de canais linfáticos e por espaço morto decorrente do extenso descolamento do retalho cirúrgico.[13,14]

Equimose e Hematoma
A equimose é considerada uma mancha de pele, resultante do extravasamento de hemácias no tecido cutâneo superficial, por ruptura de vasos sanguíneos. O hematoma é uma coleção de sangue ocasionado também pela ruptura de vasos sanguíneos, porém, de maior calibre, localizado em algum espaço morto[13] podendo ser em órgão ou tecido.

Fibrose
É um evento fisiológico do organismo em resposta a um estímulo cicatricial após algum trauma. Ocorre formação de tecido conjuntivo para a ocorrência do processo de reparação tecidual e dependendo do trauma, esse processo pode pode ocorrer de forma excessiva.

Deiscência
É a abertura espontânea de suturas cirúrgicas no pós-operatório e caso não seja diagnosticada ou tratada brevemente, pode levar a infecções, hérnias e a uma cicatriz inestética.

FISIOTERAPIA NO PRÉ-OPERATÓRIO
A Fisioterapia na cirurgia plástica inicia-se no atendimento ao paciente na fase pré-operatória com o objetivo de minimizar possíveis complicações pós-cirúrgicas e tornar a recuperação cirúrgica mais rápida, eficiente e funcional.[15,16]

Na fase pré-operatória, é importante uma anamnese detalhada e que contenha informações sobre hábitos de vida não saudáveis, como o tabagismo, por exemplo, que pode trazer complicações no pós-cirúrgico, como alterações vasculares pelo risco de uma trombose venosa, alterações posturais, pigmentação cutânea, pelo risco de uma cicatriz inestética entre outros fatores que podem ser minimizados nas sequelas no pós-cirúrgico.

Deve-se também avaliar o sistema muscular e tegumentar, como também fornecer orientações ao paciente sobre a cirurgia, o pós-cirúrgico e os resultados esperados.[16]

Terapia Manual
No pré-operatório pode ser realizada massagem clássica e drenagem linfática manual com os objetivos específicos de cada técnica, proporcionando relaxamento físico e mental ao paciente, que tende a ficar ansioso e tenso antes da cirurgia.

A massagem clássica proporciona aumento da nutrição tecidual pelo estímulo circulatório sanguíneo e relaxamento muscular pela atuação de manobras específicas,[17] além da estimulação tátil que tem um significado fundamental para o desenvolvimento dos relacionamentos emocionais.[18] Por meio da massagem clássica pode-se, também, utilizar a

CAPÍTULO 16 • FISIOTERAPIA NO PRÉ E PÓS-OPERATÓRIO DE CIRURGIAS PLÁSTICAS

hidratação corporal, com princípios ativos que proporcionem hidratação do tecido como ureia, óleo de semente de uva e amêndoas.

A drenagem linfática manual tem como objetivo drenar o excesso de fluido acumulado nos espaços intersticiais, manter o equilíbrio de pressões tissulares e hidrostáticas que podem estar alteradas no pré-operatório, e auxiliar na recuperação pós-cirúrgica para minimizar sequelas.[19]

Cinesioterapia

A cinesioterapia engloba diversos exercícios como as mobilizações articulares, alongamentos e fortalecimentos que são indicados no pré-operatório de cirurgias plásticas com o objetivo de prevenir e/ou reabilitar componentes musculoesqueléticos que já apresentam alguma disfunção e que podem ser agravados no pós-operatório, como posturas antálgicas. A seguir são citados os principais benefícios:

- Manutenção e ganho de amplitude de movimento;
- Redução de encurtamentos musculares;
- Auxílio na circulação sanguínea e linfática;
- Aumento da nutrição da cartilagem articular;
- Redução de dores;
- Aumento da força muscular;
- Estímulo do condicionamento cardiovascular e respiratório;
- Relaxamento muscular;
- Melhora postural.

Eletrotermofototerapia

A utilização de agentes eletrofísicos como calor e correntes elétricas na fase que antecede a cirurgia plástica é indicada conforme o tipo de cirurgia a ser realizada. É utilizada como um recurso auxiliar na preparação desses tecidos a fim de minimizar sequelas pós-cirúrgicas, melhorar resultados estéticos e favorecer uma recuperação cirúrgica mais rápida, eficiente e funcional.

FISIOTERAPIA NO PÓS-OPERATÓRIO

A Fisioterapia no pós-operatório de cirurgia plástica tem papel importante no reparo tecidual, uma vez que pode prevenir possíveis complicações, acelerar o retorno do paciente às atividades de vida diária e promover resultados funcionais e estéticos satisfatórios.[20-23]

É imprescindível o encaminhamento à Fisioterapia o mais precocemente possível com o objetivo de prevenir ou minimizar possíveis complicações pós-operatórias, como:

- Quadro inflamatório intenso;
- Equimoses;
- Hematomas;
- Edema prolongado;
- Seromas;
- Irregularidades na pele;
- Hiperpigmentação;
- Necroses da pele;
- Cicatrizes inestéticas (fibrose e aderências teciduais);
- Deiscências cicatriciais;

214 PARTE VI • FISIOTERAPIA DERMATOFUNCIONAL

- Alterações na sensibilidade da pele;
- Dor.

A conduta fisioterapêutica vai depender do tipo de cirurgia plástica realizada, do tempo de pós-cirúrgico, de uma anamnese detalhada e das indicações e contraindicações das técnicas de reabilitação.

Massagem Clássica

A massagem clássica produz aumento do fluxo sanguíneo, o que proporciona maior nutrição tecidual que favorece o reparo do tecido lesionado e gera benefícios ao organismo.[4,16,24] A aplicação da massagem tem como objetivo manipular os tecidos moles do corpo com o propósito de produzir efeitos sobre diversos sistemas orgânicos como o nervoso, muscular, respiratório e circulatório.[25] As manobras devem ser realizadas, principalmente, em membros inferiores com o objetivo de estimular o retorno venoso e prevenir possíveis edemas como também flebites ou eventos tromboembólicos.[16]

O alívio da dor e o sentimento de bem-estar são outros efeitos também proporcionados pela massagem clássica. Após a cirurgia plástica os pacientes apresentam dor, principalmente nas regiões manipuladas como também em região das costas por tensões e posicionamentos. Nesses casos pode-se realizar a massagem com o objetivo de minimizar a dor pela liberação de opioides endógenos e pelo efeito da teoria das comportas. A massagem também promove a liberação de serotonina e dopamina, melhorando o humor e o bem-estar desses pacientes.[26-28]

As manobras que compõem a massagem clássica são a de deslizamento superficial e profundo, amassamento, fricção, percussão e vibração.[29] Cada manobra possui seus efeitos fisiológicos isolados e podem ser realizadas no corpo todo ou na incisão cirúrgica com o objetivo de minimizar ou prevenir aderências cicatriciais.

A massagem clássica pode ser realizada também com o objetivo de evitar aderências ou até mesmo romper fibroses já instaladas, por meio de manobras de deslizamentos e fricções com auxílio de um hidratante, de preferência neutro, para evitar riscos de dermatites na região.[30,31]

Pode ser realizada todos os dias, durante um tempo aproximado de 10 minutos, porém, é de extrema importância uma avaliação detalhada para saber a fase de reparo tecidual que o tecido se encontra para não ocorrer rupturas dermoepidérmicas, que podem prejudicar a cicatrização.[28]

Drenagem Linfática Manual

Tanto na cirurgia plástica estética quanto na reparadora, por ocorrerem traumas na pele e em camadas subjacentes, há rupturas de capilares sanguíneos e linfáticos levando ao aumento do líquido intersticial, ocasionando o edema pós-operatório.

A drenagem linfática manual é um dos principais e mais realizados recursos da Fisioterapia no pós-operatório de cirurgias plásticas, com o objetivo de reduzir o edema, as equimoses e a dor, evitar fibroses teciduais e melhorar a funcionalidade. A drenagem linfática manual é uma técnica antiga que deve ser realizada por profissionais qualificados que possuem extremo conhecimento de anatomia e fisiologia do corpo humano, além do entendimento de cada procedimento cirúrgico e suas possíveis sequelas. Deve ser realizada com manobras superficiais e suaves, mobilizando líquidos presentes em tecidos superficiais, sem causar qualquer desconforto ou dor ao paciente.[32] Esse líquido em excesso será reabsorvido pelo sistema linfático por meio de manobras específicas que seguem o

CAPÍTULO 16 • FISIOTERAPIA NO PRÉ E PÓS-OPERATÓRIO DE CIRURGIAS PLÁSTICAS

sentido do fluxo linfático, sendo realizadas manobras no sentido de proximal para distal e respeitando a contratilidade própria da musculatura lisa do vaso linfático. Não há necessidade da utilização de cremes ou óleos para realização das manobras. Como a drenagem linfática é indicada no período pós-operatório recente, muitas vezes iniciando-se na fase inflamatória da reparação tecidual, torna-se contraindicado gerar aquecimento tecidual por estímulo de deslizamento ou fricções. Portanto, as manobras de drenagem linfática manual em pós-operatório devem ser realizadas sem ocorrência de estiramentos excessivos do tecido cutâneo e sem a produção de hiperemia.

O bloqueio dos vasos linfáticos superficiais nos locais das incisões cirúrgicas faz com que aumente o edema na região e como consequência, há maior dificuldade de reabsorção fisiológica desse edema. Por esse motivo, Carlucci, em 1980, criou a drenagem linfática reversa, sendo um método de drenagem linfática que procura direcionar o edema para as vias que se mantêm íntegras após as incisões cirúrgicas, até a reconstrução dos vasos.[4,33] Um dos exemplos da utilização da drenagem linfática reversa é na abdominoplastia. Como já comentado no início do capítulo sobre a técnica cirúrgica, a incisão é infraumbilical baixa ou suprapúbica comprometendo a drenagem fisiológica da linfa por vias linfáticas infraumbilicais para os linfonodos inguinais. Nesse caso é necessário o direcionamento do fluxo linfático para os linfonodos axilares, com o objetivo de buscar apenas as vias linfáticas íntegras, por essas vias alternativas, conhecidas como reversas, para não haver aumento de edema e possíveis aderências cicatriciais.[34]

Ultrassom Terapêutico

As ondas ultrassônicas são produzidas pela vibração mecânica de um meio sólido, líquido ou gasoso. Para serem utilizadas terapeuticamente são necessárias frequências de oscilação mecânica no espectro de 1 a 3 MHz.[35] O ultrassom terapêutico com frequência de 3 MHz é absorvido mais superficialmente que o ultrassom terapêutico com frequência de 1 MHz com maior comprimento de onda. Desta forma, para reabilitação no pós-operatório de cirurgia plástica é indicado o uso do ultrassom terapêutico com frequência de 3 MHz, com o objetivo de atingir a pele e a hipoderme.[36]

O ultrassom terapêutico é um recurso utilizado no pós-operatório de cirurgia plástica com diversos objetivos. Esses objetivos dependem do tipo de cirurgia, da fase de reparação tecidual e dos sinais clínicos apresentados pelo paciente. Entre os efeitos físicos do ultrassom terapêutico encontram-se os efeitos térmicos (produção de calor) e os não térmicos (movimento de fluidos e alteração da permeabilidade da membrana celular).[13]

No pós-operatório imediato (fase inflamatória), o ultrassom terapêutico pode ser utilizado para reabsorção de hematomas, melhora da nutrição celular, redução do edema e da dor, além de prevenção de fibroses.[37,38] Na fase proliferativa, este recurso pode acelerar o reparo tecidual, aumentar a síntese de colágeno e regeneração da inervação periférica, aumentar a circulação sanguínea, o metabolismo celular e a síntese proteica dos fibroblastos.[39-41] No pós-operatório tardio o ultrassom terapêutico pode auxiliar na redução de fibroses teciduais pelo aumento da extensibilidade do tecido conjuntivo, e assim melhorar o aspecto da cicatriz e da pele.

Estimulação Elétrica Nervosa Transcutânea (TENS)

A dor pós-operatória em cirurgia plástica é muito comum e pode interferir na recuperação, aumentar os dias de hospitalização e ingestões de fármacos, além de diminuir a amplitude de movimento prejudicando a funcionalidade do corpo.

A TENS é um agente eletrofísico utilizado na Fisioterapia com o principal objetivo de amenizar a dor.[42] Trata-se de um recurso seguro e que não gera eventos adversos como as drogas analgésicas, podendo ser uma ótima indicação para pós-operatório de cirurgia plástica. Seu mecanismo ocorre pela transmissão de energia elétrica de um estimulador externo para o sistema nervoso periférico, por meio de eletrodos de superfície conectados na pele. A eficácia da TENS pode variar de acordo com o tempo de duração de pulso, frequência e forma de onda.[43]

A corrente elétrica é aplicada por meio de eletrodos autoadesivos ou carbono siliconados posicionados sobre a pele, na região dolorosa ou ao redor da mesma. Estima-se um tempo de 30 minutos de tratamento para ocorrer os efeitos fisiológicos. A intensidade é ajustada conforme a sensibilidade do paciente até que fique forte, mas confortável. Pesquisas mostram que a dor é amenizada pela teoria das comportas, alterando a percepção da dor, inibindo respostas de fibras C na medula espinal[44] e por liberação de opioides endógenos.[45]

Um estudo realizado por Silva *et al.* (2015) teve como objetivo avaliar a TENS no alívio de dor no pós-operatório de lipoaspiração. Utilizou-se frequência de 100 Hz, duração de pulso de 100 μs e a intensidade era ajustada de acordo com a sensibilidade do voluntário, devendo promover uma sensação de formigamento forte, porém, confortável, por 30 minutos. Como resultado foi verificado que a TENS foi eficaz no alívio da dor e reduziu, significativamente, o consumo de analgésicos no pós-operatório quando comparada com o grupo-controle.[45]

Pesquisas utilizando a TENS como recurso analgésico no pós-operatório de cirurgias ginecológicas como histerectomias, retiradas de miomas e partos cesarianos também mostraram resultados significativos na redução da dor pós-operatória, além de reduzir a prescrição diária farmacológica, como também melhora da qualidade do sono.[46,47]

A TENS é um tratamento complementar e eficaz para amenizar a dor pós-operatória, sendo um método não invasivo, seguro e desprovido de efeitos adversos sistêmicos.[45,48-50]

Endermoterapia

É um dispositivo mecânico que realiza uma massagem por sucção e rolamento gerado por pressão negativa e positiva em tecidos moles, sendo uma técnica não invasiva. Pode ser indicado para tratamentos de fibroedema geloide, edema, adiposidade localizada, pós-operatório de cirurgia plástica, aderências cicatriciais e irregularidades cutâneas.[51,52]

A endermoterapia pode ser utilizada como um método de drenagem linfática mecânica para redução de edemas, podendo ser realizada no modo contínuo ou pulsado, com leve sucção para atingir capilares linfáticos superficiais, podendo reduzir o volume de líquido intersticial, como demonstrado no estudo de Moseley *et al.* (2007).[53]

No pós-operatório recente de cirurgia plástica, a utilização da endermoterapia como recurso de drenagem linfática deve ser bem analisada antes de qualquer indicação em decorrência das fases da reparação tecidual, uma vez que pode gerar descolamentos da pele desnecessários ou até mesmo rupturas de tecidos já formados, sendo mais indicada a realização da drenagem linfática manual, descrita anteriormente nesse capítulo, no pós-operatório recente com manobras suaves.

Uma das complicações após a cirurgia plástica de lipoaspiração são as irregularidades cutâneas, sendo maior a prevalência quando a técnica é realizada mais superficialmente. Essa maior prevalência ocorre porque a manipulação do tecido mais superficialmente ocasiona uma separação heterogênea da derme com o tecido adiposo, podendo gerar irregularidades que se tornam aparentes após a fase de cicatrização.[54]

Há controvérsias sobre o uso da endermoterapia no pós-operatório e em irregularidades do contorno corporal.[55,56] A técnica combinada de sucção com rolamentos pode acelerar o fluxo venoso e linfático,[57] levando a uma resolução acelerada do edema, obtendo uma recuperação pós-operatória mais rápida.

Kim *et al.*, 2011,[54] avaliaram 2.398 casos de complicações no pós-operatório de lipoaspiração e verificaram que a endermoterapia, quando indicada e aplicada corretamente ameniza a dor e reduz o edema pós-operatório, mas não foram observados resultados significativos em relação à melhora do contorno corporal, o que deve ser mais bem pesquisado.

Por uma ação mecânica no tecido conjuntivo, a endermoterapia pode aumentar a extensibilidade do tecido e melhorar a aparência cicatricial em casos de surgimento de fibroses pós-operatórias de cirurgias plásticas.[58]

Fotobiomodulação

A fotobiomodulação promove respostas celulares estimuladas por alguma fonte de luz incluindo *laser* e *leds* na faixa de comprimento de onda que pode ser visível ou invisível. Comprimentos de onda entre 500-700 nm são indicados para tratamentos em tecidos superficiais e de 800-1.000 nm para tecidos mais profundos.[59] Na Fisioterapia é utilizada terapia a *laser* de baixa intensidade que pode gerar efeitos analgésicos,[60-64] modulação da inflamação,[65-68] efeitos cicatriciais[69] e vasodilatadores locais,[70] sem os riscos de produção de calor e dano ao tecido irradiado.[61]

No pós-operatório de cirurgia plástica a dor geralmente está presente na região próxima à incisão cirúrgica e a ação analgésica da fotobiomodulação a *laser* pode ser explicada a partir de algumas hipóteses como modulação dos processos inflamatórios,[71,72] alteração da excitação e condução nervosa dos neurônios periféricos,[73] liberação de opioides endógenos[74,75] e aumento na síntese de serotonina.[62,64,76]

Além da ação analgésica, a fotobiomodulação contribui para acelerar a cicatrização tecidual, uma vez que incentiva a proliferação e ativação de macrófagos, fagocitose e eleva a secreção de fatores de crescimento de fibroblasto e síntese de colágeno.[77]

Em alguns casos, no pós-operatório de cirurgia plástica, pode ocorrer necrose tecidual e deiscência incisional, pelo excesso de pressão na área da cicatriz e pelas lesões em capilares sanguíneos e linfáticos.[13] Ambas podem ser tratadas com a fotobiomodulação envolvendo a estimulação das fases de homeostasia, inflamação, proliferação e novo crescimento de tecido, bem como formação e remodelação da matriz tecidual.[59]

Um estudo de Casanova *et al.* (2017) com o objetivo de verificar a efetividade do *laser* de baixa intensidade na cicatrização após a mastoplastia redutora, verificou resultados benéficos na aparência da cicatriz. Foi utilizado *laser* de diodo com comprimento de onda de 1.210 nm por aproximadamente 7 minutos, em uma única aplicação na sala cirúrgica após a realização da sutura. Aspectos como melhora da aparência, vascularização, pigmentação, espessura, relevo e área da cicatriz foram avaliadas 14 dias, 6 semanas, 3 meses, 6 meses e 1 ano após a cirurgia. Todos esses aspectos avaliados apresentaram melhora na mama que recebeu o tratamento com *laser* quando comparada com a mama-controle.[78]

Em suma, a terapia por fotobiomodulação é indicada no pós-operatório de cirurgias plásticas por acelerar e aperfeiçoar o processo de cicatrização, reduzir a inflamação, o edema e promover analgesia.

Cinesioterapia

A cinesioterapia engloba exercícios respiratórios, mobilizações, alongamentos e fortalecimentos que podem ser realizados em todas as fases da cicatrização, e deve ser iniciada o mais precocemente possível.[79]

No pós-operatório recente é indicado o incentivo de deambulação precoce para reduzir complicações respiratórias, vasculares e motoras. Devem ser realizados exercícios respiratórios de padrão diafragmático, treinamento de respiração de musculatura primária, evitando a utilização de musculatura acessória, aumentando a expansibilidade e melhorando a ventilação pulmonar, as trocas gasosas e, consequentemente, a oxigenação.[23]

Procedimentos cirúrgicos na região abdominal e torácica, como abdominoplastia, lipoaspiração abdominal e mastoplastias, podem alterar a frequência respiratória, reduzir o volume e a capacidade pulmonar. Essas alterações ocorrem em razão do tempo de permanência no leito e pelas manipulações nas regiões torácica e abdominal, que levam a alterações na musculatura toracoabdominal e dor na região da incisão operatória.[80]

As dores e inseguranças pós-operatórias levam ao paciente a adotarem posicionamentos inadequados e imobilidade, podendo apresentar consequências como a cervicalgias, mialgias e dor em articulações escapuloumerais. Alongamentos e mobilizações articulares nesses casos são importantes exercícios a serem realizados em conjunto com exercícios respiratórios.[4]

O imobilismo durante a internação e após a alta hospitalar é um fator que pode levar a maior número de pneumonias e a ocorrência de miopatias ou atrofias musculares, como também ao risco do surgimento de trombose venosa profunda e embolia pulmonar.[81]

ORIENTAÇÕES

Abaixo seguem algumas orientações tanto para o pré como pós-operatório que devem ser consideradas para minimizar sinais e sintomas do trauma cirúrgico, auxiliar no resultado e evitar possíveis complicações da cirurgia plástica.

- Evitar fumar pelo menos duas semanas antes da cirurgia;
- Evitar se automedicar com anti-inflamatórios ou analgésicos;
- Evitar o uso de compressas quentes e secadores na região de cicatriz, em razão do risco de queimaduras pela alteração de sensibilidade no pós-operatório;
- Não remover o curativo sem a permissão do médico;
- Higienizar a região da cicatriz com água e sabão;
- Aumentar a ingestão de água;
- Repousar com membros inferiores elevados e no caso de cirurgia plástica facial elevar a cabeça para favorecer a drenagem linfática fisiológica;
- Atividade física intensa deve ser realizada somente após a liberação médica;
- Realizar exercícios de mobilização ativa e alongamentos todos os dias;
- Na cirurgia de abdominoplastia, evitar movimentos de extensão de tronco na primeira semana de pós-operatório;
- Nas cirurgias de mastoplastias deve-se evitar a elevação de membro superior acima de 90 graus nos primeiros 15 dias de pós-operatório;
- Utilizar roupas íntimas, cintas e meias de compressão adequadas e orientadas pelo médico ou fisioterapeuta;
- Evitar exposição ao sol, principalmente nas áreas de equimoses, hematomas e cicatrizes;
- Utilizar fotoprotetor nas áreas de equimoses, hematomas e cicatrizes.

CONSIDERAÇÕES FINAIS

A Cirurgia Plástica representa uma importante área da Medicina que promove melhora da autoestima e qualidade de vida de muitos pacientes. Com o surgimento de novas evidências científicas, a Fisioterapia vem ganhando cada vez mais espaço na equipe multiprofissional, sendo importante para a prevenção e tratamento de complicações em cirurgias plásticas, bem como redução de dor e melhora dos resultados cirúrgicos. Os agentes eletrofísicos, em conjunto com as técnicas manuais, configuram-se como importantes recursos nessa área de atuação dos fisioterapeutas.

REFERÊNCIAS BIBLIOGRÁFICAS

1. Mélega JM. Cirurgia plástica: Fundamentos e arte: Princípios gerais. Rio de Janeiro: Guanabara Koogan; 2009.
2. Medeiros MSF. Imagens, percepções e significados do corpo nas classes populares. Soc Estado. 2004;19(2):409-39.
3. Auricchio AM, Massarollo MCKB. Procedimentos estéticos: percepção do cliente quanto ao esclarecimento para a tomada de decisão. Rev Esc Enferm USP. 2007;41(1):13-20.
4. Santos LP, Cândido RCPG, Silva KCC. Fisioterapia dermatofuncional no pós-operatório de abdominoplastia: revisão de literatura. Revista Amazônia. 2013;1(2):44-55.
5. Matarasso A, Matarasso DM, Matarasso EJ. Abdominoplasty classic principles and technique. Clin Plastic Surg. 2014;41:655–72.
6. Bhatt RA, Iyengar RJ, Karacaoglu E, Zienewicz RJ. Transabdominal breast augmentation: a review of 114 cases performed over 14 years. Plast Reconstr Surg. 2017;140(3):476-86.
7. Franco FF, Basso RCF, Tincani AJ, Kharmandayan P. Complicações em lipoaspiração clássica para fins estéticos. Rev Bras Cir Plast. 2012;27(1):135-40.
8. Tacani RE, Alegrance FC, Assumpção JDA, Gimenes RO. Investigação do encaminhamento médico e tratamentos submetidos a lipoaspiração. O Mundo da Saúde. 2005;29920:192-8.
9. Mendez JEB. Estudo da relação entre as fibras elásticas cutâneas e a ptose mamária em pacientes submetidas à cirurgia de implante mamário. Rev Bras Cir Plast. 2017;32(1):72-7.
10. Cammarota MC, Galdino MCA, Lima RQ, Almeida CM, Ribeiro I, Moura LG, et al. Avaliação das simetrizações imediatas em reconstrução de mama. Rev Bras Cir Plast. 2017;32(1):56-63.
11. Carneiro DV. Avaliação de 40 ritidoplastias realizadas no Hospital Federal do Andaraí segundo duas técnicas distintas: smasplastia cervicofacial mediante sutura de vetores e retalho subSMAS. Rev Bras Cir Plast. 2017;32(2):161-8.
12. Ebert JR, Joss B, Jardine B, Wood DJ. Randomized trial investigating the efficacy of manual lymphatic drainage to improve early outcome after total knee arthroplasty. Arch Phys Med Rehabil. 2013;94(11):2103-11.
13. Borges FS. Dermato-funcional: modalidades terapêuticas nas disfunções estéticas. 2. ed. São Paulo: Phorte Editora; 2010.
14. Martino MD, Nahas FX, Novo NP, Kimura AK, Pereira LM. Seroma em lipoabdominoplastia e abdominoplastia: estudo ultrassonográfico comparativo. Rev Bras Cir Plast. 2010;25(4):679-87.
15. Mauad R. Estética e Cirurgia Plástica: Tratamento no pré e pós-operatório. 2. ed. São Paulo: Senac Editora; 2003.
16. Guirro E, Guirro R. Fisioterapia dermato-funcional: fundamentos, recursos e patologias. 3. ed. São Paulo: Manole; 2003.
17. Domenico G, Wood EC. Técnicas de massagem de Beard. 4. ed. São Paulo: Manole; 1998.
18. Montagu A. Tocar: o significado humano da pele. 8. ed. São Paulo: Summus Editorial; 1998.
19. Leduc A, Leduc O. Drenagem linfática: teoria e prática. 2. ed. São Paulo: Manole; 2000.
20. Pinto SEB, Erazo PJ, Muniz AC, Abdalla P. Técnicas cirúrgicas. Rio de Janeiro: Revinter; 1999.
21. Janete PRS, Janete MCV, Barbosa ALM. Abdominoplastia: experiência clínica, complicações e revisão de literatura. Rev Soc Bras Cir Plast. 2005;20(2):65-71.
22. Soares CMA, Soares SMB, Soares AKA. Estudo comparativo da eficácia da drenagem linfática manual e mecânica no pós-operatório de dermolipectomia. RBPS. 2005;18(4):199-204.

23. Silva RMV, Martins ALMS, Maciel SLCF, Resende RARC, Meyer PF. Protocolo fisioterapêutico para o pós-operatório de abdominoplastia. Ter Man. 2012;10(49):294-9.
24. Coutinho MM, Dantas RB, Borges FS, Silva IC. A importância da atenção fisioterapêutica na minimização do edema nos casos de pós-operatório de abdominoplastia associada à lipoaspiração de flancos. Rev Fisioter Ser. 2006;1(4):1-8.
25. De Maio M. Tratado de Medicina Estética. São Paulo: Roca; 2004.
26. Field T, Grizzle N, Scafidi F, Schanberg S. Massage and relaxation therapies' effects on depressed adolescent mothers. Adolescence. 1996;31:903–11.
27. Field T, Diego MA, Hernandez-Reif M, Schanberg S, Kuhn C. Massage therapy effects on depressed pregnant women. J Psychosom Obstet Gynaecol. 2004;25:115-22.
28. Thuzar MS, Jeremy SB. The Role of Manage in Scar Management: Literature Review. Dermatol Sug. 2012;38(3):414-23.
29. De Domenico G, Wood EC. Técnicas de Massagem de Beard. São Paulo: Manole; 1998.
30. Bhadal N, Wall IB, Porter SR, Broad S, et al. The effect of mechanical strain on protease production by keratinocytes. Br J Dermatol. 2008;158:396–8.
31. Chan MW, Hinz B, McCulloch CA. Mechanical induction of gene expression in connective tissue cells. Methods Cell Biol. 2010;98:178–205.
32. Godoy JMP, Belazac CEQ, Godoy MFG. Reabilitação linfovenosa. Rio de Janeiro: Dilivros; 2005.
33. Tacani R, Pascale T. Drenagem linfática manual terapêutica ou estética. Existe diferença? Rev Bras Ciência Saúde. 2008;3(17):71-7.
34. Soares RG, Mergulhão SMS. Drenagem linfática manual como coadjuvante no pós-operatório de abdominoplastia. Rev Presciência. 2012;5:70-82.
35. Robertson V, Ward A, Low J, Reed A. Eletroterapia Explicada: Princípios e prática. 4. ed. Rio de Janeiro: Elsevier; 2009.
36. Polak A, Taraday J, Nawrat-Szoltysik A, Stania M, Doliborg P, Blaszczak E, et al. Reduction of pressure ulcer size with high-frequency ultrasound: a randomized trial. J Wound Care. 2016;25(12):742-54.
37. Tsai WC, Pang JH, Hsu CC, Chu NK, Lin MS, Hu CF. Ultrasound stimulation of types I and III collagen expression of tendon cell and upregulation of transforming growth factor beta. J Orthop Res. 2006;24:1310-6.
38. Gehling ML, Samies JH. The effect of noncontact, lowintensity, low-frequency therapeutic ultrasound on lowerextremity chronic wound pain: a retrospective chart review. Ostomy Wound Manage. 2007;53:44-50.
39. Ito M, Azuma Y, Ohta T, Kamoriva K. Effects of ultrasound and 1,25-dihydroxyvitamin D3 on growth factor secretion in cocultures of osteoblasts and endothelial cells. Ultrasound Med Biol. 2000;26:161-6.
40. Reher P, Harris M, Whiteman M, Hair HK, Meghji S. Ultrasound stimulates nitric oxide and prostaglandin E2 production by human osteoblasts. Bone. 2002;31:236-41.
41. Ennis WJ, Lee C, Gellada K, Corbiere TF Koh TJ. Advanced Technologies to Improve Wound Healing: Electrical Stimulation, Vibration Therapy, and Ultrasound---What Is the Evidence? Plast Reconstr Surg. 2016;138(3):94-104.
42. Robertson VJ, Ward AR, Low J, Reed A. Electrotherapy explained: principles and practice. 4. ed. Oxford: Butterworth-Heinemann; 2006.
43. Monimo H, Yonekura MY, Liebano RE. Estimulação elétrica nervosa transcutânea nas modalidades convencional e acupuntura na dor induzida pelo frio. Fisioter Pesq. 2009;16(2):148-54.
44. Kitchen S. Eletroterapia- Prática baseada em Evidências. 11. ed. Manole; 2003.
45. Silva, MP, Liebano RE, Rodrigues VC, Abla LEF, Ferreira LM. Transcutaneous electrical nerve stimulation for pain relief after liposuction: a randomized controlled trial. Aesth Plast Surg. 2015.
46. Melo PG, Molinero PVR, Dias RO, Mattei K. Estimulação Elétrica Nervosa Ttranscutânea (TENS) no pós-operatório de cesariana. Rev Bras Fisioter. 2006;10(2):219-24.

CAPÍTULO 16 • FISIOTERAPIA NO PRÉ E PÓS-OPERATÓRIO DE CIRURGIAS PLÁSTICAS

47. Lima LEA, Lima ASO, Rocha CM, Santos GF, Bezerra AJR, Hazime FA, et al. Estimulação elétrica nervosa transcutânea de alta e baixa frequência na intensidade da dor pós-cesárea. Fisioter Pesq. 2014;21(3):243-8.
48. Hamza MA, White PF, Ahmed HE. Effect of the frequency of transcutaneous electrical nerve stimulation on the postoperative opioid analgesic requirement and recovery profile. Anesthesiology. 1999;91(5):1232-8.
49. Hudcova J, McNicol E, Quah C, Lau J, Carr DB. Patient controlled opioid analgesia versus conventional opioid analgesia for postoperative pain. Cochrane Database Syst Rev. 2006;(4):CD003348.
50. Edwards J, Meseguer F, Faura C, Moore RA, McQuay HJ, Derry S. Single dose dipyrone for acute postoperative pain. Cochrane Database Syst Rev. 2010;(9):CD003227.
51. Shack RB. Endemologie: Taking a closer look. Aesthetic Sugery Journal. 2001.
52. Kutlubay Z, Songur A, Engin B, Khatib R, Calay O, Serdaroglu S. An alternative treatment modality for cellulite: LPG endermologie. Journal of Cosmetic and Laser therapy. 2013;15:266-70.
53. Moseley AL, Esplin M, Piller NB, Douglass J. Endermologie (with and without compression bandaging) – A new treatment option for secondary arm lymphedema. Lymphology. 2007;40:129-37.
54. Kim YH, Cha SM, Naidu S, Hwang WJ. Analysis of postoperative complications for superficial liposuction: a review of 2398 cases. Plastic and Reconstructive Surgery. 2011;127(2):863-71.
55. Fodor PB. Endermologie (LPG): does it work? Aestet Plast Surg. 1997;21:68.
56. Gasperoni C, Gasperoni P. Subdermal liposuction: Longterm experience. Clin Plast Surg. 2006;33:63-73.
57. Fodor PB. Endermologie and Endermologie-assisted lipoplasty update. Aesthet Surg J. 1998;18:302-4.
58. Bacelar VCF, Vieira MES. Importância da vacuoterapia no fibro edema gelóide. Fisioter Bras. 2006;7(6).
59. Kuffler DP. Photobiomodulation in promoting wound healing: a review. Regen Med. 2015.
60. Johnson MI, Ghasala T. An investigation into the analgesic effect of different frequencies of the amplitude-modulated wave of interferencial current theraphy ob cold-induced pain in normal subjects. Arch Phys Med Rehabil. 2003;84:1387-94.
61. Sthephenson R, Walker EM. The analgesic effects of interferential current on cold-pressor pain in healthy subjects. A single blind trial of three IF current against sham IF and control. Arch Phys Theor Pract. 2003;19:99-107.
62. Pantaleão MA, Laurino MF, Gallego NLG, Cabral CMN, Rakel B, Vance C, et al. Adjusting pulse amplitude during TENS application produces greater hypoalgesia. J Pain. 2010;12(5):581-90.
63. Moran F, Leonard T, Hawthorne S, Hughes CM, McCrum-Gardner E, Johnson MI, et al. Hypolgesia in response to transcutaneous electrical nerve stimulation (TENS) depends on stimulation intensiy. J Pain. 2011;12(8):929-35.
64. Pelegrini S, Venancio RC, Liebano RE. Efeitos local e sistêmicos do laser de baixa potência no limiar de dor por pressão em indivíduos saudáveis. Fisioter Pesqui. 2012;19(4):345-50.
65. Lopes-Martins RA, Albertine R, Martins PSLL, Bjordal JM, Faria Neto HCC. Spontaneous effects of low-level laser therapy (650 nm) in acute inflammatory mouse pleurisy induced by carrageenan. Photomed Laser Sugery. 2005;23(4):337-81.
66. Fare JC, Nicolau RA. Clinical analysis of the effect of laser photobiomodulation (GaAs – 904nm) on temporomandibular joint dysfunction. Rev Bras Fisioter. 2008;12(1):37-42.
67. Sooshtari SM, Badiee V, Taghizadeh SH, Grami MT. The effects of low level lser in clinical outcome and neurophysiological results of carpal tunnel syndrome. Electromyorg Clin Neurophysiol. 2008;48(5):229-31.
68. Chow RT, Johnson MI, Lopes-Martins RA, Bjordal JM. Efficacy of low-level laser therapy in the management of neck pin: a systematic review and meta-analysis of randomized placebo or active-treatment controlled trials. Lancet. 2009;374(9705):1897-908.
69. Peavy GM. Lasers and laser-tissue interaction. Vet Clin North Am Small Anim Pract. 2002;32(3):517-34.

70. Hansson TL. Infrared laser in the treatment of craniomandibular e disordrs, arthrogenous pain. J Prosthet Dent. 1989;61(5):614-7.
71. Nes AG, Posso MB. Patients with moderate chemotherapy-induced mucositis: pain therapy using low intensity lasers. Int Nurs Rev. 2005;52(1):68-72.
72. Ferreira DM, Zângaro RA, Villaverde AB, Cury Y, Frigo L, Piccol G, et al. Analgesic effect of He-Ne (632,8nm) low-level lasers therapy on acute inflammatory pain. Photomed Laser Surg. 2005;23(2):177-81.
73. Bjordal JM, Iversen JV, Aimbire F, Lopes-Martins RA. Low-level laser therapy in acute pain: a systematic review of possible mechanisms of action and clinical effects in randomized placebo-controlled trials. Photomed Lasers Surg. 2006;24(2):158-68.
74. Honmura A, Yanase M, Obata J, Haruki E. Therapeutic effect of Ga-Al-As diode laser irradiation on experimentally induced inflammation in rats. Lasers Surg Med. 1992;12(4):441-9.
75. Aimbire F, Albertine R, Magalhães RG, Lopes-Martins RA, Castro-Faria-Neto RA, Zângaro RA, et al. Effect of LLLT Ga-Al-As (685 nm) on LPS – induced inflammation of the airway and lung in the rat. Lasers Med Sci. 2005;20(1):11-20.
76. Albertini R, Aimbire F, Villaverde AB, Silva JÁ JR, Costa MS. Cox-2 mRNA expression decreases in the subplantar muscle of rat paw subjected to carraggenan-induced inflammation after low level laser therapy. Inflamm Res. 2007;56(6):228-9.
77. Andrade FSSD, Clark RM, Ferreira ML. Efeitos da laserterapia de baixa potência na cicatrização de feridas cutâneas. Rev Col Bras Cir. 2014;41(2):129-33.
78. Casanova D, Alliez A, Baptista C, Gonelli D, Lemdjadi Z, Bohbot S. A 1 – year follow-up of post-operative scar after the use of a 1210 nm laser assisted skin healing (LASH) technology: a randomized controlled trail. Aesthetic Plast Surg. 2017;41(4):938-48.
79. Nascimento SL, Oliveira RR, Oliveira MMF, Amaral MTP. Complicações e condutas fisioterapêuticas após cirurgia por câncer de mama: estudo retrospectivo. Fisioter Pesq. 2012;19(3):248-55.
80. Gastaldi AC, Magalhães CMB, Baraúna MA, Silva EMC, Souza HCD. Benefícios da cinesioterapia respiratória no pós-operatório de colecistectomia laparoscópica. Rev Bras Fisioter. 2008;12(2):100-6.
81. Lynch BM, Cerin E, Owen N, Hawkes AL, Aitken JF. Prospective relationships of physical activity with quality of life among colorectal cancer survivors. J Clin Oncol. 2008;26(27):4480-7.

ÍNDICE REMISSIVO

Entradas acompanhadas por um *f* em itálico ou um **q** em negrito indicam, respectivamente, figuras e quadros.

A

Agentes eletrofísicos, 4
em saúde da mulher, 3
classificados pelo tipo de energia, **4q**
contraindicações, *6f*
principais agentes, **6-8q**
Analgesia
eletroestimulação para, 163
Assoalho pélvico
avaliação do, 87
disfunções da musculatura do
avaliação fisioterapêutica, 22
músculos do
treinamento dos, 59
tratamento
como reportar parâmetros de
eletroestimulação para, 13
terapia manual, 91
Avaliação
postural, 87

B

Bexiga
neurogênica
tratamento da
recursos físicos terapêuticos para, 53
diagnóstico, 56
exame físico, 56
evolução
e possíveis complicações, 57
tipos de, 55
tratamento, 57
cateterismo, 60
dos músculos do assoalho pélvico, 59
eletroestimulação, 57
mudanças nos hábitos de vida, 60
Bradicinesia, 54

C

Câncer
de mama
opções de recursos físicos em mulheres
submetidas a tratamento de, 163
eletroestimulação para analgesia, 163
eletroestimulação para
cicatrização, 165
eletroestimulação para linfedema, 168
fotobiomodulação, 169
ginecológico
uso de recursos físicos
em mulheres com, 175
complicações cirúrgicas
e do tratamento, 180
disfunções circulatórias, 181
disfunções sexuais, 184
disfunções urinárias, 183
distúrbios da cicatrização, 182
dor oncológica, 180
considerações sobre a
aplicabilidade, 184
estimulação elétrica
transcutânea, 185
fotobiomodulação, 184
terapia por ondas de choque, 186
ultrassom terapêutico, 186
tipos de, 175
de colo de útero, 175
de endométrio, 179
de ovário, 178
de tuba uterina, 179
de vagina, 177
de vulva, 177
Cateterismo, 60
frequência do, 61
intermitente, 60
usuários de, 60

Cinesioterapia, 90
  benefícios, 90
Cirurgias plásticas
  fisioterapia no pré e pós de, 211
    cinesioterapia, 218
    definição, 211
    endermoterapia, 216
    fotobiomodulação, 217
    orientações, 218
    tipos de, 211
Crioterapia, **4q**, 136

D

Desejo sexual hiperativo, 85
Diário
  miccional, 36
  vesical, 36
Diatermias
  eletromagnéticas, 3
Dilatadores
  vaginais, 93
Disfunções estéticas
  tratamento das principais, 195
    adiposidade localizada, 200
    correntes elétricas, 198
    estrias, 203
      dermoabrasão, 204
      galvanopuntura, 204
    fibroedema geloide, 195
    fotobiomodulação, 197
    obesidade, 200
    radiofrequência, 198
    terapia por ondas de choque, 199
    ultrassom, 197
Disfunções musculoesqueléticas
  durante a gestação
  e o pós-parto, 121
    adaptações, 121
    coluna vertebral e pelve, 125
    membros inferiores, 124
    membros superiores, 122
Disfunções sexuais femininas
  recursos físicos terapêuticos
  para tratamento das, 81
    avaliação, 85
      de mobilidade, 87
      do assoalho pélvico, 87
      postural, 87
    cinesioterapia, 90
    definição, 81
    educação sexual, 88
      atividade sexual e erotismo, 89
      do profissional da Saúde, 89

eletroterapia, 92
etiologia, 82
outros recursos, 93
terapia manual, 90
  para o assoalho pélvico, 91
termoterapia, 92
tratamento, 88
  autocuidado, 88
  percepção
  e autoexame, 88
Dismenorreia
  massagens, 111
    termoterapia, 112
  recursos físicos terapêuticos
    para tratamento da, 107
      classificação, 107
      definição, 107
      diagnóstico clínico, 108
      epidemiologia, 107
      etiologia e fisiopatologia, 108
      tratamento, 108
        acupuntura, 111
        estimulação elétrica nervosa
          transcutânea, 113
        farmacológico, 110
        fisioterapia, 110
          avaliação, 110
Dor lombar
  definição e terminologia para, **126q**
  testes provocativos para avaliação de, **126q**
Dor pélvica
  recursos físicos terapêuticos
    para tratamento da, 101
      fisiopatologia, 102
      possíveis causas, **101q**
      principais intervenções, **103q**
      tratamentos, 102
        com eletroterapia, 104

E

Educação
  sexual, 88
Eletroestimulação, 40, 57, 70
  anal, 73
  para analgesia, 163
  para cicatrização, 165
  para linfedema, 188
  parâmetros de, 13
    como reportar, 13
      definição, **13q**
        relevância clínica, **14q**
      descrição de cada um, **16q-19q**
  sacral, 71

ÍNDICE REMISSIVO

Eletroterapia, 92
  no tratamento
    da dor pélvica, 104
    da incontinência urinária, 23
  parâmetros, 93
Energia, **4q**
Envelhecimento facial, 205
Escala Modificada de Oxford, 69
Estimulação elétrica nervosa
  transcutânea, 137
Estudo
  urodinâmico, 37
Exame físico, 38

F

Fotobiomodulação, 169
  no tratamento do câncer, 169

G

Gestação
  disfunções musculoesqueléticas
    durante a, 121

I

Incontinência fecal
  tratamento da
    recursos físicos terapêuticos para, 65
      avaliação fisioterapêutica, 68
      continência e defecação, 65
      diagnóstico, 67
      tratamento, 69
        eletroestimulação, 70
          anal, 73
          sacral, 71
          tibial, 73
Incontinência urinária
  de esforço feminina
    recursos físicos terapêuticos
      para tratamento da, 21
        avaliação fisioterapêutica
          da musculatura do
            assoalho pélvico, 22
        fisiopatogenia, 21
        treinamento, 22
      tratamento
        com eletroterapia, 23
  de urgência
    em mulheres
      recursos físicos terapêuticos
        para tratamento da, 31
          avaliação, 36

estimulação elétrica, 40
fisiopatologia, 31
possibilidades terapêuticas, 39
tipos de corrente
  e parâmetros, 42
  modos de aplicação, 43
    invasiva, 44
    não invasiva, 43
    semi-invasiva, 44

L

Linfedema
  eletroestimulação para, 168

M

Manometria
  anorretal, 68
Massagens, 138
Meralgia parestésica, **125q**
Micção de Mahony
  reflexos de, **33q**
Mulher
  saúde da
    agentes eletrofísicos em, 3

N

Neuroestimulação
  na incontinência urinária, 41
Neuromodulação
  na incontinência urinária, 42

O

Organização Mundial da Saúde, 81

P

Parto
  analgesia não farmacológica
    durante o trabalho de, 131
      dor, 132
      estágios, 131
      estimulação elétrica nervosa
        transcutânea, 137
      massagens, 138
      métodos farmacológicos, 132
      métodos não farmacológicos, 132
        mobilidade, 133
        suporte contínuo, 133
        termoterapia e crioterapia, 136
        uso da bola, 135
Pompage
  global, 91

Pós-parto
uso de recursos físicos no, 145
amamentação e suas intercorrências
possibilidades de tratamento
fisioterapêutico, 151
diástase abdominal
e recursos fisioterapêuticos, 154
dor perineal
e tratamento fisioterapêutico, 146
dor pós-cesárea
e tratamento fisioterapêutico, 149
período, 145

Q
Quervain
tenossinovite estenosante de De,
Questionários, 37

R
Recursos
físicos
terapêuticos, 21
para tratamento
da incontinência urinária, 21

S
Saúde
da mulher
agentes eletrofísicos em, 3
Síndrome da Excitação
Sexual Persistente, 85
Síndrome do túnel do carpo, 123
Sociedade Internacional
de Continência, 31, 69

T
Tenossinovite estenosante de
De Quervain, 124
Termoterapia, **4q-5q,** 92, 136
indicações, 92
Teste
de latência motora, 68
terminal,
do absorvente, 37

U
Ultrassom
terapêutico, 3